チェンジ ユア スマイル　　　新たな笑顔は人生を変える

CHANGE YOUR SMILE

DISCOVER HOW A NEW SMILE CAN TRANSFORM YOUR LIFE

第4版

©2009 Quintessence Publishing Co, Inc

Quintessence Publishing Co Inc
4350 Chandler Drive
Hanover Park, IL 60133
www.quintpub.com

All rights reserved. This book or any part thereof may not be reproduced, stored in a retrieval system, or transmitted in any form or by any means, electronic, mechanical, photocopying, or otherwise, without prior written permission of the publisher.

第4版

チェンジ ユア スマイル
新たな笑顔は人生を変える

Ronald E. Goldstein, DDS

Clinical Professor of Oral Rehabilitation
School of Dentistry
Medical College of Georgia
Augusta, Georgia

Adjunct Clinical Professor of Prosthodontics
Henry M. Goldman School of Dental Medicine
Boston University
Boston, Massachusetts

Adjunct Professor of Restorative Dentistry
University of Texas Health Science Center
San Antonio, Texas

CONTRIBUTORS

Louis S. Belinfante, DDS
Private Practice
Oral and Maxillofacial Surgery
Dawsonville, Georgia

Farzad R. Nahai, MD
Assistant Clinical Professor
Plastic and Reconstructive Surgery
Emory University School of Medicine
Atlanta, Georgia

Foad Nahai, MD
Clinical Professor
Plastic Surgery
Emory University School of Medicine
Atlanta, Georgia

監訳 佐藤 亨
（東京歯科大学クラウンブリッジ補綴学講座 教授）

クインテッセンス出版株式会社　2010

Tokyo, Berlin, Chicago, London, Paris, Barcelona, Istanbul, Milano, São Paulo, Moscow, Prague, Warsaw, New Delhi, Beijing, and Bukarest

訳者一覧

監訳者
佐藤　亨　（東京歯科大学クラウンブリッジ補綴学講座 教授）

訳者（五十音順）
伊藤　公一　（日本大学歯学部歯科保存学第Ⅲ講座 教授）
佐藤　亨　（東京歯科大学クラウンブリッジ補綴学講座 教授）
保阪　善昭　（昭和大学名誉教授，東京病院・東京クリニック形成外科・美容外科センター長）
槇　宏太郎　（昭和大学歯学部歯科矯正学教室 教授）
真鍋　厚史　（昭和大学歯学部歯科保存学教室 教授）

翻訳協力者（五十音順）
宇田川　麻美
大岡　洋
佐藤　友紀
齋藤　由佳
斎藤　有希
手島　正行
山口　徹太郎
山口　麻衣
萬屋　礼子

献呈の辞

この本は，究極の患者中心主義を提唱していた歯科医師の記憶に捧げるものである．完璧主義者であることにこだわり，最高の結果を約束するのに加え，患者さんがベストな利益を得るための保護者でもあった．

彼の歯科への愛と人々への気づかいが，他のものを助けたいという彼の情熱に火をつけたのである．彼の人生と臨床における実例は，彼を知るすべての人を勇気づけるように尽力してきた．彼はわたしを助け，励ましてくれた．

この本をわたしの愛すべき父，アービング・ゴールドシュタイン先生の記憶に捧げる．

監訳者序文

審美歯科を確立した第一人者で，世界の審美歯科をリードしているR.E.Goldstein先生が「チェンジ ユア スマイル」の初版を出版してから25年が経過し，これを記念してこのたび第4版が出版された．

このR.E.Goldstein先生が心をこめて作った，すばらしい仕上がりの「チェンジ ユア スマイル」第4版は，R.E.Goldstein先生が非常に信頼している(株)ハーマンズの松川春男社長に日本での訳本の出版を任せたことで，クインテッセンス出版(株)の佐々木一高社長を交えて会談し，わたしが監訳をさせていただくこととなった．R.E.Goldstein先生は1997年に京都で行われた第2回国際歯科審美学会(第8日本歯科審美学会)で基調講演され，そのご縁で現在も日本歯科審美学会の名誉会員であり，わたしが日本歯科審美学会会長であったことで，この依頼を得ることができた．これはわたしにとって，この上ない喜びである．

この「チェンジ ユア スマイル」第4版は，患者さんが，少しの改善ですばらしい笑顔と自信を得て，人生観を大きく変えるためのバイブルである．R.E.Goldstein先生の言っているように，患者さんはこの本をしっかり読んで，歯科医師とより良いコミュニケーションをとってほしいと願うとともに，歯科医師の先生方にもR.E.Goldstein先生の考えを十分理解していただきたい．それにより患者さんとの共通認識の中で，「チェンジ ユア スマイル」に向かった治療ができると考える．

最後に，それぞれの専門分野で担当してくださった訳者と翻訳協力者の先生方に，また本書の出版にあたり非常にお世話になったクインテッセンス出版書籍編集部の小野克弘氏に感謝を申し上げる．

R.E.Goldstein先生のご健康とさらなるご活躍を祈念し，監訳者序文とする．

2010年7月

佐藤 亨

目次

監訳者序文　v
謝辞　VIII
序文　IX

1　笑顔は「窓」！　*1*
笑顔を美しくさせるのは何かを見つけ「チェンジ」への準備が整ったら自己診断をしてみましょう．

2　着色をなくそう　*27*
新しい明るい笑顔を得るには，着色や変色をどのようにしたら除去できるのかを理解しましょう．

3　きれいにしましょう　*45*
むし歯と金属の古い詰め物を取り除き，晴ればれした笑顔を手に入れる方法を学びましょう．

4　破折　*57*
あなたがセクシーな笑顔を手に入れるために破折した歯を放置してはいけません！―本物と間違えるような，もしかしたらそれ以上の見た目と感覚を得る治療法を見つけましょう．

5　歯と歯の隙間を気にしてみてください　*69*
歯と歯の隙間を閉じただけで，どんなにあなたの全体が変わって見えるか理解しましょう．

6　歯を失ってわかること　*85*
自然感のある修復物によって欠如した歯を補うことであなたの笑顔を再発見してください．

7　きれいに並んだ歯並びで正しいスマイルを　*103*
でこぼこの歯の見えるスマイルで一生を過ごす必要はありません―あなたがいつも望んでいるきれいな歯並びのスマイルを得るための方法を学んでください．

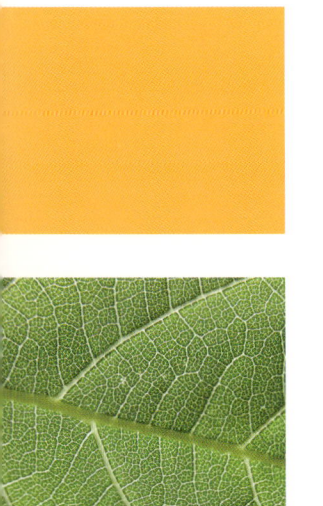
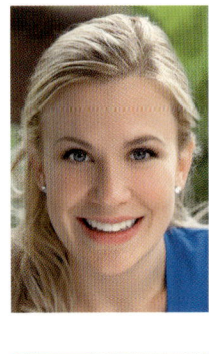
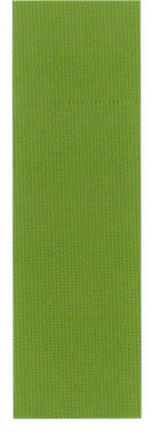
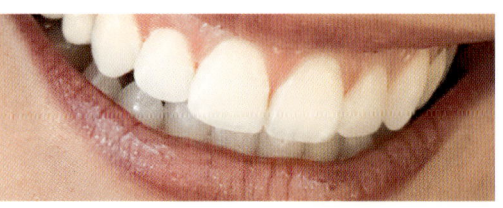

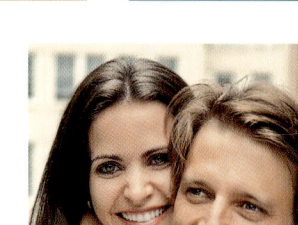
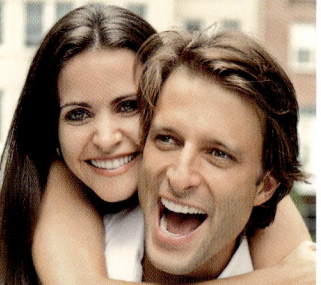
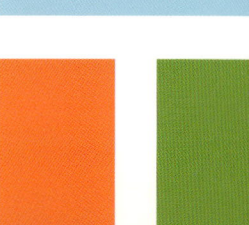

8 不正咬合を見つける　*119*
咬み合わせは容姿や咬む機能に大きく影響します―どんな咬み合わせがいいのか，そうなるにはどう進めていけばいいのか見つけてください．

9 治療の時期について　*141*
あなたの笑顔は想像以上にあなたを老けて見せていませんか？あなたが若々しい笑顔を取り戻すのに決して遅すぎることはない理由を学びましょう．

10 歯肉がすべて　*159*
歯肉の問題によって，笑顔全体が台無しにならないようにしましょう．ピンク色の歯肉をバックにした笑顔を得るには何をしたらよいかを理解しましょう．

11 顔について　*171*
笑顔と顔全体の整容に外科的矯正治療と形成外科手術によって，どのようなことができるか知りましょう．

12 最終仕上げ　*195*
新しく手に入れたすてきな笑顔を維持しながら顔全体の外観をより輝かせるために，スキンケアを正しく行い，ふさわしいメイクアップとヘアスタイルをすることでどのようなことができるか専門家に教えてもらいましょう．

付録：どのように治療するか？　*216*
どのようにベニアクラウンがつけられるか，またはどのように目に見えない矯正装置が機能するのかを考えたりしませんか？　この本を通して示されている多くの解決法にはその疑問を解消するように，治療の過程がみられるようになっています．

参考文献　*234*

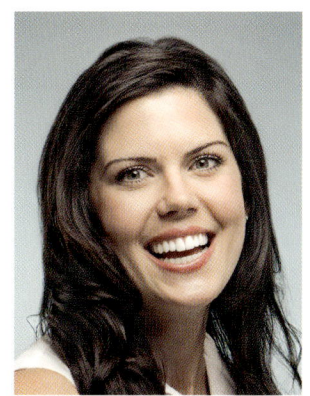
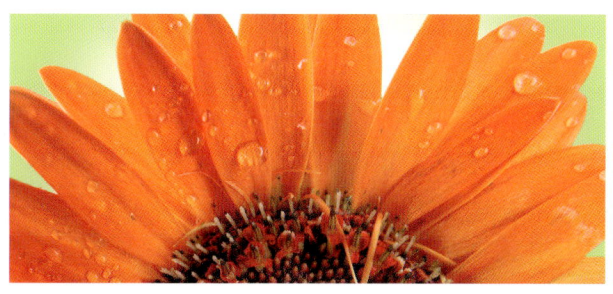

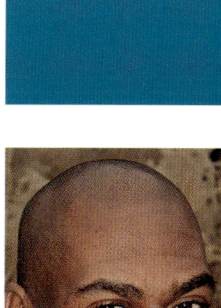
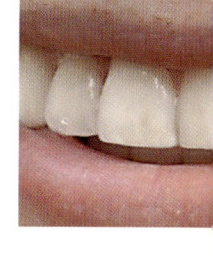

謝辞

「チェンジ ユア スマイル」を出版するにあたり，多くの方々にご協力をいただきました．彼らの多くに対しては今までの第3版で謝辞を述べてきましたが，中には第4版を出版するのに貢献し，お礼を申し上げる価値がある方がいらっしゃるので，ここで紹介いたします．

わたしのパートナーであり，友人である二人の臨床医，David Garber先生とMaurice Salama先生は，原稿の多くの部分を査読するなど，色々な形でわたしを助けてくれました．またわたしの恩師，Charles Pincus先生には色々とご協力いただき，アドバイスをもらい，ここにわたしの親愛の気持ちを込めて感謝し，ご冥福をお祈りいたします．

ともに歯科医師である，わたしの息子CaryとKen，娘のCathy Schwartzには多くの感謝をいわなければなりませんし，彼らには即座にアドバイスをもらい，大変誇りに思います．内科医の息子，Rickは健康な状態を保つようにしてくれました．さらには，わたしのいわゆる「家族」，いつでも呼べば助けてくれるわたしの同僚たち，とくにHenry Salama先生，Angie Gribble Hedlund先生，Brian Beaudreau先生，Maha El-Sayed先生，そしてNoell Craig先生には大変感謝の意を伝えたいと思います．

とてもたくさんの人々が，この本の審美的な結果を作り出すのに協力してくれました．それを計算するととても長い時間になります．この版では，才能があり貴重な技術を持つPinhas Adar, Christian Coachman, Guilherme Cabral, Chris Delarmというセラミストと歯科技工士のTony Hood, そしてメタルワークの技工士, Mark Hamiltonによって助けられたのです．

この新しい版は，Katie Funkのすばらしい編集の才能によって大いに改善されました．また編集アシスタントのYhaira Arizaleta Grigsbyには，この本の実現に必要な多くの詳細について処理してもらい，このようなプロジェクトを完成させるのに尽力していただきました．大変感謝いたします．

わたしのすべてのスタッフと，とくに数年にわたってわたしを援助してくれた才能のあるアシスタントに感謝したいです．オフィスマネージャーのGail Cummins，会計士のChuck Gugliotta，現在のアシスタントであるLaura McDonaldとAngelica Tafur，以前勤めていたアシスタントのMaria Hernandez, Angie Moonに感謝すると同時に，多くの才能を持つCharlene Bennettには多大なる献身を受けました．わたしのすべての記述に対する優秀な編集者であり，校正係でもある，Candace Paetzholdの管理能力によって，20年以上その恩恵を受けており，感謝しております．わたしたちの歯科衛生士のチームは，わたしだけでなく，わたしたちの患者さんに対しても大いに助けてくれました．この本での患者さんのほとんどの審美的な治療をメインテナンスしてくれた，Kim Nimmons, Gail Heyman, そして他の歯科衛生士，Amy Bahry, Akiko Hartman, Janet Kaufman, Cheri Robinetteにはとくにお礼をいいたいです．

Dental-XPのスタッフにも協力してもらいました．中でもChris McGarty, Amber Vaughn, Livio Yoshinaga, James Romeoは大いに助けてくれました．

コミュニケーションはいつも「チェンジ ユア スマイル」で主張したい核でもあり，トリートメント・コーディネーターのLisa Bursi, Drue Tovi, Joy Williamsは，患者さんにこの本の原理を解釈して，わかりやすく話してくれたことに感謝いたします．また，Victor Ekworomaduは，すべての医院のスタッフをまとめるボスとして維持してくれたことも感謝しております．彼は理想的な従業員であり，信頼できる人です．

才能ある写真家，Sundra PaulとAlberto Oviedo，ブラジルの優れた写真家Dudu Medeirosには，この版を出版するにあたり，多大なるご協力をいただきました．

わたしのすばらしいジョージア医科大学のチームにも感謝いたします．とくにVan Haywood先生とわたしの友人のConnie Drisko学長には，彼の材料を共有することにいつも寛容でありました．長年にわたり多くの知識を与えてくれ，援助してくれた多くの仲間たち，すべての名前を挙げることはできませんが，誰のことをいっているのか彼らはわかってくれているでしょう．そのプロフェッショナリズムを捧げてくれたことはずっと忘れません．

Louis Belinfante, Foad Nahai, そしてFarzad Nahaiには，望まれるようなトータルでのバランスのとれた顔を獲得するのに，何の制限もないことをとても美しく表現することで貢献していただきました．また，Rhonda Barrymore, Richard Davisは，TheHairStyler.comでもみられる患者さんの笑顔をさらに引き立たせるために，メイクやヘアスタイルをどのようにすればいいかをわたしに示した専門家であり，感謝の気持ちを伝えたいです．

その他多くの人々の助言，とくにわたしの家族 Amy, Jody, Jill Goldstein, Katie, Jennie, Steve Schwartz, そしてわたしの妻Judyが支援し，その見識で判断してくれたことが，さらにこの本を良いものにしてくれたことに対して感謝しています．

そして，最後になりますが，過去50年以上にわたって（まだ継続中ですが），笑顔を共有することに同意してくれた，すばらしい患者さんたちの協力なくしては，この本を出版することは決してできませんでした．本当に感謝いたしております．

序文

　「チェンジ ユア スマイル」の25周年記念版には新しいものが多く入っています．1984年に初版を書いて以来，世界は劇的に変化しました．そして審美歯科も同じように変化してきました．あなたの夢の笑顔を獲得するための治療の選択肢は大きく広がっています．新しい材料やテクニックは，より良好な結果を導きながら，より非侵襲性に，より快適にあなたの笑顔を改善させます．技術の進歩はあなたの笑顔を治療開始前からどんなにすばらしく仮想的に見せるかだけでなく，一度治療を終了したらどれだけ長く維持されるのかを正確に予知できるようになっています．技術的な革新はコミュニケーションをより効率的に行えるようになり，あなたの利益のために働く一般歯科医師やさまざまなスペシャリストからの情報を基に，より多くの選択肢を持てるようになっています．あなたの歯科医師は治療期間中，スペシャリストと即時のコンサルテーションを行うことさえ可能になっています．

　それにも関わらず，50年以上にわたり，わたしは審美歯科に携わりながら，同じことを常に念頭に置いています．それは，患者さんの自分自身のイメージを劇的に，もっと魅力的な笑顔に改善することです．彼らはとても良い気持ちになり，さらに笑顔になります．「チェンジ ユア スマイル」は，あなたが好まない笑顔とともに歩むような人生にならないことを保証するためのものです．年齢や予算，抱えている問題の範囲に関わらず，あなたはご自身やあなたの笑顔により，気持ち良くなることができます．

　重要な最初の段階は，第1章に書かれているように笑顔の分析をしっかりと行うことです．あなたがご自身の笑顔で好きでないことがいったい何なのか，しっかりと把握するのに役立つでしょう．アンダーバイトなのかオーバーバイトなのか？不健康な歯肉なのか？歯の破折があるのか？加齢変化の兆候があるのか？あなたは，笑顔における問題はご自身が思っているような点が原因ではないことや，まさに「チェンジ」が必要でないことがわかるかもしれません．治療を始める前にこのことを認識することはとても重要です．なぜなら，もし誤認した問題にアプローチしてしまうと，問題解決できずに決して満足できないことになるからです．

　次のページから，笑顔を変えるための実例を色々と掲載しており，解決法がなしうる程度を一緒に記載しています．簡素化したフォーマットによって，さまざまな治療法の利点と限界の可能性，価格，治療効果がどれだけ持続できるかについて知ることができるでしょう．ポーセレンベニアがどんなものか，クラウンはどのように入れるか，わかっていますか？付録には本で紹介されたテクニックの簡単なイラストや記述が含まれていますので，あなたが考えている治療法について明確にわかることでしょう．歯科医院を訪れる前に，治療法の選択肢についてなるべく多く知っておくことの重要性を誇張することはできません．しかし，情報をしっかりとわかった患者さんは，彼らが望んでいる結果を得られる確率がさらに高まると思っています．

　あなたが何をしたいのか，どうしたいのかについて，まずこの本で学び，この本を歯科医師とのコミュニケーションの道具として使ってみてください．あなたは歯科医師との開かれた会話の時間を持つことで，何を求めているかを明確にし，期待していることが完全に理解され，あなたに計画される治療を完全に理解することになるわけです．他院で行われた治療結果に不満で，長い間にとても多くの患者さんがもう一度笑顔を変えてほしいと，わたしのもとを訪ねてきました．これらの患者さんのほとんどは，誤った治療をしているわけではありませんでした．それよりも，患者さんと歯科医師の間の十分なコミュニケーションの欠如が，審美的な失敗につながってしまうのです．

　もしこれがあなたの現在の状況を表現しているなら，つまりあなたが笑顔をすでに変えていても，まだ外見に満足していないならば，あなたは歯科医師と真剣な議論をすべきです．あなたの笑顔のために行える他の方法があれば，歯科医師は話してくれるでしょう．そして，実際にあなたの不満を引き起こしている外見について，ほかに何か原因があるのかどうかを発見する手助けをしてくれるでしょう．第11章ではあなたの外見を改善するのに役立ち，笑顔の再構築が不可欠であるような問題を改善するための大掛かりな治療法について紹介しています．もし問題が単純には修復できないような状態であれば，第12章で述べられている助言に従って，あなたの健康状態や美容における日課の改善策を試してみます．単なるスキンケアやメイク，ヘアスタイルの変化でその問題を解消したり，カモフラージュすることができるかもしれません．これは，笑顔を変えて全体の感じを改善する次のステップを踏みたい人にとっては，とても重要な章になるかもしれません．いくつかの細かい改善が外見や自信，人生観を大きく変えるなんて信じられないかもしれません．

　わたしたちがゴールを目指し，ニーズに合うようにより良く教育されればされるほど，わたしたちが望む結果を得られ，より専門的に洗練されることを信じ，「チェンジ ユア スマイル」を書き始めました．この本を読んだ後，あなたはご自身の時間を使ってお金を稼ぐ前に，歯科医師と話し合うべきことは何かを知ることになるでしょう．わたしの望みは，あなたが実際に何を歯科医師にしてほしいのかをより良くコミュニケーションする必要があり，そのためのツールとして本書を活用してほしいと思っています．さあ，あなた自身の本当の笑顔を手に入れましょう！

1

わかって…

・新たな笑顔があなたの必要とする「チェンジ」なの？

・どのようにしてあなたの笑顔を評価するの？

・最良の審美歯科治療を受けられるコツとは？

笑顔は「窓」！

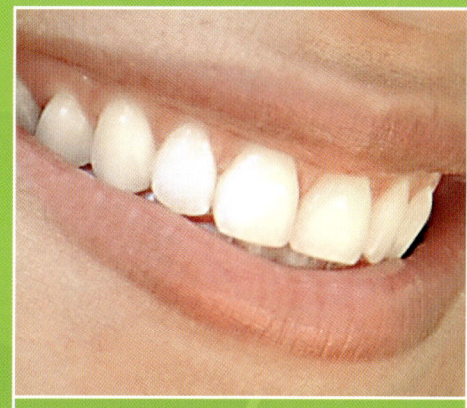

すべてはあなたの笑顔から始まります！

　笑顔は，周りの人が持つあなたの印象と同じくらいあなたがどのような人であるかを見抜く役割を果たしています．ある調査によると，目や，髪や身体などのどの身体的な特徴よりも，笑顔が，女性・男性ともに，人におけるもっとも魅力を感じる部分だということが示されています．魅力的な笑顔は，満ち足りた，豊かな人生へのドアを開き，その前にある障害をも打ち破ります．逆に，もしあなたが自分の笑顔に満足がいかないのなら，それは十分に容認された人生から退いていることになるでしょう．そしてこれが良い機会なのです．

　新しい笑顔を手に入れる準備はできていますか？たぶんあなたは，まっすぐな歯並びが本当にプロとしての自信を与えてくれるのかどうか，より白く，明るい笑顔が，衰え行く社会生活の励みになってくれるか不安に思っているかもしれません．

　もしあなたが完全に自分の笑顔に満足していないのならば，もしかしたらこれが新しい笑顔を手に入れる機会です！

「チェンジ」の準備，できていますか？

あなたの容姿に不満がある場合，あなたはすでにそれを認識しています．そのジレンマはどこを改善する必要があるのかという認識から始まります．多くの人が外見のすべての欠点は，その不備の原因が実際には他の部分に問題がある場合でも，その笑顔に同居していると誤って信じ込んでいます．これらの場合，一般の歯科治療よりも，審美歯科や口腔外科，または何か新しい髪型や最新のメイクのほうがより効果的であるかもしれません．このページのクイズに答えることで，もしかすると，あなたが求めているような笑顔に変えようという気持ちを後押ししてくれるかもしれません．

あなたの笑顔を変える必要があるのでしょうか？

はい　いいえ
- ☐　☐　1．笑顔に自信がありますか？
- ☐　☐　2．笑ったときにあなたは口に手を当てたことがありますか？
- ☐　☐　3．あなたの顔のどちらか一方向から写真を撮るほうがより良く見えますか？
- ☐　☐　4．あなたよりもよりすばらしい笑顔を持っていると思う誰かがいますか？
- ☐　☐　5．雑誌のモデルを見て，あなたの笑顔もそのようになりたいと思いますか？
- ☐　☐　6．鏡であなたの笑顔を見て，あなたの歯や歯肉に何か欠点が見えますか？
- ☐　☐　7．あなたの歯をもっと白くしたいですか？
- ☐　☐　8．あなたの歯肉の感じに満足していますか？
- ☐　☐　9．笑ったときに見える歯の部分が思った以上に多すぎるまたは少なすぎると感じますか？
- ☐　☐　10．笑ったときに見える歯肉の量が多すぎるまたは少なすぎると感じますか？
- ☐　☐　11．あなたの歯は長すぎるまたは短すぎると感じますか？
- ☐　☐　12．あなたの歯は幅が広すぎるまたは狭すぎると感じますか？
- ☐　☐　13．あなたの歯はとても角ばっているまたはとても丸いと感じますか？
- ☐　☐　14．あなたの歯の形は好きですか？

　もし1，8，14以外のすべての質問で「No」を選択したら，あなたはご自身の笑顔に満足しています．そうでなければ，読み進めていきましょう．

専門家の助言 すべての角度から考えよう！

　人々はいつも正面からあなたを直接見るわけではない，ということを肝に銘じてほしいのです．一方向から見ると最小限の欠損であっても，他の角度から見るととても目立つかもしれません．笑顔の分析をするにあたっては，人々があなたをよく見るような角度を考えなければなりません．たとえば，もしあなたが背が低い場合，ほとんどの人はあなたよりも高い位置からあなたを見ることになります．ですから，あなたの下の歯，とくに前歯の突端部にさらなる注意を払ったほうがいいかもしれません．

詳細を見落とさないで！ ≫ もしあなたが一般の多くの人々であると，あなたの口の後ろの部分を見ることはおそらくないでしょう．しかし，いつも観察する人が毎日あなたと話したり，笑ったりすると見られることになります．ここに示すような女性のように大きい笑顔でほとんどの歯を見せるような人がいます．とても目立つ部分だけでなく，見えるすべての部分について評価することが重要な理由はそこにあります（この本を通じて使用されているので，参照のために，それぞれの歯の名前をここに書いてあります）．

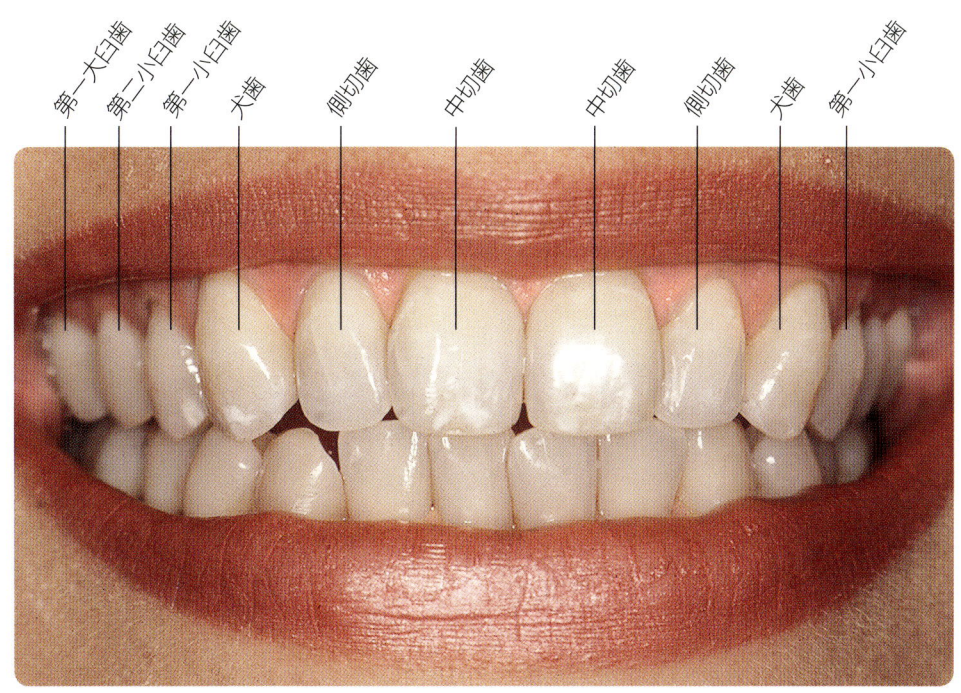

知っておくべきこと

笑顔を美しくさせるモノ

　もしあなたが笑顔に不満がある，または，もし笑顔を変えることに興味があれば，次のページのテストを受けてみてください．このテストの目的は，笑顔は，前歯4本または6本の歯だけで構成されているわけではなく，話すときや最大の笑顔のときに見える，唇で囲まれたすべての歯や歯肉組織によって構成されていることに気づいてもらうことにあります．美しい笑顔の構成要素を知ることがとても重要です．それにより，あなたの歯科医師と特定の問題について議論することができ，あなたの長期間にわたるゴールに合わせた治療計画を設定することができるのです．

3

笑顔分析

はい　いいえ　＜歯＞
- □　□　1. 軽く笑い，上下の歯が触れ合わない状態のとき，歯の先端が露出していますか？
- □　□　2. 中切歯の長さは，他の前歯とよく調和していますか？
- □　□　3. 中切歯の幅は，他の前歯とよく調和していますか？
- □　□　4. 歯と歯の間に隙間がありますか？
- □　□　5. 前歯は突出していませんか？
- □　□　6. 前歯が叢生，または重なり合っていませんか？
- □　□　7. 露骨に笑ったとき，歯はすべて同じ明るさの色ですか？
- □　□　8. もし前歯に歯冠色充填物がある場合，その色は歯の色調と調和していますか？
- □　□　9. 1歯だけ他よりも色の暗い前歯がありますか？
- □　□　10. 6本の下顎前歯はまっすぐで均等な長さですか？
- □　□　11. 奥歯は，外観の悪い修復物によって着色や変色していませんか？
- □　□　12. 充填物・ポーセレンベニア・クラウンなどの修復物は自然に見えますか？
- □　□　13. 目立つ歯の亀裂・欠け・破折がありますか？
- □　□　14. 治療していない喪失歯がありますか？

＜歯肉＞
- □　□　15. 大きく笑ったとき，歯肉は露出しますか？
- □　□　16. 歯肉が赤く腫れていませんか？
- □　□　17. 歯頸部から歯肉退縮が起こっていますか？
- □　□　18. 歯肉の湾曲は各歯の周りで半月状の形を描いていますか？

＜口臭＞
- □　□　19. 悪臭をもたらすようなう蝕歯や歯周病はないですか？

＜顔＞
- □　□　20. 頬や口唇周辺が，落ちくぼんでいますか？
- □　□　21. 歯の正中は，顔面の正中にそろっていますか？
- □　□　22. 歯が顔の形によく合っていますか？
- □　□　23. 歯の形態はあなたの全体的な外観に，男性的あるいは女性的にふさわしいですか？

あなたの笑顔は何を明らかにするか？

　もしあなたが審美歯科治療を志願すると決心したら，これから詳細について取りかかる時間です．明るい光の下で，鏡を見ながら見開きのページの"笑顔分析"の項目を埋めてください．そのページに続いて，それぞれの答えがあなたの笑顔について何を伝えているのか発見してください．

1 軽く笑い，上下の歯が触れ合わない状態のとき，歯の先端が露出していますか？
もし，いいえの場合・・・

　軽く笑い，話すときには前歯の先端は露出するべきです．もし，上顎の歯が摩耗しすぎていたり，リップラインが低い場合（後述されている"唇を読もう"：p.20を参照），あなたはまるで歯がないかのように思われます ⇒第8，9章を

　この38歳のビジネスウーマンは，まるで歯がないように見せてしまう低いリップラインを気にかけていました．歯科矯正治療が，咬合を調整し，前歯を長くするために施され，それからフルクラウンが上顎前歯に被せられました．

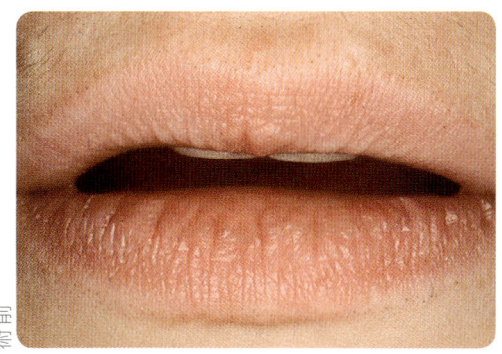
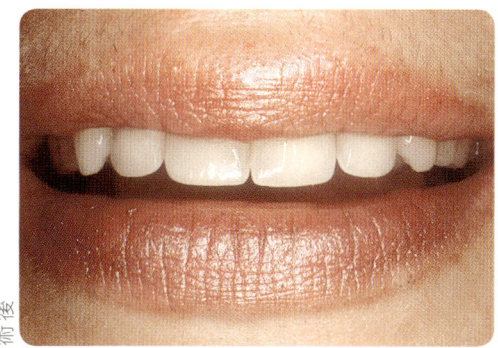

2 あなたの中切歯の長さは，他の前歯とよく調和していますか？
もし，いいえの場合・・・

スマイルラインは，上顎歯の切端に沿って想像上で描かれて作られています．もっとも若々しく魅力的なスマイルラインは，中切歯が微妙に側切歯よりも長い状態です．犬歯はほとんど中切歯と同じくらいの長さが理想です．もし，すべての歯の長さが同じ（フラットスマイルライン）場合，または中切歯が側切歯や犬歯よりも短い（リバーススマイルライン）場合，年よりも笑顔が老けて見えます．また，側切歯が短すぎたり，中切歯が長すぎたりするとカーブが際立ち，"バニールック"になります⇒第8，9章を

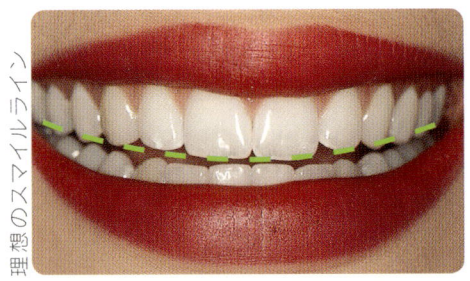
理想のスマイルライン

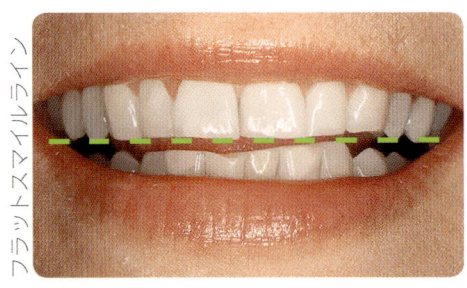
フラットスマイルライン

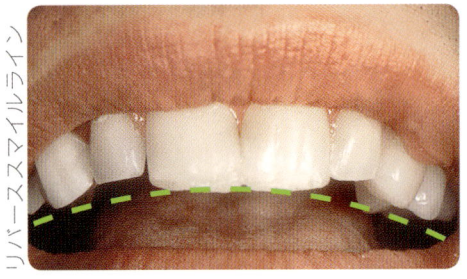
リバーススマイルライン

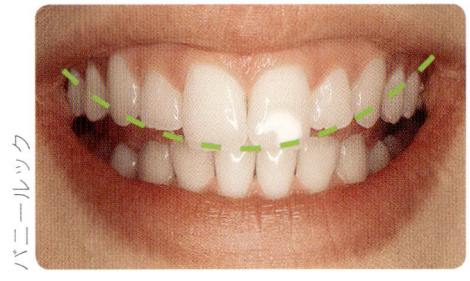
バニールック

3 あなたの中切歯の幅は他の前歯とよく調和していますか？
もし，いいえの場合・・・

横幅の広すぎる中切歯，または横幅の狭すぎる側切歯はあなたの顔を太って見せます．また，前歯の幅が狭すぎると顔の外観を長細く見せます⇒第7章を

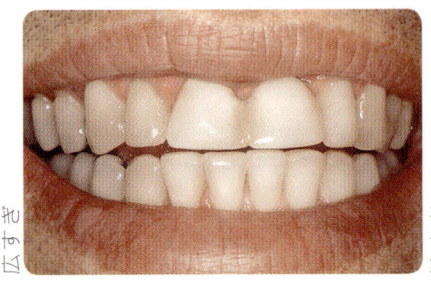
広すぎ

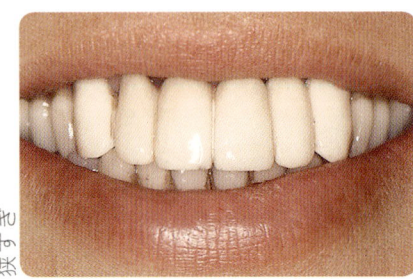
狭すぎ

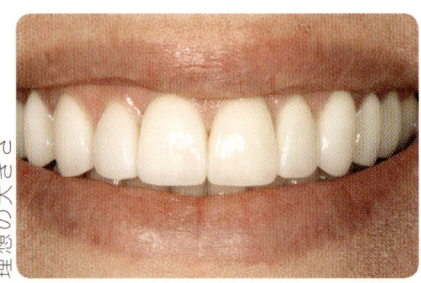
理想の大きさ

4 前歯の間に隙間がありますか？
もし，はいの場合・・・

前歯にあるいかなる隙間，とくに中切歯の間の隙間は，あなたの笑顔のじゃまをします⇒第5章を

この若い女性は，常に舌を前歯のスペースの裏に置くことでそのスペースを隠そうと試みていました．陶材ブラケットによる18か月に及ぶ歯科矯正治療で，彼女の夢みた笑顔を得ることができました．

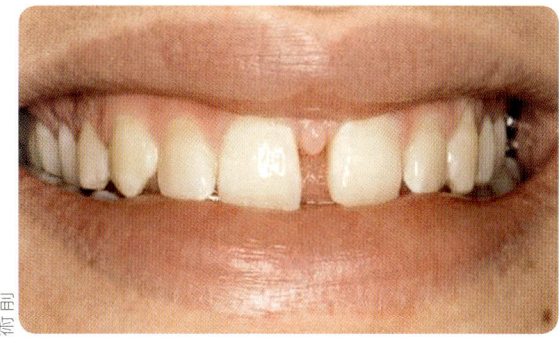
術前

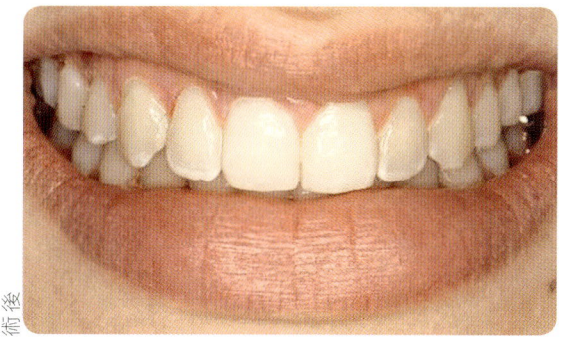
術後

5 あなたの前歯は突出していませんか？
もし，はいの場合・・・

突き出た歯は，魅力のない笑顔だけでなく，顔面の変形を引き起こします⇒第8章を

この患者さんは歯を失い，変色，離開し，筋トレーニングなくしては口が閉じられないほどの前歯の突出がありました．治療は，陶材ブラケットを用いた歯科矯正治療後，オールセラミックでの固定式ブリッジが装着され，またあわせて歯周外科治療まで含まれたものでした．2年弱に及ぶ治療期間がこの患者さんの外見を変化させました．この患者さんは，それ以来常に幸せに笑えるようになりました（そして10年後の今でもこのときのブリッジはそのまま使われています）．

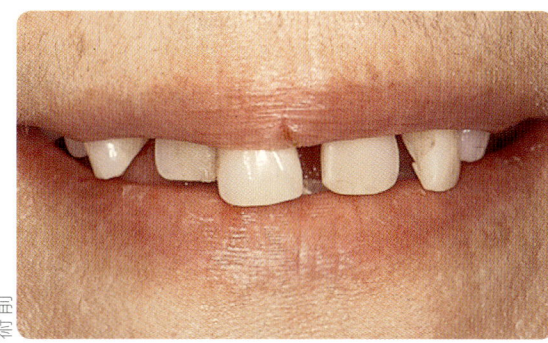
術前

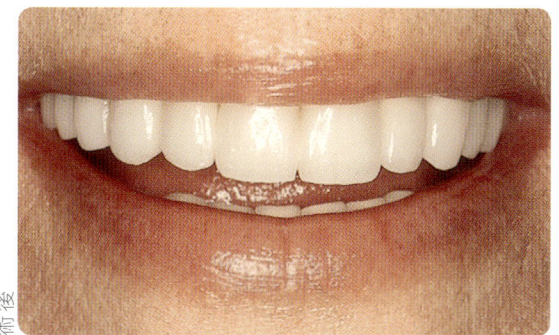
術後

6 **あなたの前歯は叢生または重なり合っていませんか？**
もし，はいの場合・・・

叢生もしくは重なり合っている歯は魅力的な笑顔を損なわせます．さらに，傾斜した歯は清掃するのも困難にし，歯肉の炎症や変色，さらには歯の喪失の可能性を高めます⇒第7章を

叢生歯列，変色歯や調和していないクラウンはこの女性が笑顔を作ることをためらわせます．歯の再配列，インプラントとフルクラウンは彼女の笑顔を作る手助けとなり，いつも笑顔で幸せになりました．

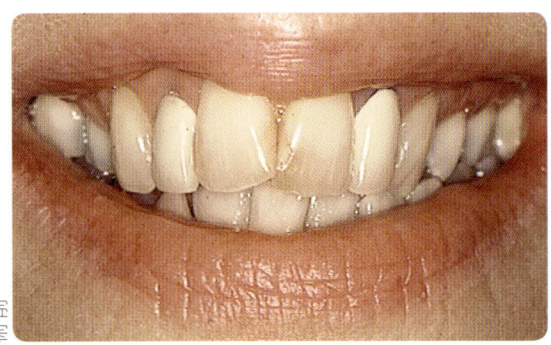
術前

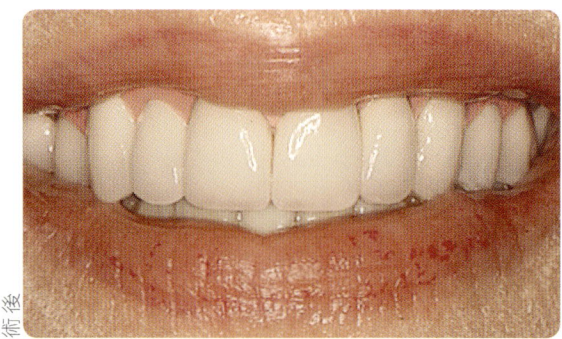
術後

7 **露骨に笑うとき，あなたの歯はすべて同じ明るさの色ですか？**
もし，いいえの場合・・・

色調にばらつきがあったり着色した歯はあなたの笑顔を損ない，あなたを老けて見せます⇒第2, 9章を

この20歳の学生は，ミス・アメリカの審査のために歯の色を改善したいと願っていました．一連のブリーチングの予約，加えて限局矯正治療による前歯の再配列により，たった2か月でさらに改善された笑顔が作られました．

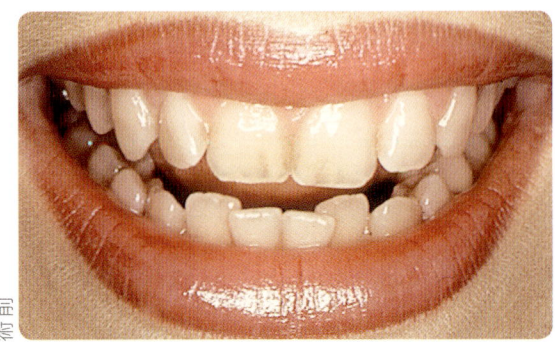
術前

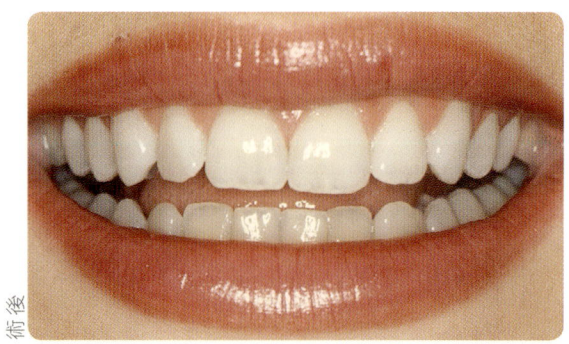
術後

8 もしあなたの前歯に歯冠色充填物がある場合，その色は他の歯と調和していますか？
もし，いいえの場合・・・

　充填されたときには完全に調和していた前歯における歯冠色充填物も，数年後にはそんなに調和していないかもしれません．ある種の食べ物はこれらの充填物を着色させますし，喫煙やコーヒー・紅茶の飲用などの習慣でも着色は起こり得ます⇒第2，3章を

　この41歳の女性は，急速に変色したこれらの充填物に満足していませんでした．上顎下顎の12前歯すべてに接着修復がされました．大きな充填物のある接着歯は，すべての前歯表面を覆わざるを得ない可能性があります．歯列には，さらなる魅力的な笑顔のために審美的な曲線が与えられました．

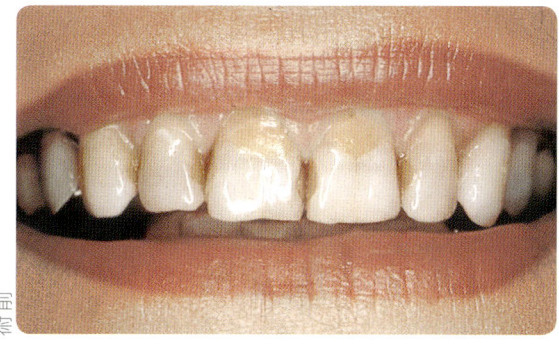
術前

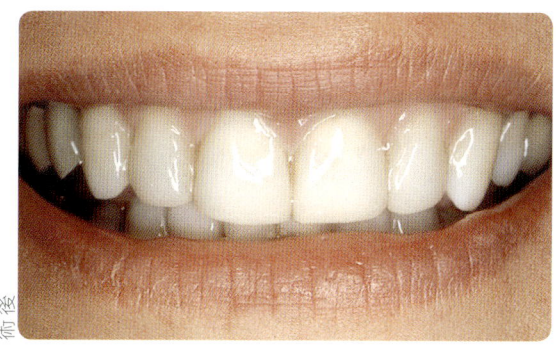
術後

9 １歯だけ他よりも色の暗い前歯がありますか？
もし，はいの場合・・・

　もし，あなたの歯の１本が他の歯と比べて色が暗いなら，その歯の神経が侵されているか，死んでいることを示唆している可能性があります．このような場合，その色を明るくする手段を取る以前に，その歯を保存するために神経は歯内療法・根管治療が施される必要があります⇒第２章を

　この16歳の学生は前歯を損傷しました．根管治療が施され，歯の色を明るくするためにエクスターナルとインターナルのブリーチングが用いられました．

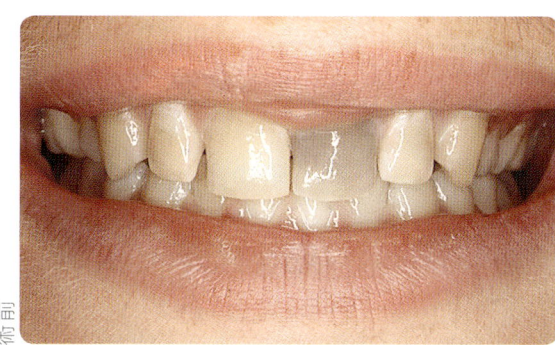
術前

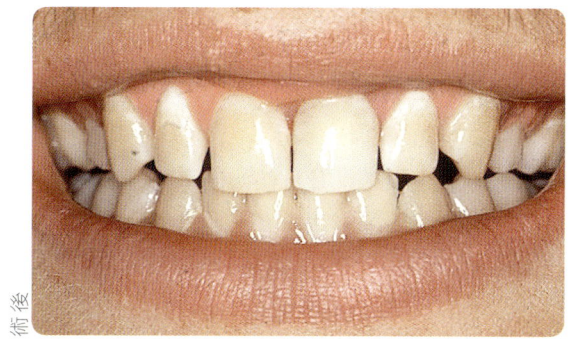
術後

10 あなたの6本の下顎前歯はまっすぐで均等な長さですか？
もし，いいえの場合・・・

均等でなく，曲がった下顎歯列は，笑うとき，話すときにじゃまをする可能性があります⇒第7章を

込み合って，均等でない下顎歯列はこの42歳のビジネスマンの笑顔のじゃまになっています．この歯は，まっすぐだと錯覚を起させるために，一度の審美的歯冠形態修正で作り直されました．

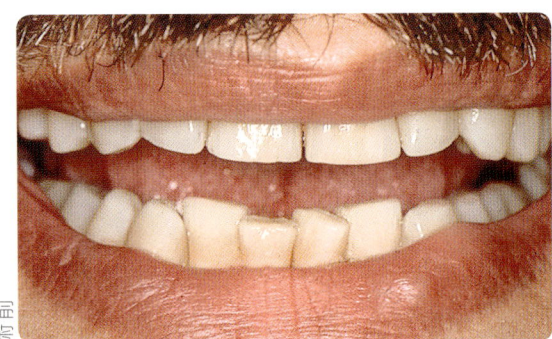
術前

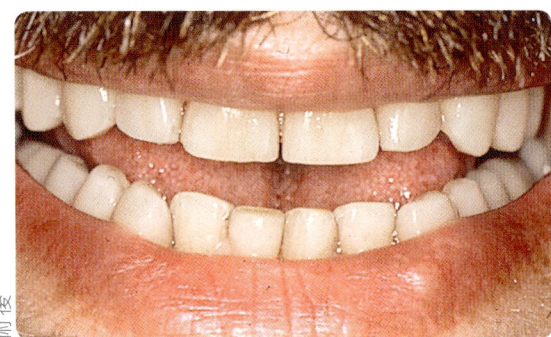
術後

11 あなたの奥歯は，外観の悪い修復物によって着色や変色していませんか？
もし，いいえの場合・・・

大きく笑ったときに，奥歯は普通に露出します．色の暗い，不良充填物はほかの魅力的な笑顔をダメにします．さらには，着色歯は再修復されるべき古いシルバー充填物による崩壊や漏出を示唆します⇒第3章を

この女性は古いシルバー充填により漏出し，エナメル質が着色された奥歯に不満でした．このシルバー充填は，着色を隠せる歯冠色のコンポジットレジンと置き換えられました．しかしながら，この充填物はこのような暗い着色を避け，より明るい歯冠色を得るためにもっと早いうちに処置されるべきでした．

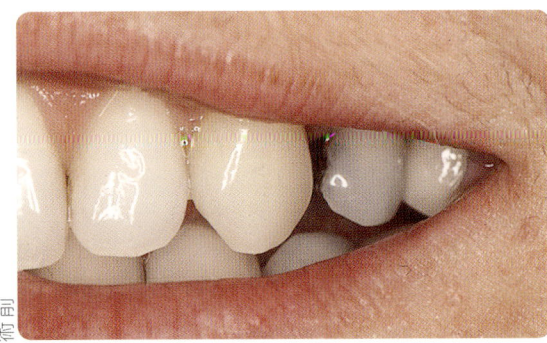
術前

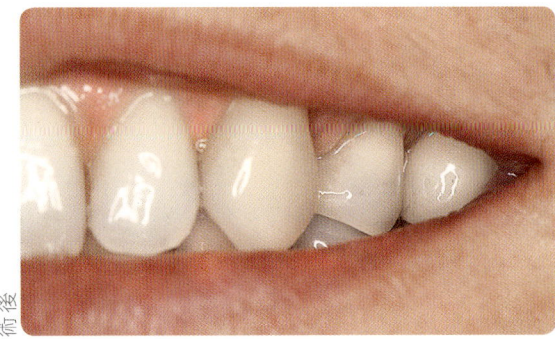
術後

12 あなたの修復物─充填物，ポーセレンベニア，クラウン─は自然に見えますか？
もし，いいえの場合・・・

　たいていの人は修復物が自然に見えてほしいと願います．これは，専門的技量だけでなく歯科医師と歯科技工士両方の芸術的才能も必要となります．あなたはどのくらい完璧主義者ですか？１から10で自分を階級づけてみてください．もし５ならば，有能な歯科医師と良い歯科技工士であなたを満足させられるでしょう．一方，もしあなたが９か10ならば，あなたの歯科医師は超一流で，セラミックの達人でなければならないでしょう⇒付録を

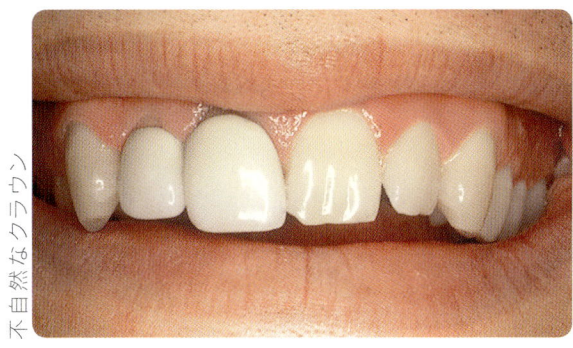

不自然なクラウン

　この笑顔の不自然さは，右側の前歯のクラウンの周りの黒いラインの露出によるものです．また，このクラウンの形が隣在歯と不調和でもあります．最後に，このポーセレンはとても不透明で色調に溶け込んでなく，また隣在歯の質感にも合っていません．

13 目立つ亀裂，欠け，破折がありますか？
もし，はいの場合・・・

　亀裂，欠け，破折は笑顔を台無しにします．また，亀裂は着色につながり，それゆえにさらにそれを目立たせます⇒第４章を

　この若い男の人は，サッカーをしているときに左側中切歯を破折しました．一度の予約の直接コンポジットレジン修復法で，麻酔なし疼痛なしで破折歯は修復されました．

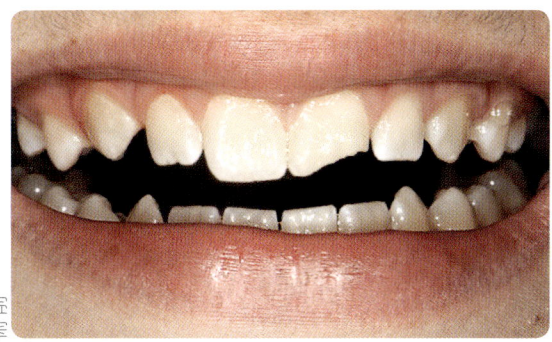
術前

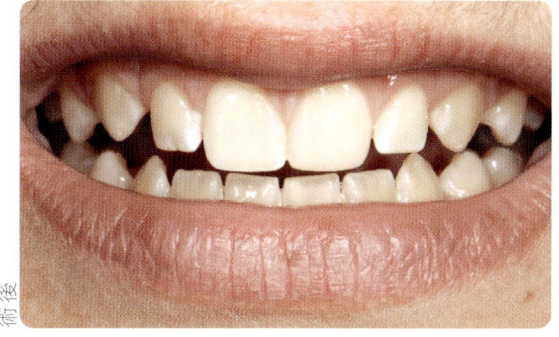
術後

14 **治療していない喪失歯がありますか？**
もし，はいの場合・・・

喪失歯を放置した穴は，あなたの笑顔を大きく損なわせます．その喪失歯が奥歯にあって，実際には笑ったときには露出しなくても，それによって歯が移動し，ついには前歯に間隙を与えかねません⇒第6章を

この57歳のアーティストは，喪失歯によって笑顔を台無しにしていると気付きました．ポーセレンクラウンと固定式ブリッジでの修復は，ただ単に喪失歯の代わりになるだけでなく，残りの歯の色調や形を改善し，彼の笑顔をより良いものにします．

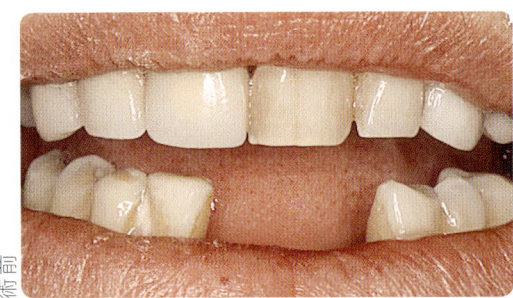
術前

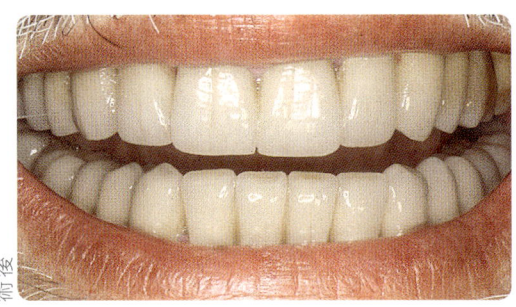
術後

歯肉

15 **大きく笑ったとき，あなたの歯肉は露出しますか？**
もし，はいの場合・・・

歯の上の歯肉が露出するのは，ハイリップラインであると称されます．歯肉が健康的であるならば，それもセクシーで魅力的だとされることもあります．しかしながら，度を超えた量の歯肉の露出は，魅力的な笑顔を損ねる可能性があります⇒第10章を

この20歳の美容ショーの出場者は，笑うときに露出する歯肉の量に悩んでいました．審美的歯周外科手術を施した後，笑ったときも彼女の歯はずっと長く見え，歯肉露出量も減り，それが彼女にさらなる自信を与えました．

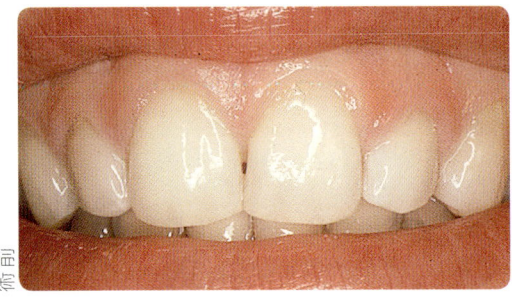
術前

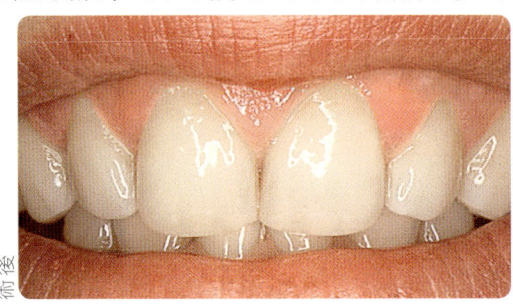
術後

16 | あなたの歯肉は赤く腫れていませんか？
もし，はいの場合・・・

歯肉は，赤く腫れぼったいのではなく，ピンクで明確であるべきです．暗く，赤い歯肉は歯周病，アレルギー症状，不適合修復物による炎症を意味します ⇒第10章を

不適合なクラウンやベニアはこの魅力的な女性に炎症のある歯肉をもたらしました．歯周病を取り除くためだけでなく，彼女のすてきな外観に合うような笑顔を作るために，歯周外科治療，歯科矯正治療，新しいオールセラミッククラウンとポーセレンベニアが用いられました．

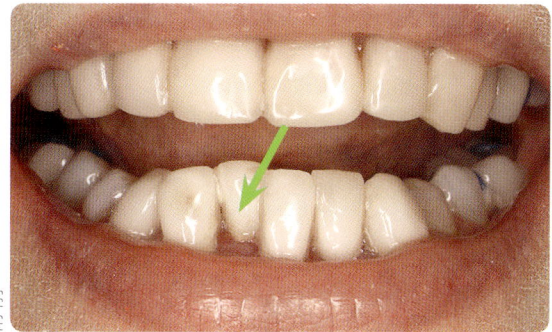
術前

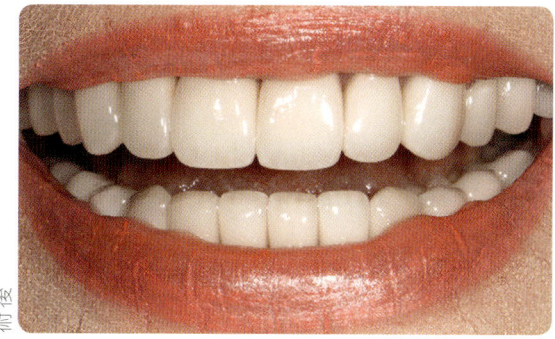
術後

17 | 歯頸部の歯肉退縮が起こっていますか？
もし，はいの場合・・・

もし歯肉が退縮，分裂していたら，それを放っておかないこと！この種の問題は，たいていさらに悪くなる傾向があり，ついには歯根が露出したり早急に次々と蝕まれていき，さらなるダメージを引き起こします．頻繁に，不適切な歯ブラシ習慣が発端で起こります ⇒第10章を

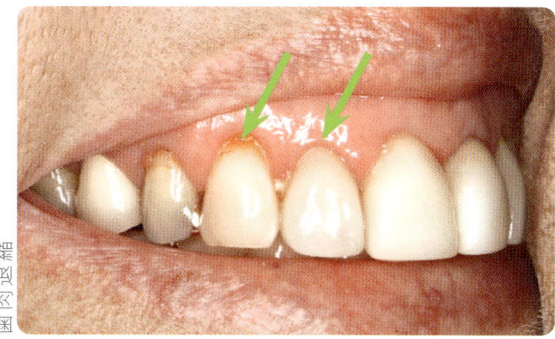
歯肉退縮

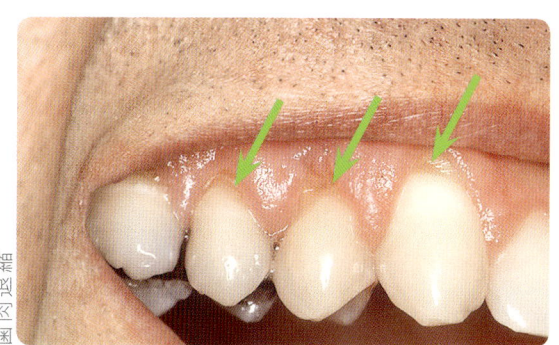
歯肉退縮

13

18 あなたの歯肉の湾曲は，各歯の周りで半月状の形を描いていますか？
もし，いいえの場合・・・

もしあなたの歯肉の湾曲が曲がっている代わりに直線的であるならば，歯が短すぎて見えてしまうかもしれません⇒第10章を

　この女性は，歯の修復をするために膨大な時間とお金をかけましたが，まったくその結果に満足していませんでした．彼女の両中切歯の周りの著しく平らな歯肉と，同じくらい著しく長い側切歯に注目して下さい．審美的歯周外科手術と新しい明るい修復物によって，彼女の笑顔を変える手助けをしました．

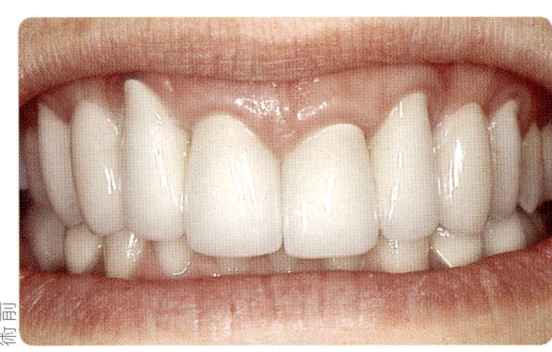
術前

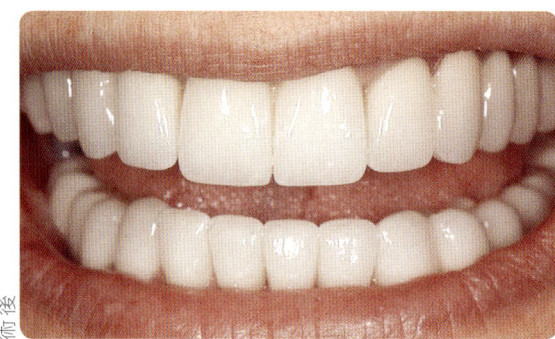
術後

口臭

19 あなたの口腔には，悪い口臭を引き起こすようなう蝕歯や歯周病がないですか？
もし，いいえの場合・・・

　誰も，常に心地よい息をしているわけではありません．しかしながら，もしも常に悪い口臭があるとしたら，たいていそれは舌背にある口臭原因菌の存在を示していることが多く，またこれは歯のう蝕，歯周病，全身疾患にも関連します⇒第3，10章を

顔

20 **あなたの頬や口唇周辺が落ちくぼんでいますか？**
もし，はいの場合・・・

　歯の位置は顔全体の外観に影響を与え得ます．頬の通常の厚みは，それ自体の組織の厚みだけでなく，その下の歯や修復物の位置によっても決定されます．たとえば，義歯を入れている人の中には彼らの口唇や頬が落ち込んでいるかのように見えることがあります．これは，不適切な歯の配列や，義歯の位置に起因され，それがさらなる不適合につながっていきます⇒第6章を

　この患者さんは適合せず，バラバラになった12年前に作られた義歯を使用しています．新しい義歯が作られたことは，彼の笑顔を改良し，同時に彼の外観をより親しみのあるものにしながら，彼の顔の作りをサポートする手助けになりました．

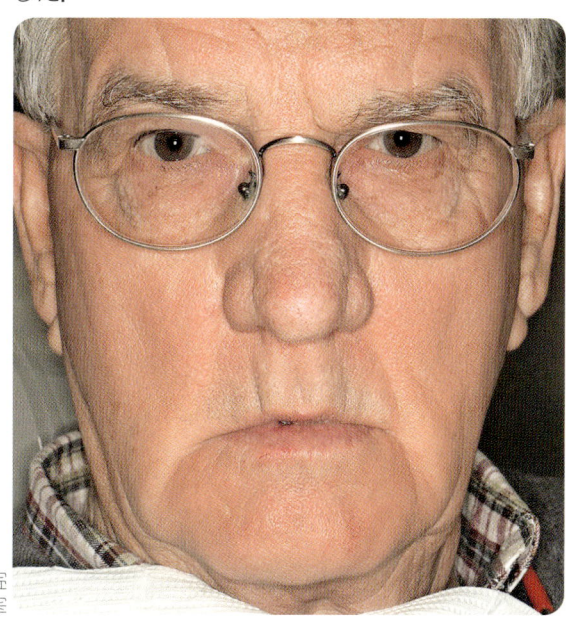
術前

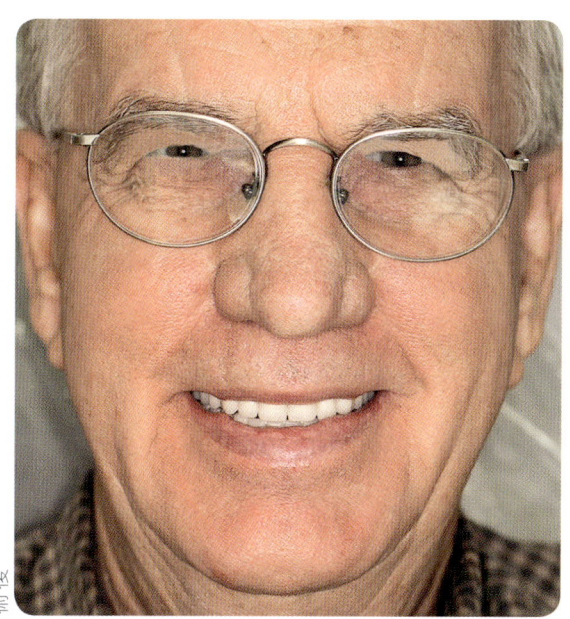
術後

21 あなたの歯列の正中は，顔面の正中にそろってますか？
もし，いいえの場合・・・

　顔面の正中と，歯列の正中の関係は，あなたの笑顔の審美性に影響します．歯列の正中が顔面の正中にあることが理想とされますが，ほとんどの場合，ほんの少しずれています．顔のつくりは，一般的にどちらかの方向に歪んでいます．したがって，多くのケースでもずれた正中は容認されるのです．歯列の正中にとって一番重要なのは，顔面の正中に平行であることなのです⇒第 5, 7, 8 章を

　この若い女性は激しく逸脱した正中を持っていました．彼女は歯科矯正治療を拒み，"即効性のある結果" を望みました．実用的な妥協策は，接着レジンによる修復で得られました．歯列の正中はまだ顔面の正中と合ってはいませんが，笑顔はずっと魅力的になり，正中の不一致はほとんどわからないほどになりました．

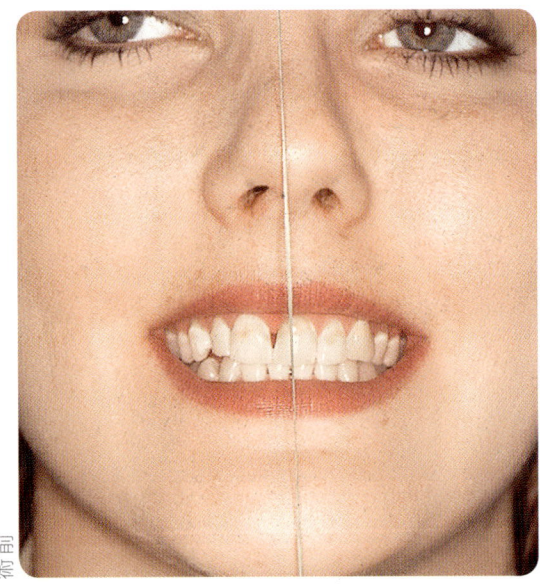
術前

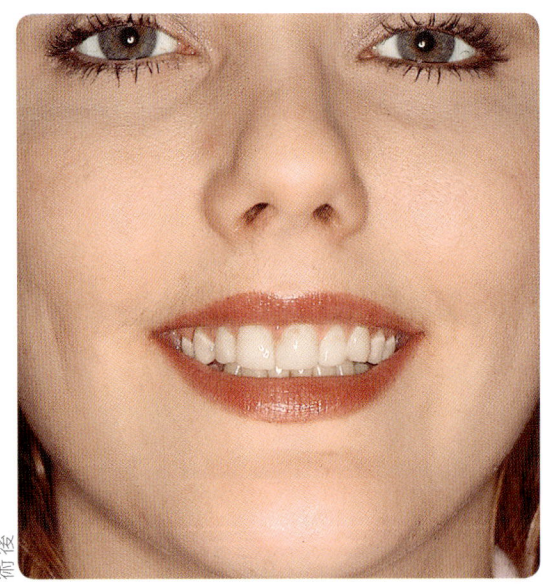
術後

22 あなたの歯は顔の形によく合っていますか？
もし，いいえの場合・・・

　歯の形態は，あなたの全体的な外観のカギを握っています．もしあなたが丸い輪郭と，平らな歯の形態を持っていたら，あなたの顔は実際よりもずっと幅広く見えます．同様に，長い歯は顔の長さを強調し，四角い歯は顔の四角さを際立たせます⇒第8章を

　このかわいらしい大学生は，クラウンが何度も破折し，除去されることにうんざりし，新しい歯科医師を探しました．相談時に彼女の笑顔分析が施され，それに加え，不適切に短いクラウンと，彼女の顔には幅の広すぎる正中歯が確定されました．新たなオールセラミッククラウン，ポーセレンベニア，接着修復を組み合わすことでお互いに調和のとれた，彼女の顔に合った歯が作られました．彼女の新しい髪形と色，また化粧によって全体的な外観がさらに向上したことに注目して下さい．

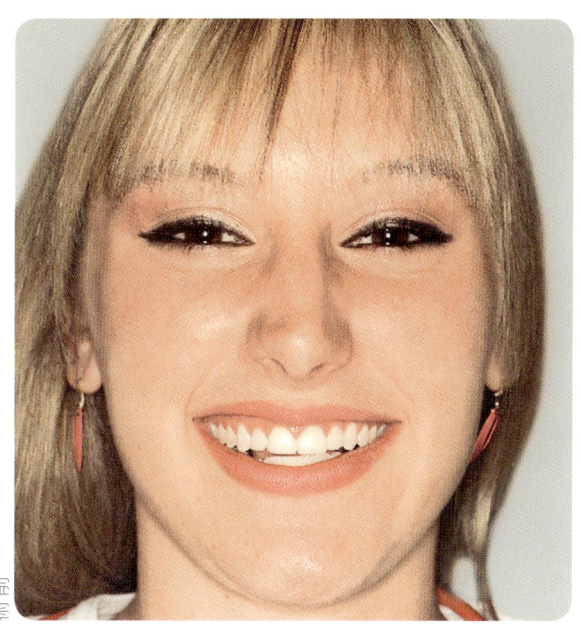
術前

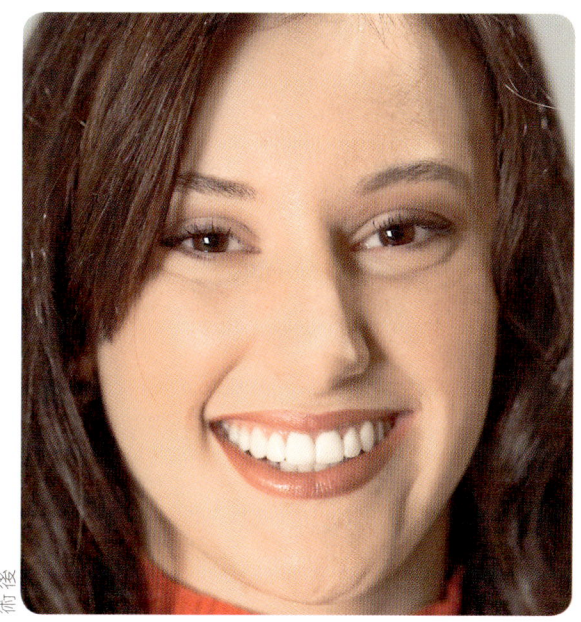
術後

23 あなたの歯の形態はあなたの全体的な外観に，男性的あるいは女性的にふさわしいですか？
もし，いいえの場合・・・

　一般的に，四角い歯は男性的で，丸い歯は女性的であるとされています．しかしながら，そうでなければいけないという決まりはありません．ある女性は，繊細でより丸い形の歯をほしがり，また一方，際立った壮健な外見を好む人もいます．同じく，多くの男性が，角のある"男性的"な笑顔を願う一方，もっと柔らかい外観を得たい人もいます．もしあなたが自分の笑顔計画のイメージに満足していないのならば，あなたの審美治療をする歯科医師がまったく新しい容貌を与えるためにあなたの歯を作り直すことができるかもしれません ⇒第8章を

女性的・男性的な歯の形態の，わずかですが，その大きな違いに注目して下さい．

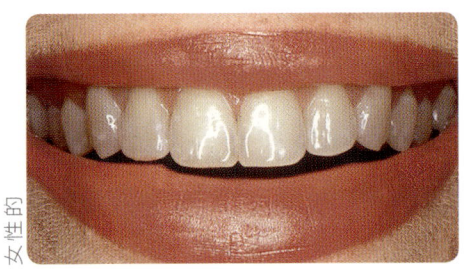
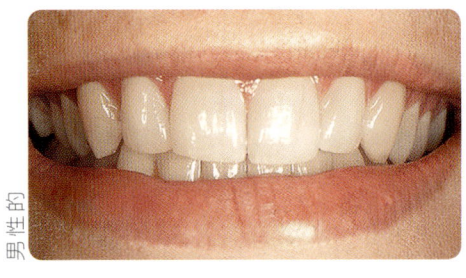

芸術的な審美形態修正は，笑顔を柔らかく，より女性的に変えることができます．

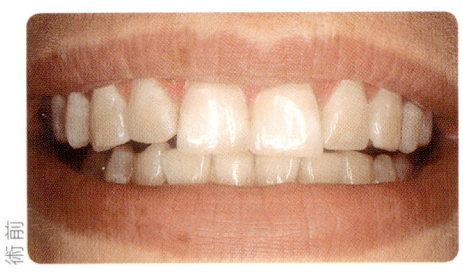
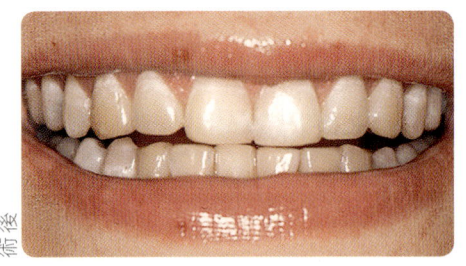

この50歳の歯科医師のクラウンは，女性的すぎて見えました．これらは，もっと強く，男性的に見えるようにより角のある形態に作られ，再修復されました．

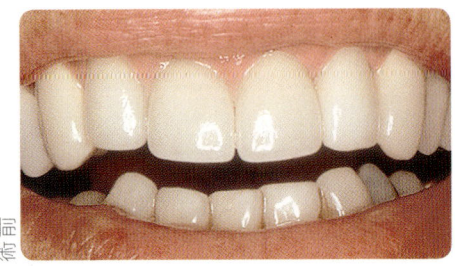
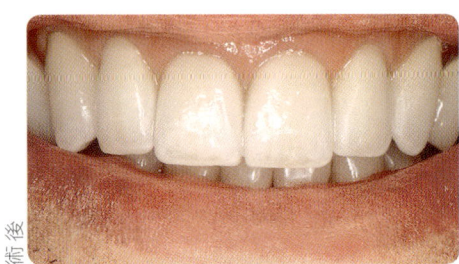

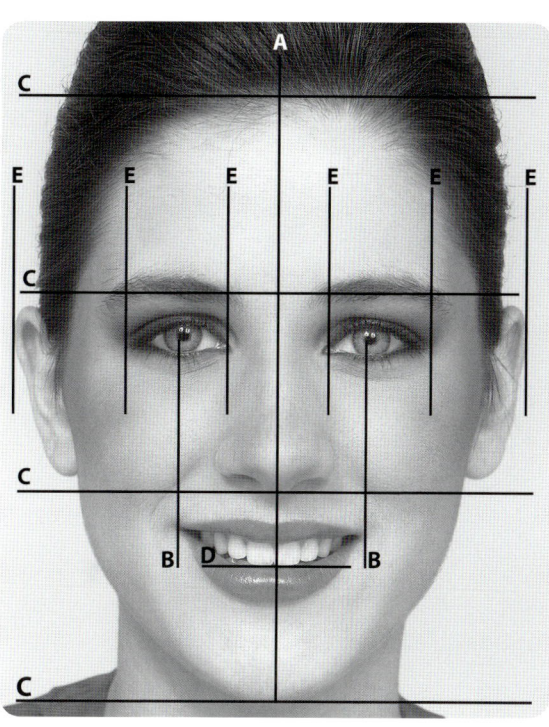

顔面の対称性の評価 ≫ この女性はほぼ完璧な比率をしているため，モデルとして選ばれました．

顔は，A線によって垂直的に半分に分けられました．この線は，鼻と口唇，理想としては前歯の正中を通るべきです．また，目の瞳孔は口角に垂直に一直線であるべきです（B線）．

顔は，水平にヘアーライン，眉毛ライン，鼻の底辺，あごの先が均等に三等分であるべきです（C線）．鼻の底辺と，口唇が触れ合うライン（D線）は，下顔面三分の一の距離であるべきです．この女性の顔はまた，目の幅（E線）は顔の幅の五分の一が完璧な顔の幅とされる古代ギリシャの基準に合っています．

あなたは適切な比率をしていますか？

　左の写真を見てください．そして，あなた自身の顔を鏡で診察してみてください．あなたの髪が顔にかかってないか注意してください，そうすれば，顔全体の形が見ることができます．左右どちらかに比率から外れたほうがありますか？ある程度の非対称は予期されており，むしろ望ましいのです──研究によってそれは示唆されており，許容範囲内で，もっとも魅力的な顔は，少しアンバランスなものとされています．しかし，あなた自身の比率を知っておくことは，あなたの外観を変える決定をするためには重要な一歩です．あなたの笑顔の変化は，あなたの顔の組成のすべてを顕著に変えることができます．

唇を読もう！

唇は，とても表情豊かで魅力を左右します．口唇はあなたの顔がどのように見えるかを左右する主役になり得ますし，鼻や顎のような他の特徴を目立たせることもします．あなたの口の中の歯列の歯の位置関係は，口唇の位置を決定します．審美的歯科を考えるとき，このことを頭に入れておくことは重要なことです，なぜなら，その修復による形，大きさ，位置，水平的歯の重なりによる変化のすべてが口唇を含む顔の外観を変え得るからです．

口唇分析

1. 普通に笑ったとき
   - どの程度，上顎歯を露出するか
   - どの程度，下顎歯を露出するか
2. 大きく笑ったとき
   - 上顎歯は見えるけれども，そのまわりの歯肉は見えない？（これはローリップラインを示す）
   - 歯と歯間の歯肉の先端だけ見える？（これはミディアムリップラインを示す）
   - 上顎歯の上に歯肉がたくさん見える？（これはハイリップラインを示す）
3. 一番大きく笑ったときに，いくつの歯を見ることができる？

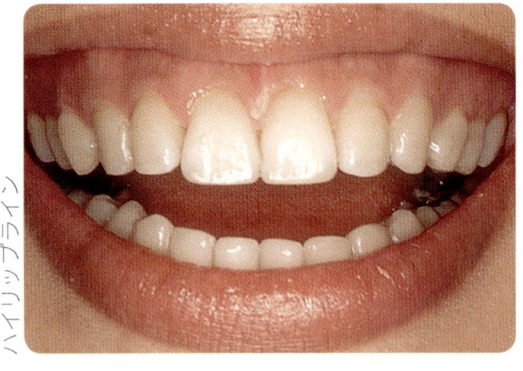
ハイリップライン

どんな口唇をあなたは持っている？
- ハイリップラインは上顎歯の上にたくさんの歯肉が見てとれる．
- ミディアムリップラインは上顎歯と，歯間乳頭（歯と歯の間の歯肉）まで見られるが，それより上の歯肉は含まれない．
- ローリップラインはまったく歯肉を見せず，歯冠部も少ししか見えない．

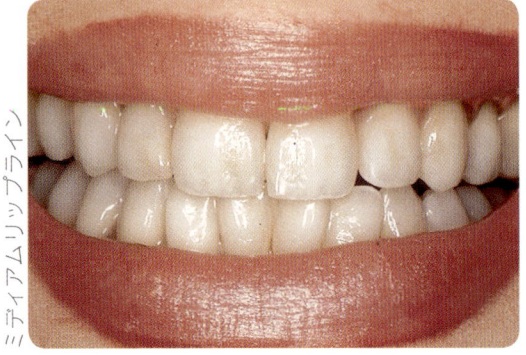
ミディアムリップライン

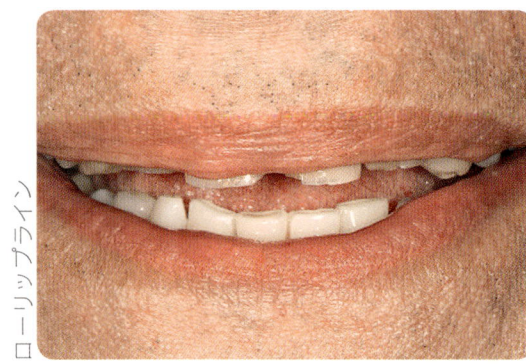
ローリップライン

リップラインは，変化させられる ≫リップラインは，歯冠延長や短縮によって審美的に修正することが可能です．この魅力的な若い女性は，自分の歯と歯肉が恥ずかしいあまり，笑わないようにしていました．彼女は，歯肉を著しく露出してしまうハイリップラインをしており，彼女の性格や，すべての関係にまで毎日影響すると言っていました．歯を長くするために，インプラント，ブリーチング，審美的歯冠形態修正，そして審美的歯周外科手術が施され，さらなる魅力的な，ミディアムリップラインと総合的な美しい笑顔を彼女に与えました．

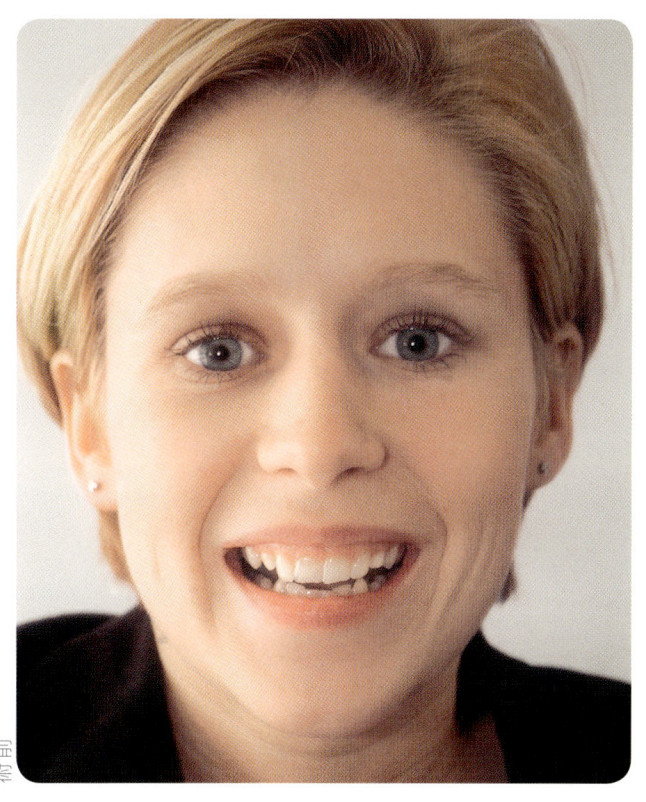
術前

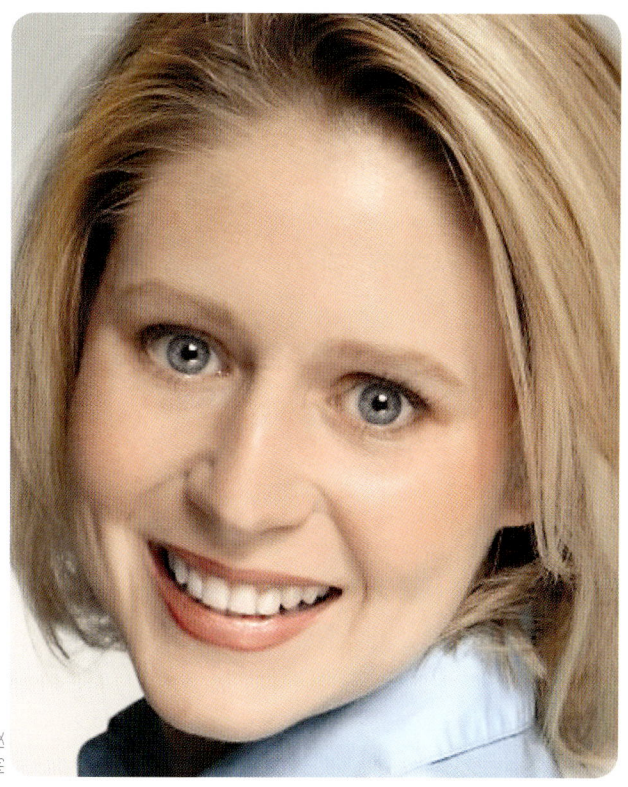
術後

好みに うるさくなる！

利便性のために，多くの人は近所の歯医者を選んで普通の歯科治療に通います．しかし，審美的な治療を求めるときは，所在地だけを選ぶ理由にしないでください．どこが一番いいのか，調べれば，そうしたことに絶対良かったと思えるでしょう．

予想されること

あなたは完璧主義者？

自分に正直になってください——もし，あなたがこの部類に少しでも入ると思うのならば，これは，これから相談する歯科医師すべてと明確にしておきたい一番のポイントです．その鍵は，あなたの求める芸術性とあなたの選んだ歯科医師の技能が釣り合うことです．

専門家の助言　あなたの歯科医師を考える！

あなたの主治医が，もしかしたらあなたの審美歯科治療には最適の人かもしれません．その歯科医師が施してきた予防治療に，もしあなたが満足しているのならば，その歯科医師の審美歯科領域での経験値と資格を尋ねてみましょう．

スマイル101　良い審美歯科医を選ぶには？

- 美容関係の分野の専門家とコンタクトしてみましょう．これらには，美容整形外科医，美容師，ヘアースタイリスト，モデル業，また演劇系も含みます．
- 地元のいろいろな専門医にコンタクトしてみましょう．これらには，矯正歯科医，口腔外科医，歯内療法医，補綴歯科医，歯周病医，そして歯科技工士も含みます．これらの専門医は，その地域の歯科医師に精通しているため，よい提案を与えることがでます．
- American Academy of Esthetic Dentistry（www.estheticacademy.org）またはAmerican Academy of Cosmetic Dentistry（www.aacd.com）で，あなたの地域の審美歯科医師を見つけるのにコンタクトしてみましょう．
- 友人や，仕事の同僚に聞いてみましょう．
- インターネットを用いてあなたの通いたいと思っているエリアで検索してみましょう．しかし，その場合は少し注意しないといけません．
- Better Business Bureauに相談して，あなたの選んだ歯科医師にクレームが出たことがないか確かめましょう．
- 広告や，雑誌に頼らず，自分自身で探しましょう！

知っておくべきこと

どのように審美歯科医を評価するか

▶ いったん何人かの歯科医師を紹介されたら，それぞれの歯科医師のウェブサイトを評価してみましょう．所持資格，治療写真，学歴，専門家として教える立場があるかを比べてみましょう．誇大広告にだまされるな！

▶ 診察を予約しましょう．エックス線写真，コンピュータイメージ，口腔内診査，模型，写真，その他の記録と同じように，歯科医師がそれに費やす時間の費用を予測しましょう．

▶ その歯科医師と会う前に，前もって自分の願望を明らかにしておきましょう．

▶ 今の自分の写真を持っていくことで，かつてどのようだったかを示すことができます（もしあなたの歯を前の状態に修復したいと考えているのならば）．もしくは，最終的になりたい外観の写真を持って行きましょう．

▶ 似たようなケースですでに治療された他の患者さんの写真を見せてもらいましょう．

▶ バーゲンで安くできるからという理由で選ぶのはやめましょう．代わりに，あなたの納得いくまで時間をかけてみてくれる歯科医師を探しましょう．さもなければ，出来の悪かったところを治すために倍の時間とお金をかける羽目になる可能性があります．

▶ ワックスアップをしてもらいましょう．この手段で，あなたの歯の模型に特別なワックスを盛るか，直接口の中で最終的にどのように見えるかを想定して見せることができます．

▶ 試験的な笑顔を検討してみよう．レジンで作られた可撤式の"スナップイン"歯によって，治療を始める前に"装着"を実際にした状態での笑顔を試すことができます．

▶ コンピュータイメージを用いて，その他にできるいろいろな代案のデジタルイメージを見ることができるか聞いてみましょう．

▶ 歯科医師に会う前に，この章のはじめに記されている笑顔分析を行うことによって，自分自身の問題と，可能な治療代案を知りましょう．

▶ 予約した時間には早く着くようにしましょう．いろいろな書類の記入をしなければならないし，急がずに，リラックスした雰囲気の中であなたの願望を伝えなければなりません．

▶ すでに持っていたエックス線写真や模型を持って聞きましょう．

▶ 前もって，予算の制限をはっきりさせておきましょう．また，自分の持っている保険情報を来院時に持参しましょう．たいていの場合，審美歯科治療に保険は適用されませんが，そのうち，クラウン・ブリッジのような歯冠修復物には部分的に適用される場合があります．

▶ その歯科医師がこの本を持っているか尋ねてみましょう．もし持っているのなら，それはその歯科医師がいろいろな技術の検討を行っているといえるかもしれません．

▶ セカンドまたはサードオピニオンに投資することも大切です．

費用は？

　時間とコストは，審美歯科治療を受けようとしているときにもっとも考慮する2大因子です．短時間や安売りされているものは，もしかしたら選択する上で大きな魅力になるかもしれませんが，昔の人が言う，「安かろう，悪かろう」を思い出して下さい．腕のいい審美歯科医師は，特別な技術とやり方があり，それゆえたいていの場合，彼らは安売りをしたり，保険適用の診療は行いません．

予想されること

前もって支払う

　審美歯科治療では，前払いが習慣的に行われています．もしキャッシュフローが問題ならば，治療に段階をつけ，その進行に応じて払うように設定しましょう．また，あなたは片顎ずつの治療を選択するかもしれませんが，完全な色調の調和を得るにはすべて同時に行うのがポーセレン修復には一番良いということを覚えておいてください．また，審美歯科治療を提案するいくつかの評判のいい融資会社によって，低利でローンを組むこともできるでしょう．

スマイル101　保険は何をカバーする？

　あなたの保険はもしかしたら，いくつかの基本治療はカバーするかもしれません．しかし，ほとんどの審美歯科治療はポケットマネーで払わなければならないと思ってください．まずはじめは，提案された治療での見積もりをして考えてみましょう．いったん，この見積もりに同意したら，どの程度の支払い責任があるかの見当を持って治療が始められます．もしあなたの治療が健康的な理由で必要としているのでないのならば，歯科医師にあなたの記録の改ざんを求めることはやめましょう．

知っておくべきこと

安かろう，悪かろう

審美歯科治療の費用を査定するとき：

▶歯科医師の技術と経験を考慮に入れましょう．

▶あなたが考えているような治療をすでに施された患者の写真を見せてもらいましょう．

▶その歯科医師があなたの治療に対してどの程度時間を必要としているかを調べましょう．かけた費用は，あなたが満足するのに必要な時間にふさわしいだけの時間を反映します．

▶審美歯科治療は，チームによる仕事だということを覚えておきましょう．歯科医師を補佐するスタッフのスキル，必要な歯科専門医，歯科衛生士，歯科アシスタント，とくに，あなたの修復物を作る歯科技工士のスキルは，必要不可欠です．

▶価格だけを決定の基盤に置かないでください．代わりに，あなたが求める自然な外観と，それ相応の価格とがマッチするようにしましょう．

▶相談時に，急いでいて時間がないというようなことがないようにしましょう．価格を長期間に及ぶ投資だと思いましょう．どんな初診時の相談でも，一番大切なのは，治療にかかわるすべての歯科チームに，あなたが求めているビジョンと審美歯科治療のゴールを，とことん理解してもらうことです．

あなたを担当する審美歯科医へ尋ねる12の質問

1. わたしの審美歯科治療の選択肢は何ですか？
2. 何か妥協しなければいけないことはありますか？
3. 最終的にどのような外観になりますか？
4. あなたが治療したことのある，似たようなケースの治療前後の写真を見ることができますか？
5. わたしの修復物は，どのくらい持ちますか？
6. わたしの修復物は，どの程度耐えられますか？
7. どのようなメインテナンスが必要になりますか？
8. どのくらいわたしの天然歯と修復物はマッチできますか？
9. 食習慣で変えなければならないことはありますか？
10. どのような保証が持てますか？
11. 支払方法はどのようなものがありますか？
12. あなたはこの治療をするのに最適な歯科医師であると思いますか？

専門家の助言　直感を信じよう！

　信頼は，審美歯科医を選ぶうえで重要な因子です．あなたの審美修復物も，はじめは美しくあるかもしれません．そしてあなたの期待は審美的に合うかもしれません．しかし，その美しさは時が経っても衰えないでしょうか？　それは完璧にフィットするように作られていて，それによって軟組織を刺激していないでしょうか？　なぜなら，このような判断を患者であるあなたがするのは不可能だからです．それゆえ，訓練され，経験を持ち，すばらしいものを得るために時間を惜しまずに，長期的な結果を得ることができるような歯科医師を見つけることは必要不可欠です．要するに，歯科医師はあなたの信頼を得なければならないのです．

さあ，もう話せます！

　あなたがまさに望んでいる笑顔を手に入れられる秘訣は，あなたの担当医とオープンに会話ができるようになることです．この章にある笑顔分析をして，他の章にある治療法について読み進めてみましょう．あなたに何が必要で，何を望んでいるかを判断し，最初にあなたの担当医にこのメッセージをはっきりと伝えましょう．選択できる治療法について質問し，どの治療法にするかを決める前にすべてのことを理解できるように整理しておくことが大事です．これが「夢のような笑顔」を確実に手に入れられる手助けとなることでしょう．

2

わかって…

- なぜ歯は着色するの？
- どのようにしたら明るい笑顔を得ることができるの？
- 新しく得た笑顔を保つために必要なことは？

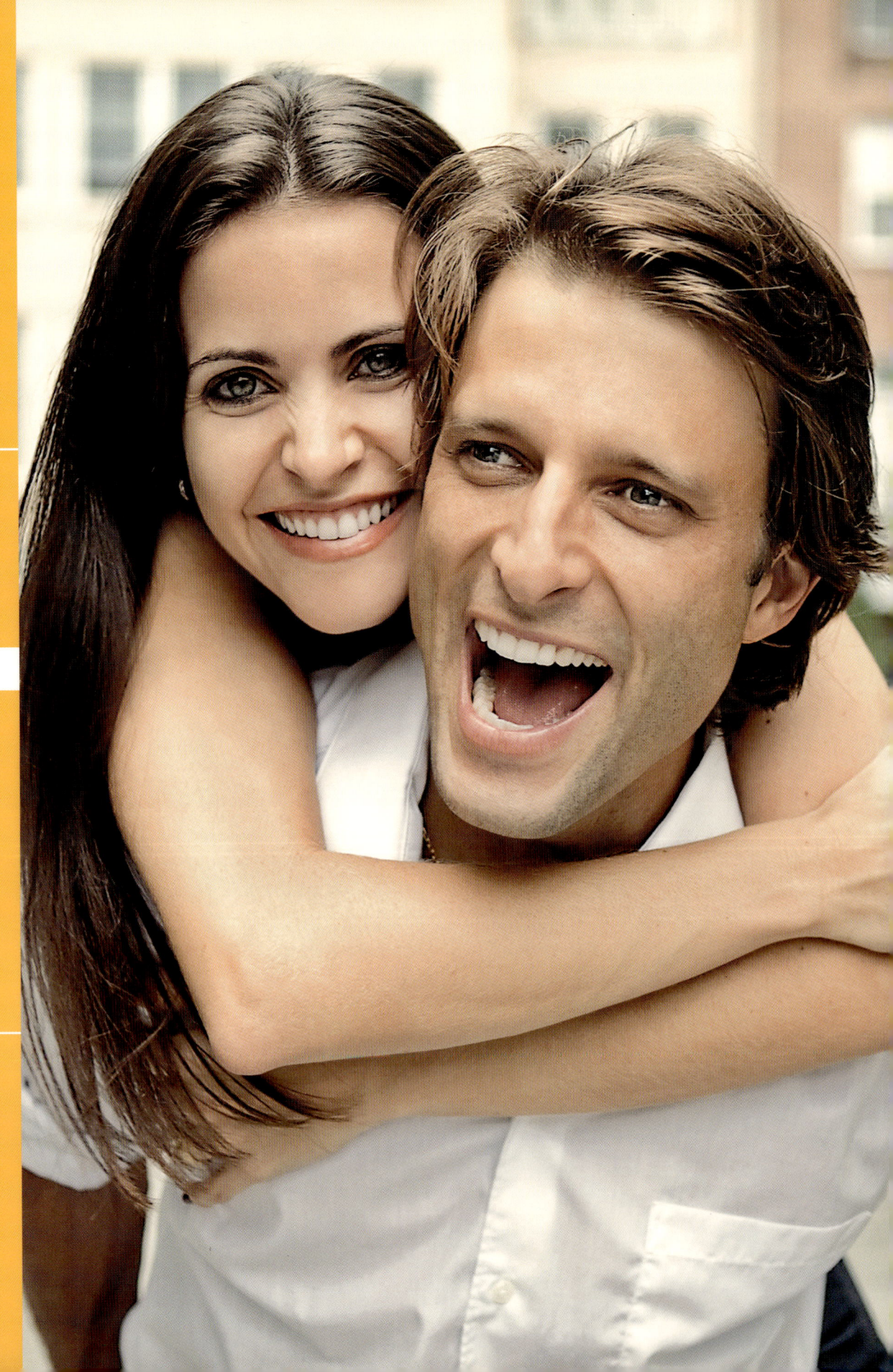

着色をなくそう

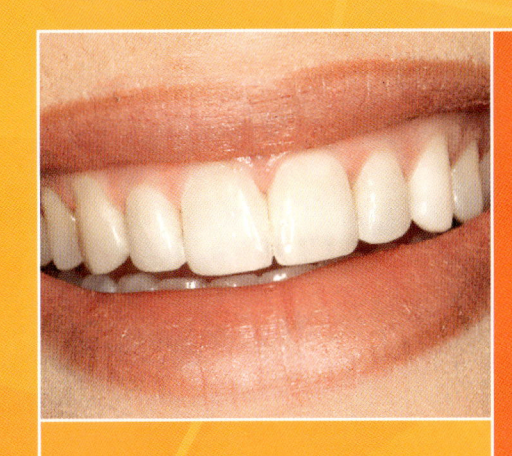

見苦しい着色が笑顔を隠す？

　もしあなたの歯が着色や変色しているなら，より白い歯で明るい笑顔を得るためにはさまざまな方法があります．あなたは，今日の市場で購入できるさまざまな歯磨剤を使ったり，家庭用の漂白キットを薬局やスーパーマーケットで購入したり，また，歯を目立たなくしようと，一年中日焼けしたり，髪や服装を目立たせたりしているかもしれません．

　残念なことに，これらの努力をしてみても，ほとんどは短期間で元に戻ってしまいます．しかし今日，着色歯や変色歯のせいで社会的不利や精神的負担に悩まされる必要はないのです．適切な審美歯科治療を行うことで，予知性のある確かな長期の臨床結果を得ることができます．

　この章では，もっとも一般的な歯の着色と，その治療方法について説明します．

なぜ歯は着色するの？

歯の着色の原因は，たくさんあります．食品，飲み物，そして薬剤の服用によって変色歯になることがあります．喫煙，日頃の歯磨きやフロスを忘れることも，着色を起こしやすくなります．ほかには，遺伝的な理由や病気による変色もあります．

着色しないように，コーヒーを控えましょう≫歯を頻繁に清掃しても，コーヒーを多量に飲んでいると，すぐに着色してしまいます．この男性の笑顔は，専門的な歯面清掃を行い，左側中切歯の充填物を新しくし，そしてコーヒーの量を控えたところ，すばらしく改善されました．

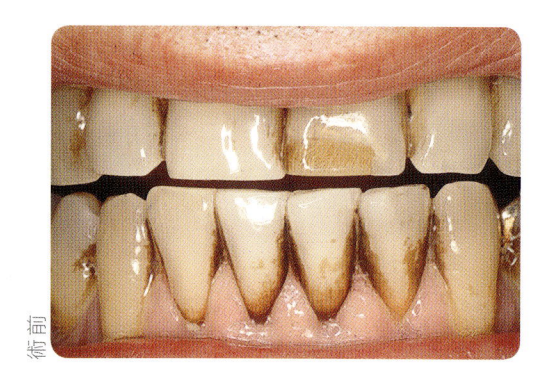

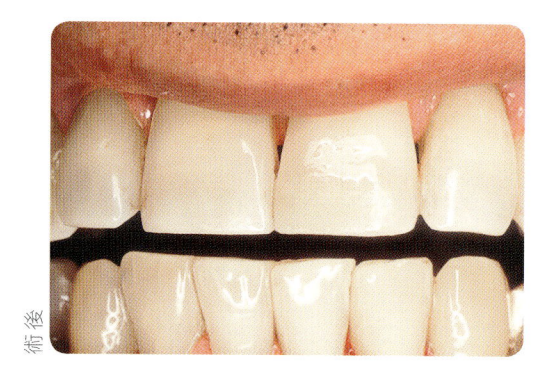

術前 / 術後

スマイル101　着色の原因は？

コーラ，コーヒー，紅茶を飲むことや，ビンロウジュの実，ブルーベリー，赤ワインのような着色しやすい飲食物の摂取，そして喫煙は，歯の着色の原因になります．これらによる着色を表在性着色と呼びます．

専門家の助言　着色を防ぐには

- 日常の飲食物として，コーヒーや紅茶をあまり飲まないようにしましょう．
- 禁煙しましょう．
- 専門的な歯面清掃のため，かかりつけ歯科医院に定期的に通いましょう．
- いつもきちんと歯を磨き，フロスをかけましょう．歯磨剤の中には，軽度の着色を落とし，歯を白くする成分が含まれているものもあります．

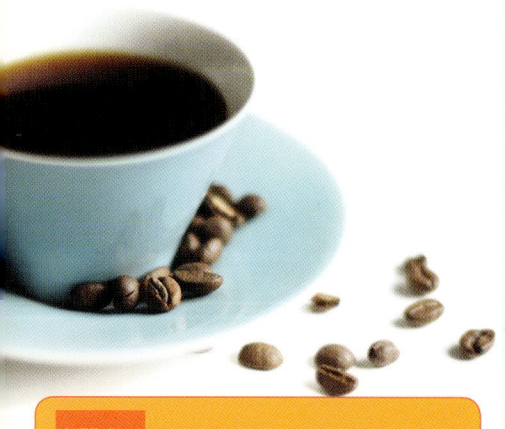

専門家の助言　氷を噛まないで！

氷や硬いものを噛み砕くと，微細なひび割れ（マイクロクラック）ができてしまい，着色しやすくなります．そして，その着色の除去はより困難で，除去しきれないこともあります．

プラークは歯を着色させます≫歯磨きとフロスによる口腔衛生が不十分だと，軟らかい沈着物であるプラークが歯面上に形成され，着色の原因となります．

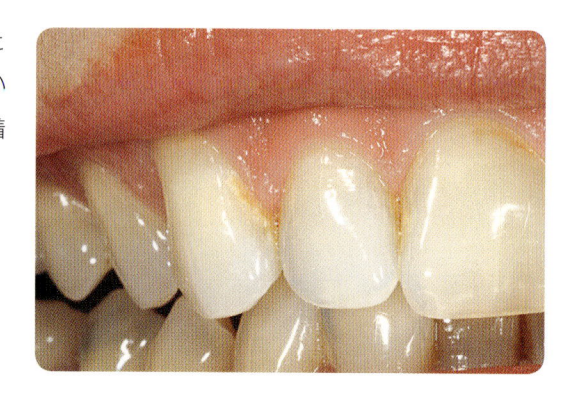

表在性着色
▶歯間部や捻転歯の表面に多く生じます．
▶濃い茶色の着色が多いです．
▶コーヒー，紅茶，喫煙など，着色しやすいものによって生じます．
▶毎日の口腔清掃と定期的な歯科医院での専門的な歯面清掃によって管理できます．
▶専門的な歯面清掃よりも，よりアグレッシブな治療，たとえば，より歯を白くしようと行った漂白により生じたマイクロクラックもまた，着色の原因となります．

知っておくべきこと

プラークによる着色
▶経時的に歯面に形成された粘着性フィルム状のプラークや，プラークが除去されないでセメントのようになった歯石によって生じます．
▶たいてい細菌由来です．
▶不十分な口腔衛生の結果できます．
▶歯肉辺縁付近に暗色または帯白色部として現れ，下顎前歯にもっとも多くみられます．
▶歯石除去や歯面研磨によって除去することができます．

テトラサイクリンによる着色歯をあきらめないで！ ≫ テトラサイクリンによる着色は，黄色，濃い茶色，または灰色を呈します．灰色や茶色の着色は，漂白をしてもたいてい改善されませんが，歯科医院で漂白を何回か繰り返すことで歯が白くなり，この患者さんの笑顔はずっと明るくなりました．この処置は1年間ほどかかりますが，多くの場合，軽度から中等度のテトラサイクリンによる着色歯なら，歯科医師がトレーを用いた漂白法を用いることにより，明らかに改善されます．

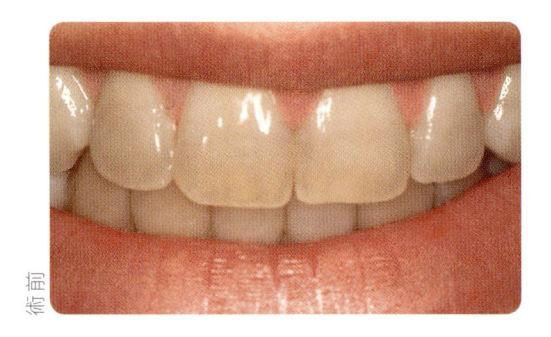

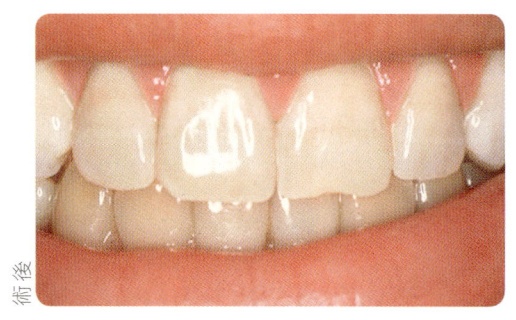

術前　術後

内因性着色は，歯質内に生じます．これは，遺伝や病気，またはテトラサイクリンなどの薬剤の服用によって起こります．

知っておくべきこと

内因性着色

▶ エナメル質表面の白斑や，歯を横断する灰茶色の帯状の着色を含みます．
▶ 出生前に歯質の石灰化がうまくいかなかったり，薬剤や病気によって，エナメル質の形成が阻害されて生じます．
▶ 8歳以前，または，妊娠中に母親が抗生剤であるテトラサイクリンを服用した人によく現れます．
▶ 抗生剤であるミノサイクリンの服用でも生じます．
▶ 進行したう蝕や，古かったり不良な銀含有金属充填物によって，茶色や灰色に着色する場合もあります．

解決策1　歯面研磨

歯面研磨は自分に適していますか？

　歯面研磨によって，たいていの表在性着色を除去できます．しかし，重度の着色や内因性着色には，より積極的な治療であるマイクロアブレーションのような治療が必要となります．

- 軽度の表在性着色に行う．
- 白い歯で明るい笑顔よりも，より自然にしたい人に向いている．
- 最小限の時間と金額で済ませたい人に向いている．

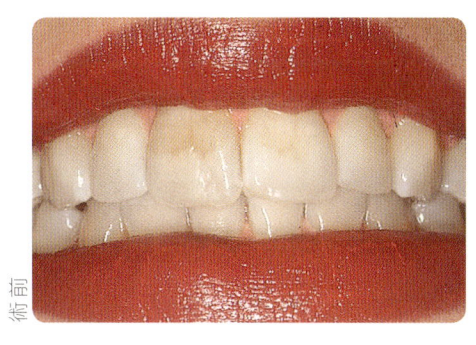

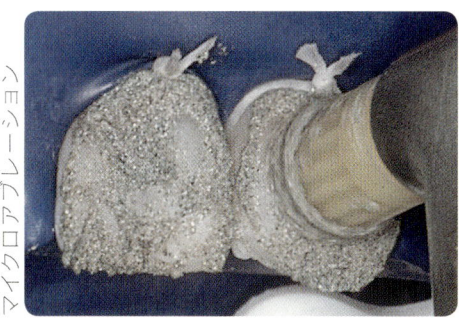

簡単にすることが大切！

　歯面研磨は，着色を除去するもっとも簡単な方法です．この痛みを伴わない方法は，歯科医師が，歯の表面にペーストを塗布して回転器具を用いて行います．マイクロアブレーションは，歯面研磨では除去できない，より深部への着色に対して行う次の治療法です．

術前

マイクロアブレーション

術後

マイクロアブレーション≫この笑顔は，マイクロアブレーション［酸性研磨剤の使用とラバーダム防湿（青色）を施すことを図示］と漂白（次の項で説明します）を併用して得ることができました．

解決策2　漂白

漂白は有効でしょうか？

　漂白作用を持っている強力な酸化剤による歯の漂白は，あなたの笑顔を明るくするのに比較的安全で，多くの場合，とても効果的な方法です．歯科医師は，自然観や着色の重症度に応じて，歯科医院または家庭での漂白，もしくはその併用を勧めるでしょう．

漂白は自分に適していますか？

　漂白は，軽度から中等度の表在性または内因性着色の治療に用いられますが，より重度の着色は，完全に除去することができません．下記のような場合に，漂白は最良策となり得ます．

- 軽度から中等度のテトラサイクリン着色歯，歯のフッ素症（斑状歯），または外傷によって生じた着色歯がある．
- 限られた予算内で治療したい．
- 自然なより明るい笑顔で満足できる．
- 自分の歯の形や大きさに満足している．
- より安全で，侵襲の少ない処置を希望する．

簡単にすることが大切！≫この40歳の事業主は，歯は健康で魅力的なのに，色のせいで悩んでいました．歯科医院での漂白治療の繰り返しによって，歯の色は写真のようになりました．この方法は，もっとも侵襲が少ない方法なので，第一の選択肢として選ばれます．

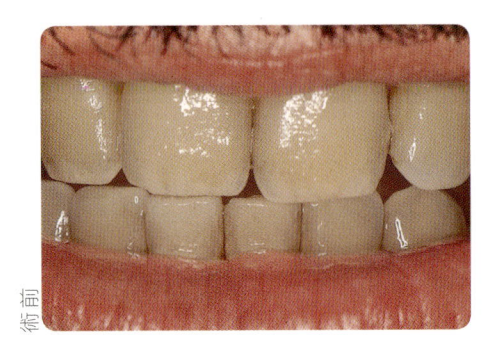

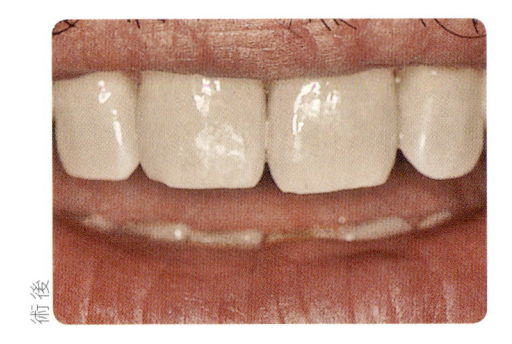

術前　　術後

専門家の助言　漂白がうまくいく秘訣

- 可能ならば漂白の後は，日光があたるように口を開けて座るか，または寝そべってください．歯の構造に太陽光の中の成分を取り込むことで，漂白剤の効果が持続します．しかし，日焼けには注意してください――真昼間は避け，SPF45以上の日焼け止めを十分に皮膚に塗り，そして腕や足を覆い隠せる，きつくない服を着てください．

- 家庭で漂白を行うときは，柑橘類，ジュース，ソフトドリンクや制酸剤の摂取は避けてください．それらは，漂白剤と混ざると，漂白剤の作用を遅延させ，そして口腔組織に軽度の刺激を引き起こします．

- う蝕の発症を減らすため，漂白期間中は，砂糖の摂取を控えてください．漂白剤の浸透を良くするため，歯の表面に酸化処理を施すことがあり，その処置によって歯は細菌に易感染性になってしまいます．漂白治療終了後には，自然で美しい光沢を得るために歯面研磨する必要があります．

最良の効果を得るためには併用しましょう！ ≫ 歯科医院での専門的な方法と家庭での漂白を組み合わせることで，しばしば最良の漂白効果が得られます．この写真のより白い歯と明るい笑顔は，歯科医院と家庭での漂白とを6週間併用して得られたものです．

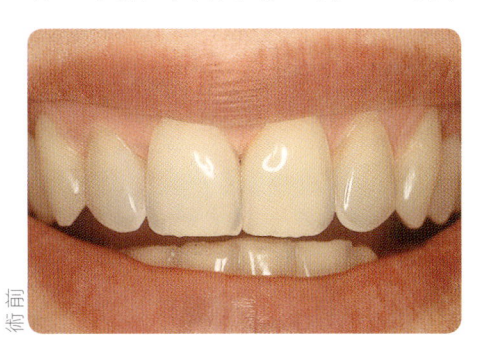

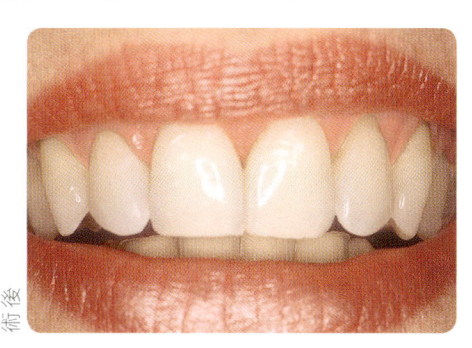

術前　　術後

知っておくべきこと

漂白

▶ 漂白を行った4症例中3症例において，漂白効果が認められました．

▶ 黄色い着色歯は，もっとも漂白効果が現れやすいのです．

▶ 漂白を最初上顎歯のみに行うと，その治療中に下顎の着色したままの歯と比べてみることができます．

▶ もしクラウンと天然歯の両方をより白くしたいなら，最初に天然歯の漂白を行ってください．歯科医師は，その後より白くなった天然歯に合わせてより白いクラウンを作製することができます．

▶ 漂白は，子どもに不快症状を引き起こすことがあります．したがって，漂白は大人になるまで延期したほうがよいことがあります．

▶ 歯科医院で漂白するときは，局所麻酔を希望しないでください．どんな刺激を感じたのかを気づくことが重要です．

予想されること

歯科医院での漂白

歯科医院での歯の漂白方法は，根管処置歯かどうかによって決まります．根管処置歯は，歯髄が除去されているため失活歯と呼ばれます．

もしあなたが，これまでに根管処置を受けたことが一度もないならば…

- 歯科医師は，不快感や刺激から守るために漂白する歯の歯肉を隔離します．
- 歯の表面を化学的薬剤で覆い，そして熱や特殊な光を20～30分間照射します．

もしあなたが，根管処置を受けたことがあるならば…

- 根管をふたたび開拡し，漂白剤を根管内に貼薬した後に仮封します．
- 歯科医院で熱と光を単独もしくは併用して照射し，漂白作用を促進させます．
- あなたと歯科医師が望む歯の色にまで漂白されたら，漂白剤を除去します．

新しいすてきな笑顔で帰りましょう ≫歯科医院での漂白によって，この女性の上顎2前歯の下半分の着色を除去しました．彼女は今，どの角度からみてもすてきに見える笑顔に満足しています．

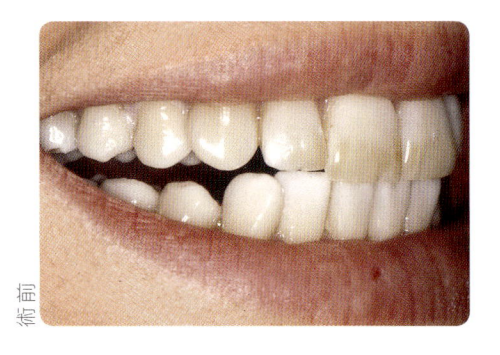

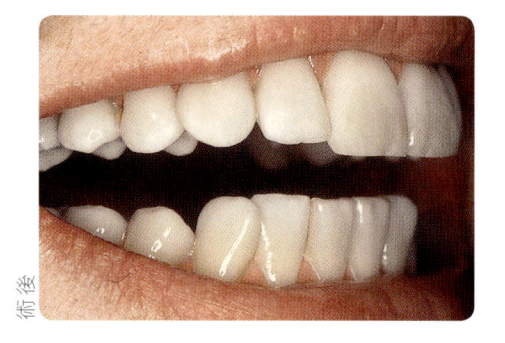

術前 / 術後

あなたの歯を内側から輝かせましょう
≫変色した前歯は過去に根管処置がなされており，最初歯の外側から歯科医院にて1度漂白を行いました．その後，内側から歯髄腔に漂白剤を貼薬しました．1週間で歯が自然な元の色に回復したので，漂白剤を除去後，歯にマッチした色で充填を行いました．

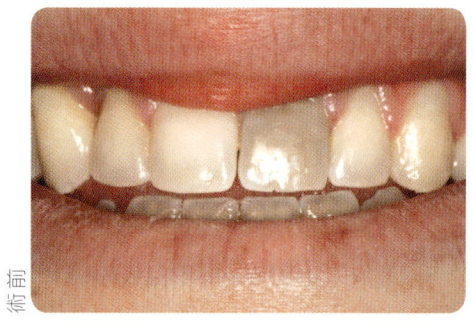

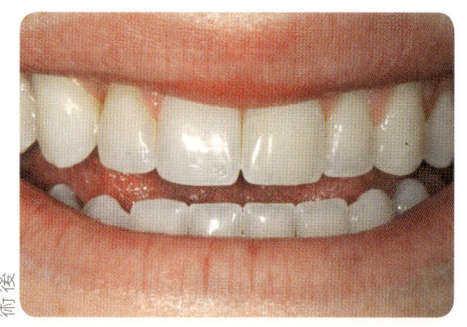

術前 / 術後

専門家の助言　歯の漂白をしに歯医者に行こう！

歯科医院での漂白は，店頭販売されている漂白剤のキットと比べ，薬剤もより強力なものを使用しており，治療法もコントロールできるため，多くの場合，もっとも効果的に歯を白くできます．

| 専門家の助言 | **漂白を家庭でやってみよう！** |

　歯科医師は，あなたに合った漂白キットを家庭で使用できるよう提供してくれます．これは，ホームブリーチング，マトリックスブリーチングまたはナイトガードバイタルブリーチングと呼ばれている方法です．また，店頭販売されている漂白キットは，歯科医院で漂白を行った後の新しい笑顔を保ち，またより良く改善することができます．歯科医師は，あなたにもっとも合った家庭用の漂白キットを選ぶ手伝いをしてくれます．

家庭での漂白による成功例≫この女性のテトラサイクリンによる着色は，9か月間のナイトガードバイタルブリーチングによって除去できました（症例写真提供：Dr Van B. Haywood, Augusta, GA.）．

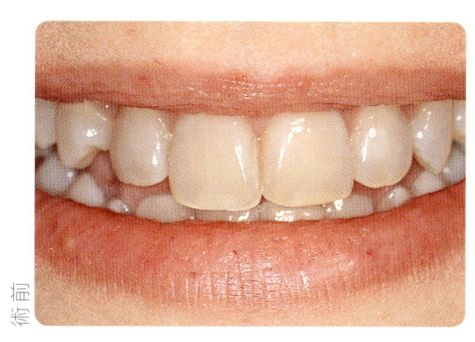

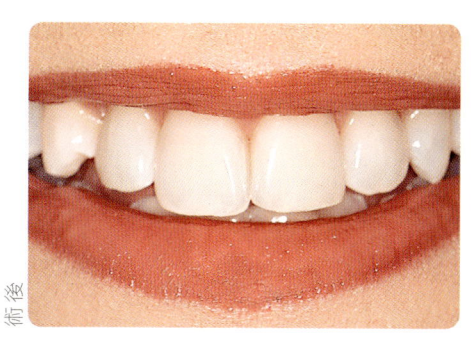

術前　術後

予想されること

専門家指導のもとでのホームブリーチング

■ プラスチックトレーの中に，各歯につき1滴ずつ漂白剤を注入します．

■ トレーで歯面を覆い，あなたの予定と歯科医師の勧めに従い，たいていの場合，1日1～3時間そのままにしておきます．しかし，家庭用の漂白には，その効果が，5分間の歯科医院での漂白1回に劣るものもあります．

知っておくべきこと

専門家指導のもとでのホームブリーチング

▶ 平均的な治療期間は約4～6週間を要し，その漂白効果は数日後に現れます．

▶ もしう蝕があるならば，漂白開始前に治療を済ませてください．

▶ 歯の知覚過敏，時間的制限または費用の問題などにより歯科医院での漂白に合わなかった人に，ホームブリーチングは向いています．

▶ ほとんどの患者さんは，ホームブリーチングと歯科医院での漂白の併用によって，最良の結果を得ることができます．

▶ 6～12か月ごとに，必要に応じて漂白の改善を行います．

▶ 妊娠中または授乳中の方は，いかなるホームブリーチングも決して行わないでください．

▶ ホームブリーチングは，副作用として，歯の知覚過敏，歯肉の灼熱感，軟組織の痛みや潰瘍，また，漂白剤の誤嚥によって喉の痛みを引き起こします．

解決策3　ボンディング(レジン充填)

ボンディングとは？

　ボンディングとは，コンポジットレジンを残存歯面に付着することです．この手技は，着色を覆い隠すという非侵襲的な方法です．

> どのように治療するか？
> 217ページを参照

ボンディングは自分に適していますか？

　ボンディングは，多くのタイプの着色を隠すことができるので，より自然で魅力あふれる笑顔になれます．しかしながら，ボンディングされた歯は簡単に着色しやすく，定期的に修復する必要があります．下記のような場合に，ボンディングは最良策となり得ます．

- 白斑や茶色い斑点，また，過度の摩耗や銀含有金属充填物による着色がある．
- ヘビースモーカーもしくはコーヒーを多量に飲む習慣がない．
- 新しい笑顔のために，特別なケアを行う意思がある．
- ポーセレンベニアやクラウンに比べ，低費用かつ低侵襲の処置を望む．

より良い色と形態を求めるボンディング≫この40歳の不動産業者は，摩耗した変色歯を気にして笑顔になれませんでした．コンポジットレジンによるボンディングによって，1回の治療でより魅力的な笑顔になりました．また，下顎前歯は，より直線的な並びに見えるように審美的な形態修正を行いました．

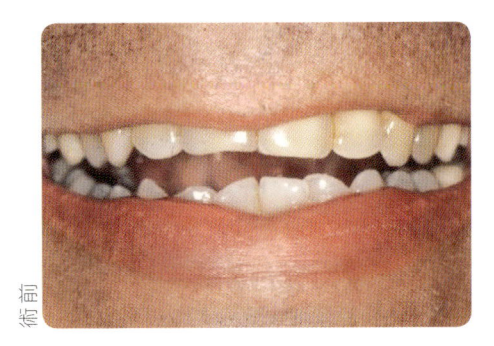

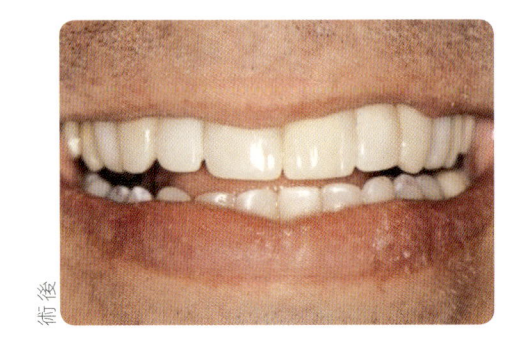

術前　　　　　　　　　　　　　術後

36

充填物も着色します≫この41歳の女性は，充填物がすぐに変色してしまったことに不満足でした．充填物が大きい場合，しばしば歯面全体を覆うようになります．もしその歯をただ単純に充填し直すだけだと，充填物とエナメル質との境界はすぐに，新たに着色してしまいます．この写真に示したように新しい魅力的な笑顔を得るため彼女の上下顎前歯をボンディングで修復し，審美的な形態を付与しました．

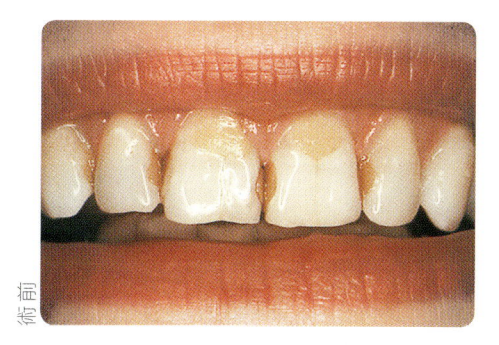

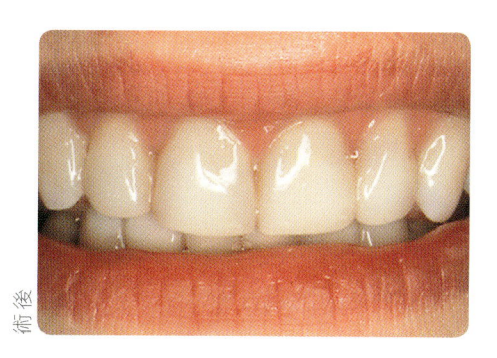

術前　　　　　術後

テトラサイクリンによる着色の簡単な治療法≫この若い女性の歯は，抗生剤であるテトラサイクリンの服用によって変色していました．コンポジットレジンによるボンディングによって，1回の治療でよりあふれる笑顔を得ることができました．

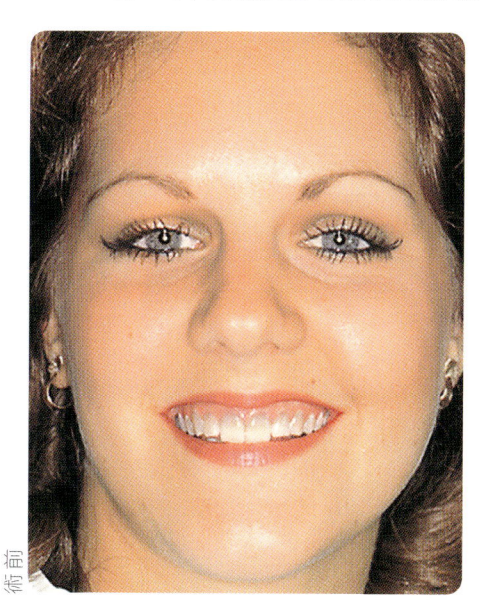

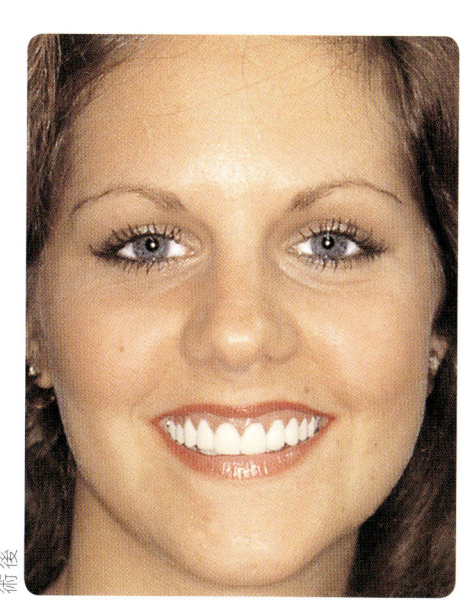

術前　　　　　術後

予想されること

ボンディングした歯はお手入れしましょう

- 氷や爪を咬まないでください．
- 規則正しく歯を磨いてください：プラークは毎日除去しなければなりません．
- フロスを1日1回は使用してください．しかし，フロスを引き抜くときは，垂直方向ではなく，水平方向に行ってください．
- 1年に最低でも3〜4回は，歯科医院で専門的な口腔清掃を受けてください．超音波スケーラーや歯面清掃器を接着した歯に使用しないよう伝えてください．
- 噛みしめたり歯ぎしりする癖があるなら，ナイトガードを使用してください．
- 着色の原因となる食品や飲み物(コーヒー，紅茶，コーラなど)の摂取は，最小限にとどめてください．砂糖もまた，着色および充填物早期脱落の原因となりますので，同様に控えてください．
- 禁煙しましょう．
- 骨付き肉，ハードキャンディ，リンゴ，人参，木の実などの硬い食品は小さく切って奥歯で噛んでください．
- 新しい咬み合わせで今までと同じように噛まないでください．治療後24時間は，軟らかい食品を食べ，徐々に気をつけて噛んでみてください．もしうまく噛めなかったなら，歯科医院に再度受診し，咬み合わせを調整してもらってください．
- もし歯肉に炎症がある場合は，治療の前後1か月間，毎日総合ビタミン剤を服用してください．

解決策 4　ポーセレンベニア

ポーセレンベニアの何がすばらしいのでしょうか？

今日の審美歯科においてもっとも注目すべき手法の一つに，酸化処理された歯のエナメル質表面に薄いポーセレンの板（ポーセレンベニア）を接着する方法があります．ポーセレンベニアの最大の魅力は，その審美性と耐久性にあります．ポーセレンはコンポジットレジンのように着色しないので，長い間，魅力的なままでいられます．そして，歯肉に対する為害性もありません．

> どのように治療するか？
> 218，219ページを参照

ポーセレンベニアは自分に適していますか？

ポーセレンベニアは審美的にとても優れていますが，最大の欠点は，破折しやすいことです．下記のような場合に，ポーセレンベニアは最良策となり得ます．

- ■歯の色を明らかに変えたい．
- ■多少の侵襲性のある治療に耐えられ，また時間にゆとりがある．
- ■高額の治療費を支払える．
- ■着色部を減らすことによって，より高レベルな審美性を要求する．
- ■良好な咬合を有する．

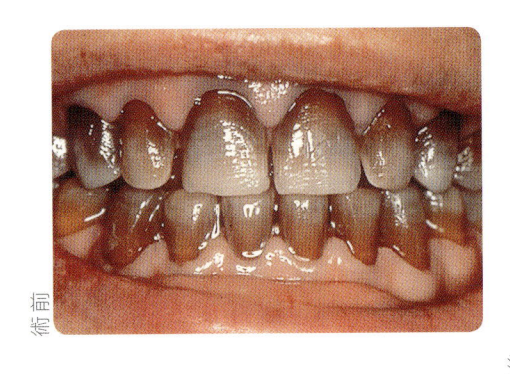

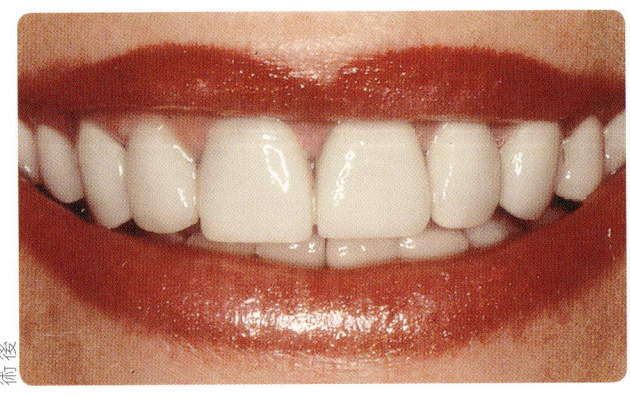

漂白では白くできない着色歯≫　このプロダンサーは，重度のテトラサイクリン着色歯を有していました．20歯のポーセレンベニアによって，重度に着色した上下顎歯をうまく修復することができました．自然な外観を作るには，最大限に笑ったときに見えるすべての歯を修復することが重要になります．

笑顔を若返らせます≫この女性は，着色が彼女の笑顔を老けた印象にしていると感じていたため，前歯をポーセレンによってかなり明るい色にしました．この方法は，エナメル質を残すことができるので，歯を健康なまま保存することが可能となります．

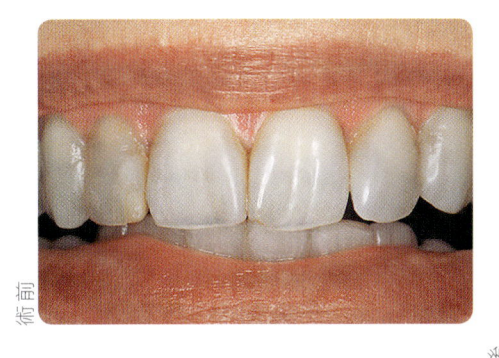

術前 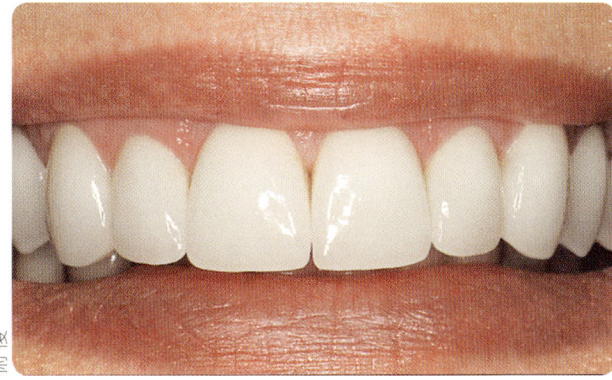　　　　　　　　　　　　　　　　　術後

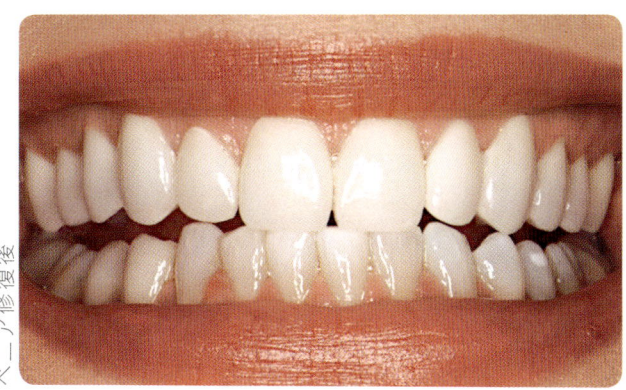

ベニア修復後

術前

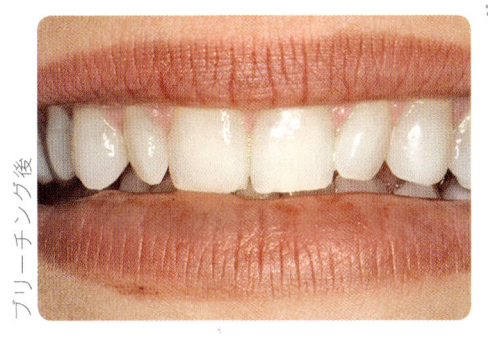

ブリーチング後

着色：望まざる副作用≫この患者さんは，ニキビ治療のために処方されたミノサイクリンを服用するまでは，美しい笑顔でした．歯科医院および家庭での漂白によってかなり白い歯になりましたが，患者さんの希望によってポーセレンベニア修復を行ったところ，すばらしい笑顔を取り戻すことができました．

ポーセレンベニア修復法は，笑顔をすべての面からより良くするため，歯の色だけでなく，大きさ，形態もまた改善することができます．

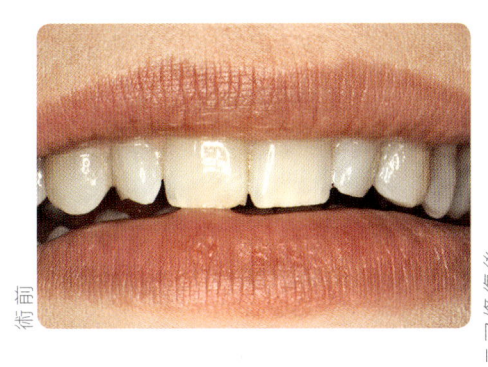

専門家の助言　質問してください！

ポーセレンベニア修復のため切削するエナメル質の量について，歯科医師と相談してください．可能な限りエナメル質を保存するのが最善ですが，歯が重度に着色している場合は，歯科医師はより多くの歯質を切削する必要があるかもしれません．

39

解決策5　クラウン

歯を白くするだけで満足ですか？

一般的にクラウンによる修復は，健康な歯質を多量に切削する必要があるため，着色している生活歯には推奨されません．しかし，審美的または機能的な問題がとくに認められる重度の変色歯の場合は，クラウンによる修復が適応症となります．

> どのように治療するか？
> 220〜225ページを参照

クラウンは自分に適していますか？

クラウンによる修復は，この章で述べた他の方法よりも費用および時間がかかります．しかし，適切に治療がなされれば，ほぼ完璧といえる審美性を得ることができます．下記のような場合に，クラウンは最良策となり得ます．

- たくさんの大きな不良充填物がある．
- 審美性と長期間に及ぶ良好な結果を望む．
- 歯の形態の改善を含めた，完璧な笑顔が得られることを期待している．
- 歯並びの再配列が必要な変色歯を矯正治療によらず治療したい．

笑顔を若返らせます≫この元重役は自分の笑顔が，自身を実年齢より老けて見せていることに気づいていました．口腔内にはたくさんの修復物があり，また多くの歯に重度のマイクロクラックが認められたため，咬み合わせの改善も含めて最大の修復物の寿命の延長を考慮し，オールセラミッククラウンによる修復を選択しました．写真に示すように，今彼は望んでいたとおり若々しく見えます．

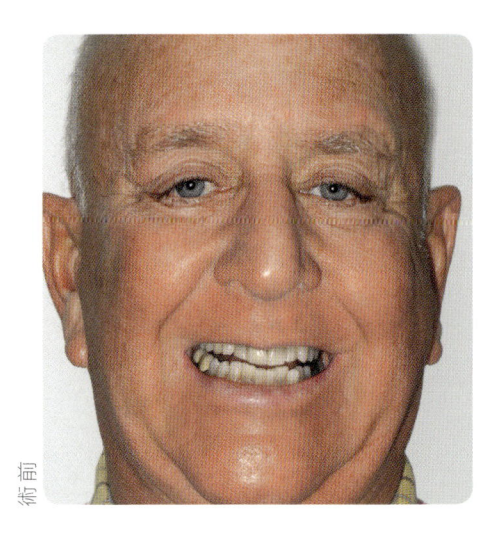

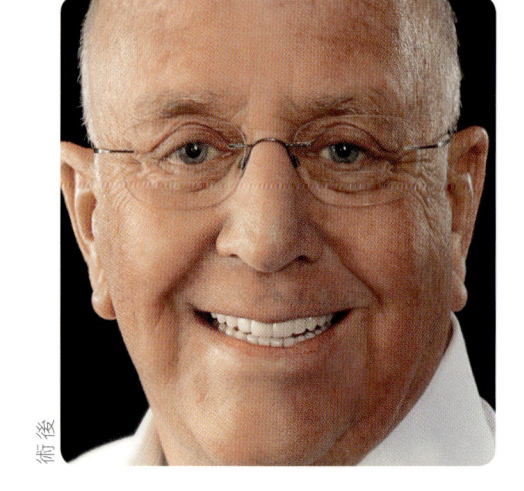

術前　　　　　　　　　　　術後

40

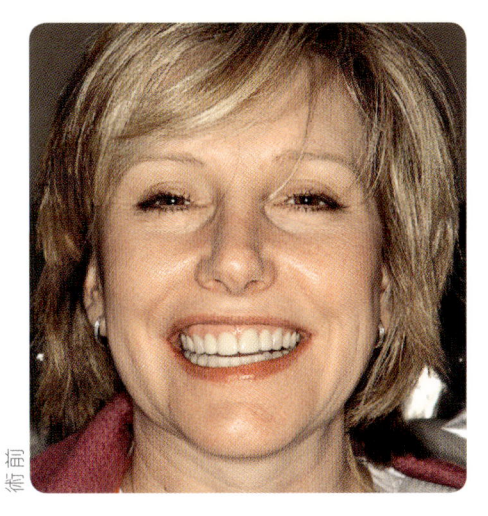

黄色いクラウンを我慢しないで》古い黄色のクラウンとその不正な配列のアーチが，この活発な女性の笑顔を台無しにしていました．歯周外科手術と新しいオールセラミックの輝くクラウンによって，よりきれいな配列にしたところ，今彼女の笑顔は，以前の彼女とは別人といってよいほど魅力的になりました．

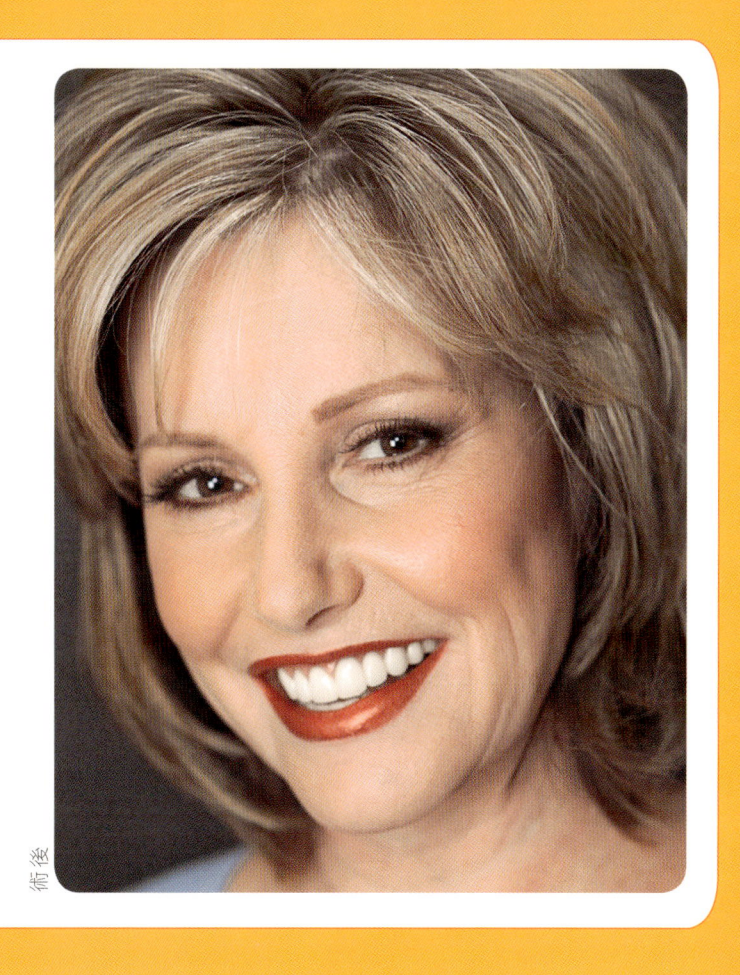

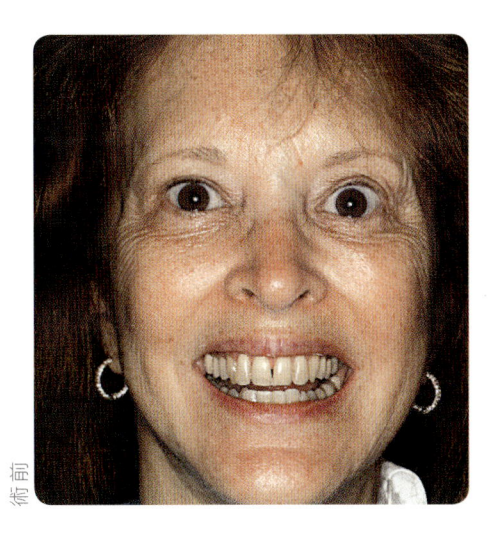

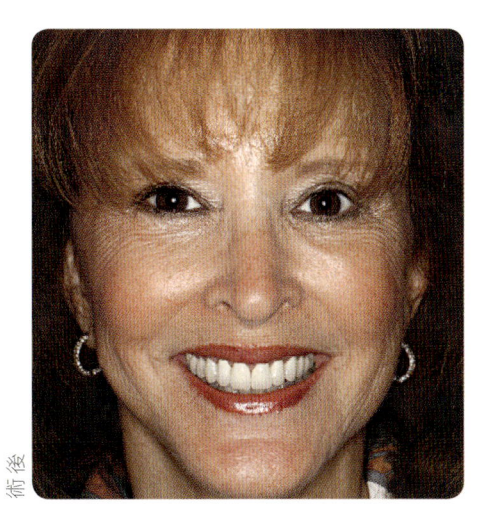

あなたのためになる笑顔になろう》この魅力的な女性は，変色歯が彼女を実際より老けて見せていることを気にしていました．10歯のオールセラミックによる修復および審美的な外形を施したところ，若々しい明るい笑顔となりました．今この笑顔は，彼女の美しい顔を引き立てています．

どの解決策があなたには最良？

	歯面研磨	漂白
治療期間	通常1回につき15〜30分かかる	歯科医院での漂白：30〜90分の処置を必要に応じて1〜3回行う 家庭での漂白：着色の程度により1〜12か月間，毎日行う
メインテナンス	年に4〜6回，専門家によるクリーニングを受ける	・プラークを除去するため，食後は歯を十分磨く ・喫煙と着色しやすい飲食物（コーヒー，紅茶など）は避ける ・年に3〜4回，専門家によるクリーニングを受ける
結果	表在性着色を簡単に除去できる	濃黄色の着色は容易に漂白できるが，茶色および灰色の着色の漂白は困難
治療の寿命*	通常2〜6か月	不明確であるが，1年ほどは効果が認められる
費用†	術者（歯科衛生士か歯科医師か）により150〜300ドル	1回の処置につき250〜1,000ドル
長所	・もっとも非侵襲的な方法 ・もっとも費用をかけずに済む ・痛みを伴わない ・安全である ・歯質を切削しない	・安全である ・成人への処置の場合，たいてい痛みを伴わない ・歯質を切削しない ・麻酔の必要がない ・他の処置よりも比較的費用がかからない
短所	・満足できるほど，着色を除去できない可能性がある	・自然な歯の色にまでは到達しないかもしれない ・歯髄が大きい場合，不快症状が出るかもしれない ・85％にのみ効果が認めらた ・処置回数の追加が必要となる ・あなたが望むほど歯は白くならない可能性がある

*この推計は3歯学部での研究と保険会社の試算とともに著者の臨床経験を基にしています．治療の寿命は多くの原因によって異なってきますが，その原因の中には，あなたと歯科医師によってコントロールすることができるものもあります．

†費用は，治療の難易度と歯科的および医科的既往歴，患者さんの要求と期待度，そして歯科医師の技量によって異なります．なお，記載金額はアメリカでの治療費用です．

‡審美的な仮歯の作製のためには，さらに費用がかかります．

ボンディング（レジン充填）	ポーセレンベニア	クラウン
1回の来院で済む	1～4時間の来院を2回必要とする	通常4歯までの処置に対し，1～4時間の来院を2回ほど必要とする（処置歯が増えたり，審美的な仮歯を作製したりなど，より付加的な処置を行う場合は，もっと時間がかかる）．
・年に3～4回，専門家によるクリーニングを受ける ・口腔清掃における超音波スケーラーおよび歯面清掃器の使用は避ける ・とくに硬い食品を，前歯で噛み切らないようにする ・必要に応じ，歯科医院にて研磨や修復を行う	・年に3～4回，専門家によるクリーニングを受ける ・口腔清掃における超音波スケーラーおよび歯面清掃器の使用は避ける ・硬い食品を食べるときは，とくに注意して噛む ・必要に応じて，辺縁部の修復を歯科医師に行ってもらう	・硬いものや氷を噛み砕かないようにする ・砂糖の摂取を控える ・年に3～4回，専門家によるクリーニングを受ける ・フッ素配合歯磨剤や洗口剤の使用について，歯科医師と相談する ・1日に1回は，フロスを使用する
速やかに着色を遮蔽できる	自然な艶感，および効果的な着色の遮蔽が期待できる	歯の色，形態および大きさの修復を最適に行うことができる
3～8年間：高頻度で修復や再治療の必要が生じる	5～12年間	6～15年（破折，歯肉の問題やう蝕と直接関係する）
1歯につき250～1,750ドル	1歯につき950～3,500ドル	1歯につき850～3,500ドル
・痛みを伴わない ・1回の処置で効果が得られる ・歯質の削除は，ほとんどないか，あってもわずかである ・一般的に麻酔の必要がない ・ポーセレンベニアやクラウンによる処置よりも費用がかからない ・修復しやすい	・接着よりも破折しにくい ・エナメル質に非常によく接着する ・着色しにくく，また，光沢も比較的持続する ・クラウンによる修復よりも，歯質切削量が少なくて済む ・接着法よりも効果が持続する ・ポーセレンは歯肉に対する刺激が少ない ・一般的に，麻酔の必要がない ・色調の変更が可能	・歯をどのような明るさにもできる ・歯科医師は，歯の形態を改善できる ・歯並びの配列を調整できる ・他のどんな修復法よりも，効果が長く続く
・破折および着色しやすい ・審美的に優れているのは一時期である ・濃い着色は被覆しきれないこともある ・着色除去のため，少量の歯質切削を伴うことがある ・辺縁部が不完全であると，歯肉に炎症が起こることがある	・接着よりも費用がかかる ・ベニアが欠けたり破折した場合，修復が困難である ・エナメル質を過剰に切削すると，元には戻せない ・どんなにベニアを良好に作製しても，歯との間に着色が生じる ・辺縁部からセメントが流出すると修復の必要がある	・破折することがある ・麻酔の必要がある ・ほとんどの場合，エナメル質が削除されるため，歯の形態が変わってしまう ・歯肉退縮が生じた場合，歯とクラウンとの境界部に審美的ではない線が生じる ・接着よりも費用がかかる

3

わかって…

- 歯がむし歯になる理由は？
- むし歯を修復する最良の 方法は？
- あなたの笑顔から灰色を 取り除く方法は？

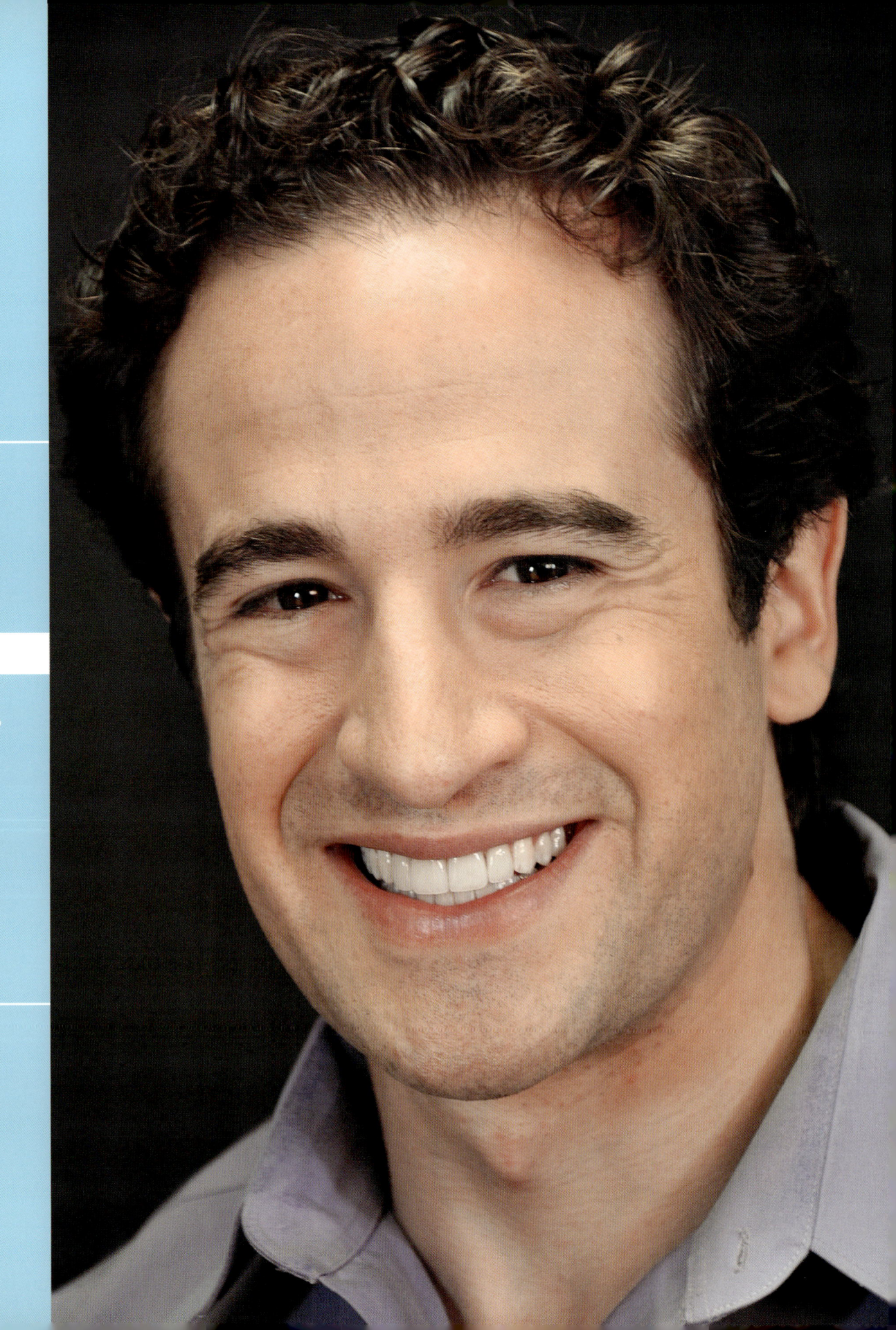

きれいにしましょう

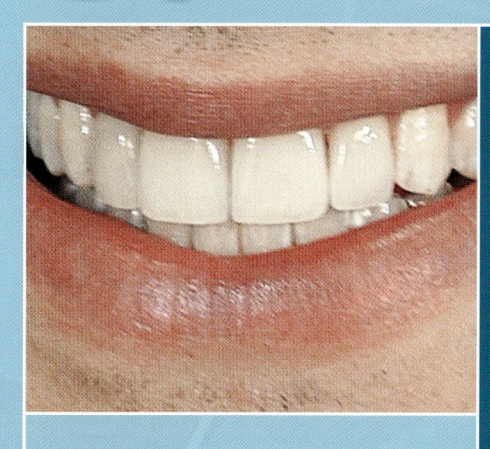

むし歯と古い銀の
詰め物を取り除いて
あなたの笑顔を
美しくしましょう

　むし歯や，銀色の詰め物が古くなり欠けることで，しばしば歯の色が変わり，見た目を悪くします．もしあなたもこの問題を抱えているならば，いくつかの選択肢があります．しかし，最良の選択をする前にすべてのむし歯と古い詰めものを取り除く必要があります．

　この章では理論に基づいた材料でむし歯の修復と古い詰め物を取り替える方法を示します．しかし，古い詰め物を取り除いた後，残った歯の組織へ着色がときどきあることを知っておくことは重要です．おそらく，そのような着色はボンディングかポーセレンベニア，ポーセレンクラウンを使って隠すことが必要となるでしょう．

なぜ，むし歯になるの？

エナメル質のむし歯は，酸を産生するある種のバクテリアが原因となります．そのバクテリアは，エナメル質の表面でエナメル質を攻撃します．一度エナメル質の表面が破壊されると，歯はもう二度と自分自身で形を取り戻すことができません．むし歯があり続けることで歯の内部が傷つき，神経を攻撃し，歯の痛みを引き起こすのです．

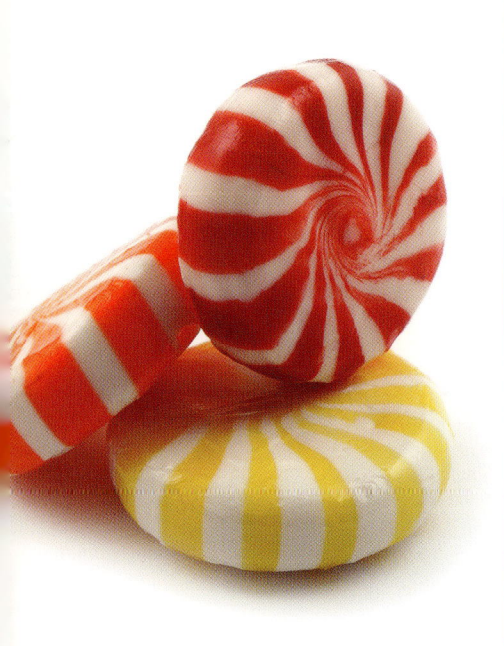

スマイル101　むし歯の穴は何？

カリエスは一般的に歯のむし歯と同じ意味に使われています．新しいカリエスのもっとも早期の特徴は，歯の表面にチョークのような白色斑が出現することです．これはエナメル質の脱灰の範囲を示します．その損傷は，エナメル質を崩壊し続け，茶色へと変色させ，さらには穴があくのです．一度，穴があくと失われた歯の組織は再建されることはありません．歯科医師は，歯科用ドリル，エアアブレーション，またはレーザーを用いてそのむし歯を取り除くでしょう．そして穴の形を整え，通常は歯と同じ色の充填材料で修復されます．

専門家の助言　古いものをはずして！

歯科の充填に用いる材料は，むし歯によって失われた歯の組織に置き換わります．しかしながら歯科用充填材料は，長い月日，バクテリア，くいしばりや歯ぎしりによる圧力を受け，歯と充填物の間を塞いでいたところからやがて壊れるでしょう．食べものの小さいかけらやバクテリアが，歯と充填物の間の隙間に入ると，やがてあなたの健康な歯の組織は破壊されます．通常，歯科検診では，歯科医師は充填物が完全な状態で存在しているかどうか判断しなければなりません．もし封をしているものがすり減り，割れ，溶け出したら何かで置き換えるか修理する必要があります．

専門家の助言　健康な歯は美しい歯！

あなたの歯の上に存在するバクテリアを抑制することが，むし歯を予防する助けとなるでしょう．

- 毎日歯ブラシとフロスを使用しましょう：
  あなたの口に合った歯磨き粉と歯ブラシを歯科医師に相談してみましょう．
- 健康的な食べ物を食べましょう：
  とくに全粒粉，野菜，果物，そして脂肪や塩分を控えた食べ物など．
- 砂糖を多く含む食べ物は避けましょう：
  とくに，歯にくっつく甘い食べ物，キャラメルやあめ玉のように歯と歯の間に長い時間砂糖が留まっていればいるほど，それらが引き起こすダメージはより大きいものとなります．

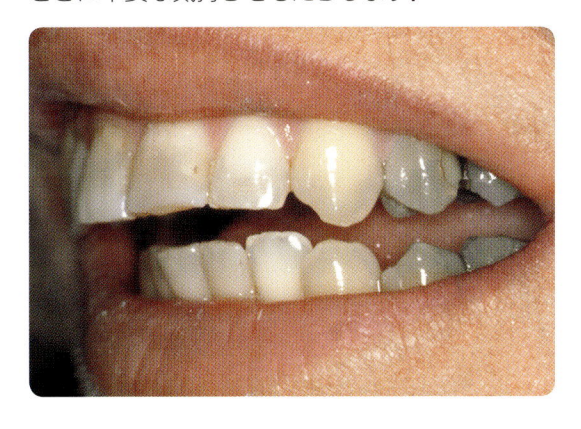

知っておくべきこと

銀色の詰め物が，ほとんどの美しい笑顔を台無しにしています．より美容的な解決法を選び，お金をかけることは価値のあることです．

灰色の理由 ≫ もし，銀色のアマルガム修復物が腐食しているならば，水銀またはスズが歯の内側に溶け出している可能性があります．それは歯の色を変え，あなたが笑いそして話しているときに不安な気持ちをもたらします．

銀色のアマルガム

むし歯があった部分に銀色のアマルガムを詰めて治すことはできます．簡単で経済的な反面，ほとんどの患者が，それはまったく美容的な解決法ではないと感じています．会話中や声を立てて笑うと，奥歯でさえしばしばその銀色が見えてしまうからです．その理由から本書では，アマルガムの詰め物を治療法として特集しません．

長所
- 1回の通院で終了する．
- むし歯を治すのにもっとも低予算な選択肢．
- 予知性があり，長持ちする．

短所
- 金属色である．
- 歯の変色を起こす．
- 水銀を含む．
- 歯を覆うことはできない．
- 熱を遮断できない（熱や冷たさを伝える）．
- 咬頭を覆うような大きい欠損には適さない．

解決策1　コンポジット充填

コンポジットとは？

むし歯や充填物を取り除いた後の穴が小さければ，コンポジットレジンが審美的で魅力のある充填の選択肢となります．とくに下の奥歯では微笑んだり，声を立てて笑ったりするときに見えます．

歯の色のコンポジットは自分に適していますか？

歯の色のコンポジットレジンは，窩洞を充填する保存的で審美的療法です．下記のような場合に，コンポジット修復は最良策になり得ます．

■ 笑っているとき，話しているときに見える範囲の小さい充填をする予定である．
■ 治療にかかる費用と時間を最小限にしたい．
■ すり減りや着色に対しての耐久性が少なく寿命が短い選択肢を喜んで受け入れる．
■ 可能な限り多く残っている歯の組織を保ちたい．

灰色を取り除こう！ ≫ この女性は前から2番目の歯の中にある銀の詰め物に悩んでいました．それは見てわかるくらいの変色の原因となっていました．欠けているアマルガムをコンポジットレジンで置き換えて，歯の色に合った回復を助けました．前歯に可能ならば歯と同じ色の充填材料を用いることは，一般的に推奨されています．

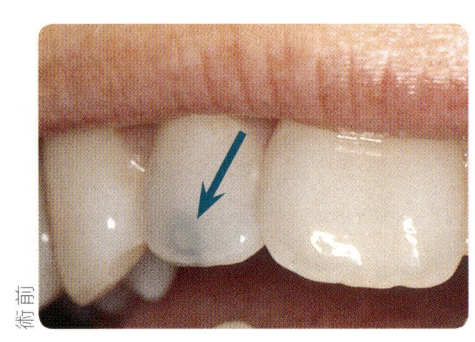

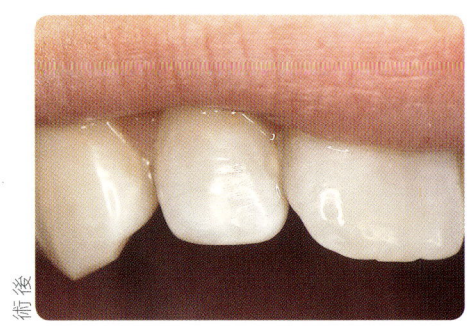

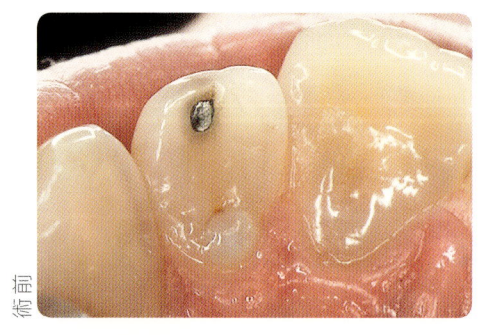

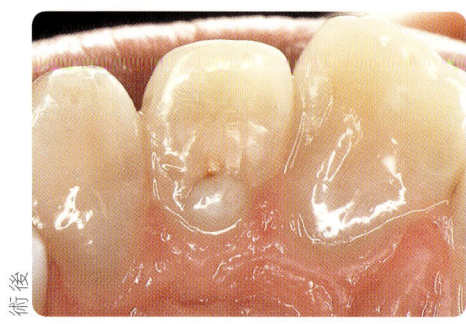

解決策2　インレーまたはアンレー

インレーまたはアンレーは自分に適していますか？

インレーやアンレーは大きい窩洞を修復し，長持ちさせるための選択肢です．下記のような場合に，インレーまたはアンレーは最良策になり得ます．

■長持ちする結果を得るためには時間もお金も惜しまない．

■修復する窩洞が大きい．

■着色を避けたい．

あなたの古い充填物は何と言っている？ ≫ 銀色や金色の修復物は，会話中や横に大きく微笑むと見えます．左側の銀色または金色の修復物と，右側のコンポジットレジンインレーやアンレーに置き換えた違いを見てください．

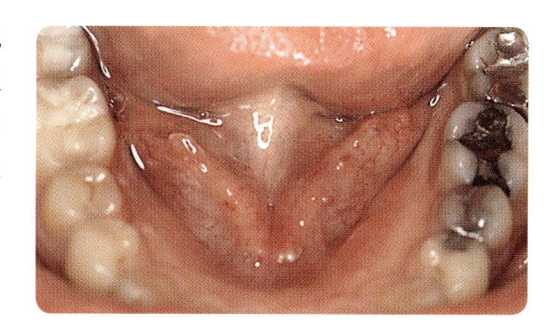

インレーやアンレーとは何か？

インレーやアンレーは，コンポジットレジン製，ポーセレン製，またはゴールド製といった細かい種類があります．インレーは削られた窩洞に適合するように製作されます．一方，アンレーは歯の咬む面全体を覆います．第一の欠点として，インレーやアンレーは，古くからあるコンポジットレジンやアマルガム充填に比べ費用がかかるということです．

知っておくべきこと

ゴールド： ゴールドは歯に変色や着色を及ぼしません．そして銀よりも長持ちすると予想できます．

ポーセレン： 研究では，天然歯と同じくらいの強さが，接着されたポーセレンインレーやアンレーにみられます．

コンポジットレジン： ゴールドインレーよりも長持ちしません．しかし，コンポジットレジンインレーとアンレーは，審美的でかつゴールドインレーより安価です．

解決策 3　ポーセレンベニア

なぜポーセレンが選ばれるのでしょう？

　ポーセレンベニアは，充填物が着色または欠けている前歯においてすばらしい選択肢となります．ポーセレンは，着色せずより長持ちする解決法で，とくにもしあなたが歯の形を良くし，笑顔を変えたいと思っているのであれば，良い選択です．

> どのように治療するか？
> 218，219ページを参照

ポーセレンベニアは自分に適していますか？

　ポーセレンベニアは，前歯の修復においてより審美性の高い選択肢です．しかし，それらはコンポジットレジン修復に比べ高価で天然歯の組織を削除する必要があります．下記のような場合に，ポーセレンベニアは最良策になり得ます．

■前歯に広範囲に及ぶむし歯，または色の変わってしまった古い詰め物がある．
■前歯の間の小さい隙間を埋めたい．
■着色し続け，詰め物が見えてがっかりしている．
■歯の形を良くし，歯の色を明るくすることで，笑顔を変身させたい．

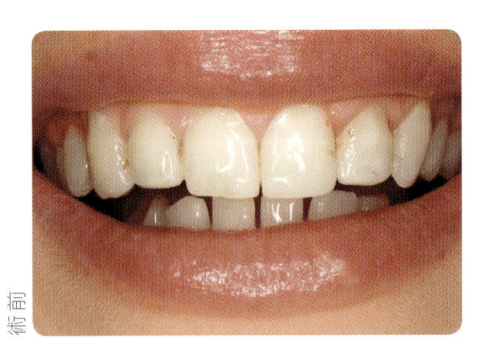

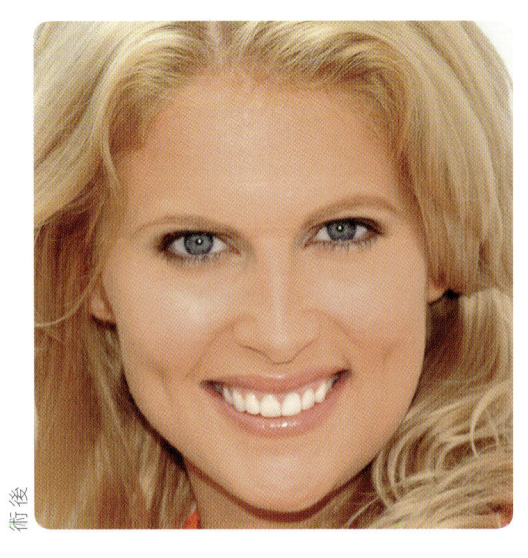

専門家の助言　最初に漂白を！

　もし，あなたが歯を白くしたいと思っているならば，どんな修復処置よりもまず先に漂白するべきです．そうすれば歯科医師は，クラウンやベニアをより明るい色に合わせることができます．

術前　術後

より明るい笑顔ででかけましょう．≫女優そしてモデルであるこの女性は，下の前歯の隙間と，そしてそれと同じくらい歯の色や着色のある充填物について悩みを抱えていました．10本のポーセレンベニアを装着し，彼女はより明るく形のよい笑顔を手に入れました．彼女のより自信に満ちた笑顔はモデル界でも女優界でも明らかに群を抜いて優れていますが，それはあらゆる業界で非常に大きな財産となります．

解決策 4　クラウン

クラウンは自分に適していますか？

　クラウンは，ほぼ完璧に近い美容的な結果を生み出します．しかし，費用と通院回数がその治療を受ける患者を制限しています．下記のような場合に，クラウンは最良策になり得ます．

- 広範囲のむし歯と大きな充填物の除去後にみられる重度の着色，またはそのどちらかがある．
- 可能な限りもっとも美しく，もっとも長持ちする結果を望む．
- 喜んでより広範囲の治療を受け高い費用を負担する．
- クラウンを用いて最良の処理をすることにさらなる審美性または機能的な興味を持っている．

クラウンでもうワンステップ上へ≫色の変わった古い詰め物，歯のすり減りと高いリップラインの合併が，この女性から魅力的な笑顔を奪っていました．むし歯の広がりや着色だけでクラウンを必要とするのではなく，彼女のさらなる美容的な関心事は，長期間持続する美容的な解決策により最高の処置を受けることでした．歯肉ラインを持ち上げた審美的な歯周外科手術，そして12本のオールセラミッククラウンで彼女の新しい笑顔は作られました．上の前歯の長さを下唇の曲線に合わせて伸ばすことにより，さらに明るくより若々しい笑顔を完成させ，彼女の美しさは高まりました．

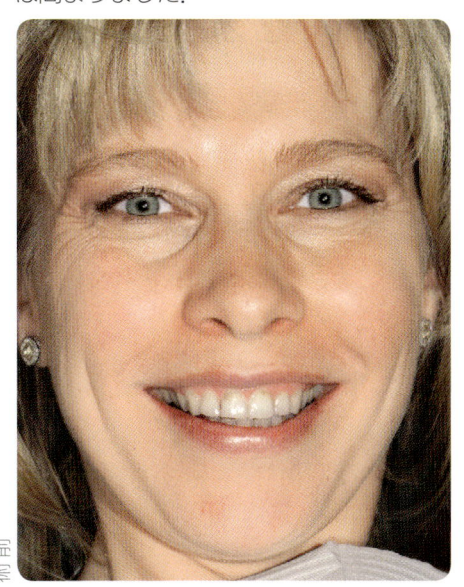

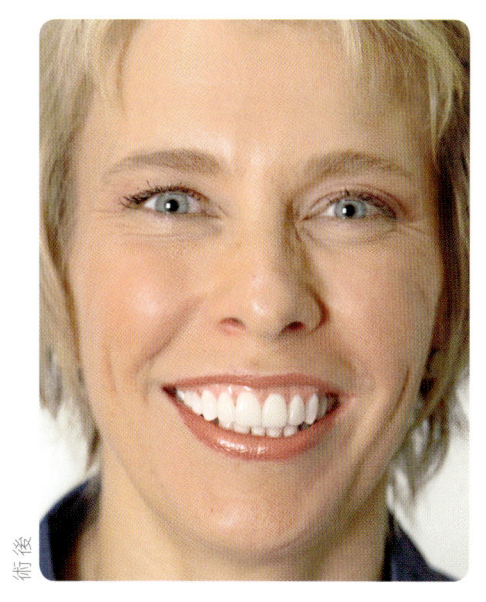

クラウンはいつ必要？

　クラウンは，歯を削除し，特別に作られた被せものであり，残存歯質を覆うことで持続的であることを特徴としています．常に，天然歯の組織を保存する方法がより好ましい治療ですが，歯に重度のむし歯がある，または大きい詰め物の除去後，重度の着色がある場合はクラウンが最良の選択となります．

▶ どのように治療するか？
220〜225ページを参照

術前　　　術後

歯を再建するための一般的な3つの方法

コンポジット充填

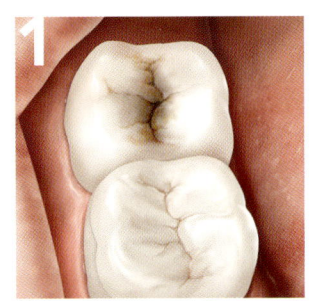

1 第二大臼歯のむし歯

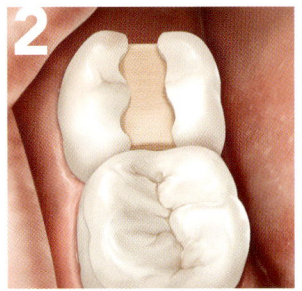

2 むし歯の部分を除去し奥歯にコンポジットレジンを充填するために窩洞を形成します．

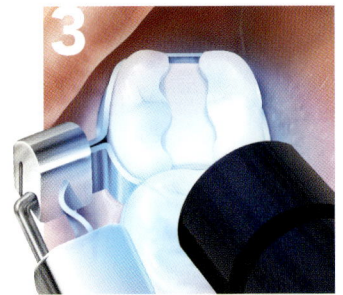

3 新しい充填物の形を作る補助として一時的にその歯周囲にバンドを巻きます．歯と同じ色をしたコンポジットレジンは層状に積み重ねられ非常に強い光を用いて，そのつど硬化させます．

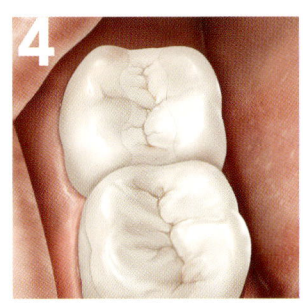

4 最終的に歯と同じ色の充填物は自然に他の歯となじみます．

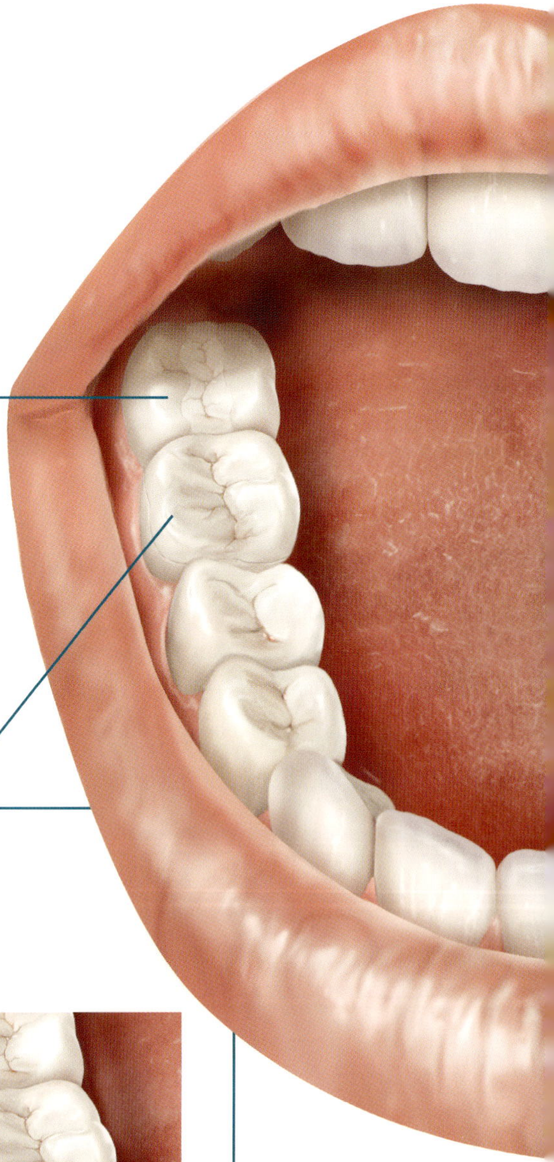

ポーセレンアンレー

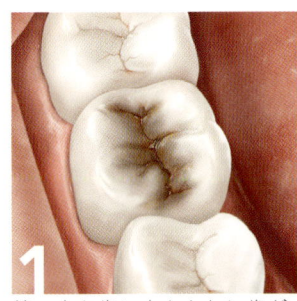

1 第一大臼歯に大きなむし歯があります．

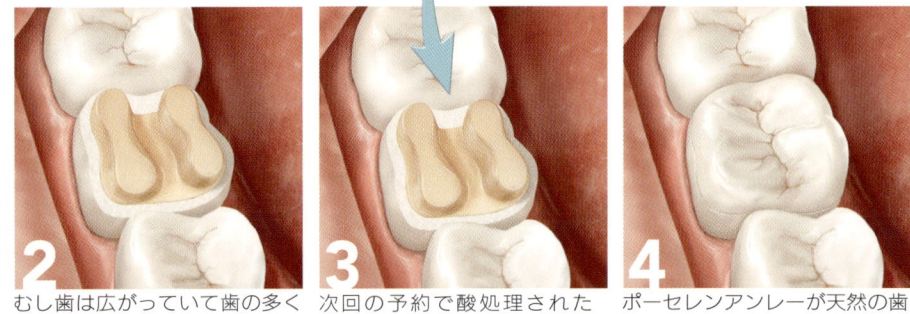

2 むし歯は広がっていて歯の多くが削除されました．その型を採ってポーセレンアンレーが製作されます．

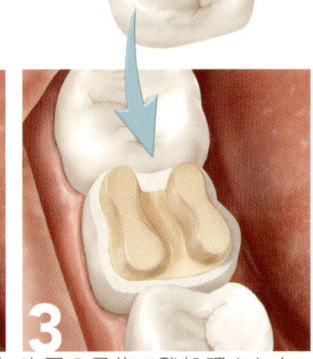

3 次回の予約で酸処理されたポーセレンアンレーは歯に適合し接着されます．

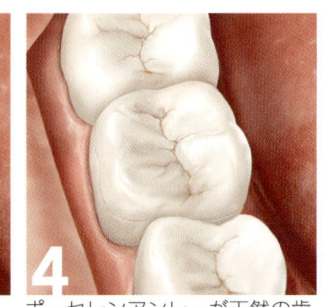

4 ポーセレンアンレーが天然の歯に美しくなじむことに注目して下さい．

3

52

クラウン

第一大臼歯に大きなむし歯があり，フルクラウンが必要です．

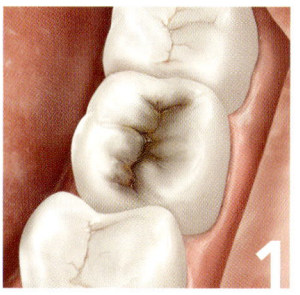

1

そのむし歯を除去して一部を再建し，フルクラウン用の最終的な形成と型どりを行います．

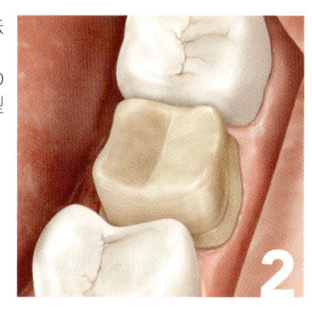

2

技工所にてポーセレンクラウンは築造され，次回来院時に合わせます．

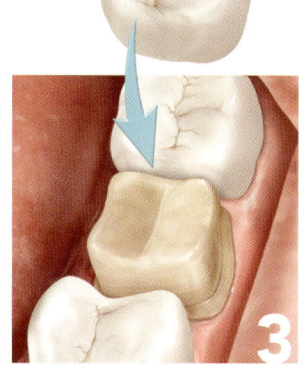

3

最終的なポーセレンクラウンはセメントにて合着されます．

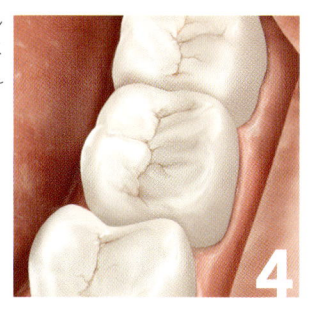

4

知っておくべきこと

修復物の耐久性

　永遠に続くものはありません．それは歯科の修復物を含めて．歯科材料は，欠けたり，壊れたりということだけでなく毎日すり減ります．歯ぎしりする人もいれば，かなり力強くブラッシングする人もいます．最終的には，普通に噛むことさえも崩壊を引き起こす原因となります．修復物を歯に接着していた材料もまた，長い時間を経て唾液に溶け出し崩壊が起こり得ます．もし今までに歯の修復を受けたことがあるならば，ミント，チューインガム，キャンディー，歯にくっつくような他のもの，そして精製させた炭水化物といった歯と修復物の接着に悪い影響を及ぼすような食物は避けましょう．くいしばりや歯ぎしりもまたしないほうがよいでしょう．他に新しい充填物やクラウンを傷つける原因は何もありません．それは夜間起こる傾向にありますが，日中の集中または緊張しているときに無意識に行っていることもあります．あなたの歯科医師にナイトガードが必要か，あなたの笑顔を守るためには夜間または日中どんなタイプの装置をつけたらよいか，相談してください．

どの解決策が**あなた**には最良？

	コンポジット充填	インレーやアンレー
治療期間	1歯約1時間	通常2回の来院　1歯につき1〜2時間ずつ
メインテナンス	・毎日歯ブラシとフロスを使用する ・歯科医師の処方したフッ素配合の歯磨き粉と洗口剤を使用する ・硬い食べ物や氷を噛みつぶすのは避ける	・毎日歯ブラシとフロスを使用する ・歯科医師の処方したフッ素含歯磨剤と洗口剤を使用する ・精製された砂糖やキャラメルのような噛みごたえのある食物の摂取は控える
結果	・古い銀色の詰め物，または新しいむし歯を審美的に置き換える ・完璧な色合いではないが金属表面よりははるかによい	・フルクラウンより保存的 ・ゴールドが歯の修復物の中でもっとも機能的かつ長持ちするが修復が大きくなると金属が見えがちである ・ポーセレンは色が変わった詰め物や金属の臼歯部の詰め物と高い審美性をもって置き換えることができる ・コンポジットレジンは歯の色とよく調和する
治療の寿命*	5〜8年	ゴールド：6〜20年 ポーセレン：5〜15年 コンポジットレジン：5〜12年
費用*	1歯につき250〜950ドル	ゴールド：1歯につき950〜1,950ドル ポーセレン：1歯につき850〜2,200ドル コンポジットレジン：1歯につき1,100〜4,500ドル
長所	・審美的（歯冠色） ・絶縁体 ・1回の来院で治療が完了する ・歯質にとりわけよく接着する ・クラウン，インレーより安価 ・必要となる歯の削除量が少ないのでクラウンよりは保存的な治療	大きな窩洞にもよく適合する ゴールド： ・長持ち・壊れない ・歯質と同じくらいすり減る ポーセレン： ・審美的（歯冠色） ・臼歯部のコンポジットレジンより強い ・歯質と極めてよく接着する ・着色しない・絶縁体 コンポジットレジン： ・他の選択肢に比べて安価である
短所	・アマルガムより高価 ・簡単にすり減る ・着色する，欠ける，割れる可能性がある ・銀，金，ポーセレンより短い命と予想される ・大きい窩洞には適さない	アマルガムより高価 ゴールド： ・金属が見える・2回の通院が必要 ・絶縁体でない（温・冷を伝える） ポーセレン： ・割れる・2回の通院が必要（診療所内に設計，製作する機械がある場合を除く） ・対合の天然歯が削れる コンポジットレジン： ・すり減るのが早い

*この推計は3歯学部での研究と保険会社の試算とともに著者の臨床経験を基にしています．治療の寿命は多くの原因によって異なってきますが，その原因の中には，あなたと歯科医師によってコントロールすることができるものもあります．

†費用は，治療の難易度と歯科的および医科的既往歴，患者さんの要求と期待度，そして歯科医師の技量によって異なります．なお，記載金額はアメリカでの治療費用です．

‡審美的な仮歯の作製のためには，さらに費用がかかります．

ポーセレンベニア	クラウン
来院2回　それぞれ4時間	2～3回の通院：1歯に対しそれぞれ1～2時間
・衛生指導のときは超音波スケーラーおよび歯面清掃器の使用は避ける ・毎日歯ブラシとフロスを使用する ・歯科医師の処方したフッ化物配合歯磨き粉と洗口剤を使用する ・精製された砂糖やキャラメルのような噛みごたえのある食物の摂取は控える	・毎日歯ブラシとフロスを使用する ・歯科医師の処方したフッ化物配合歯磨き粉と洗口剤を使用する ・精製された砂糖やキャラメルのような噛みごたえのある食物の摂取は控える
高い審美性が得られるが，もし下に透けて見える歯質の色が暗くなると，それとともにやがて暗く見えるようになる可能性がある	歯の色，形，大きさについて最高の結果が得られる
5～12年	5～15年
1歯につき950～3,500ドル	1歯につき1,000～3,500ドル
・エナメル質に非常によく接着する ・歯の削除量がクラウンよりも少ない ・歯の色を変えることが可能 ・ボンディング（レジン充填）より着色が少ない	・歯科医師は，歯の形態を改善できる ・歯並びの配列を調整できる ・すべてセラミックを用いて製作できる ・この選択肢をもってすればすばらしい審美性の改善が見込まれる
・ベニアが割れたり欠けたりした場合，修理が難しい ・エナメル質の削除量が多いと元に戻せない ・ポーセレンと歯の境目の部分に着色が起こる ・色を明るく変えるまたは漂白はできない	・割れる ・麻酔が必要 ・歯質を著しく大きく削除する ・アマルガムより高価である ・セメントが流れ落ちるとむし歯になる可能性がある

4

わかって…

- 壊れた歯を修理するための選択肢は？

- 美しいクラウンを手に入れる秘密の方法は？

- 歯を失ったときにするべきことは？

- 歯の破折の予防法は？

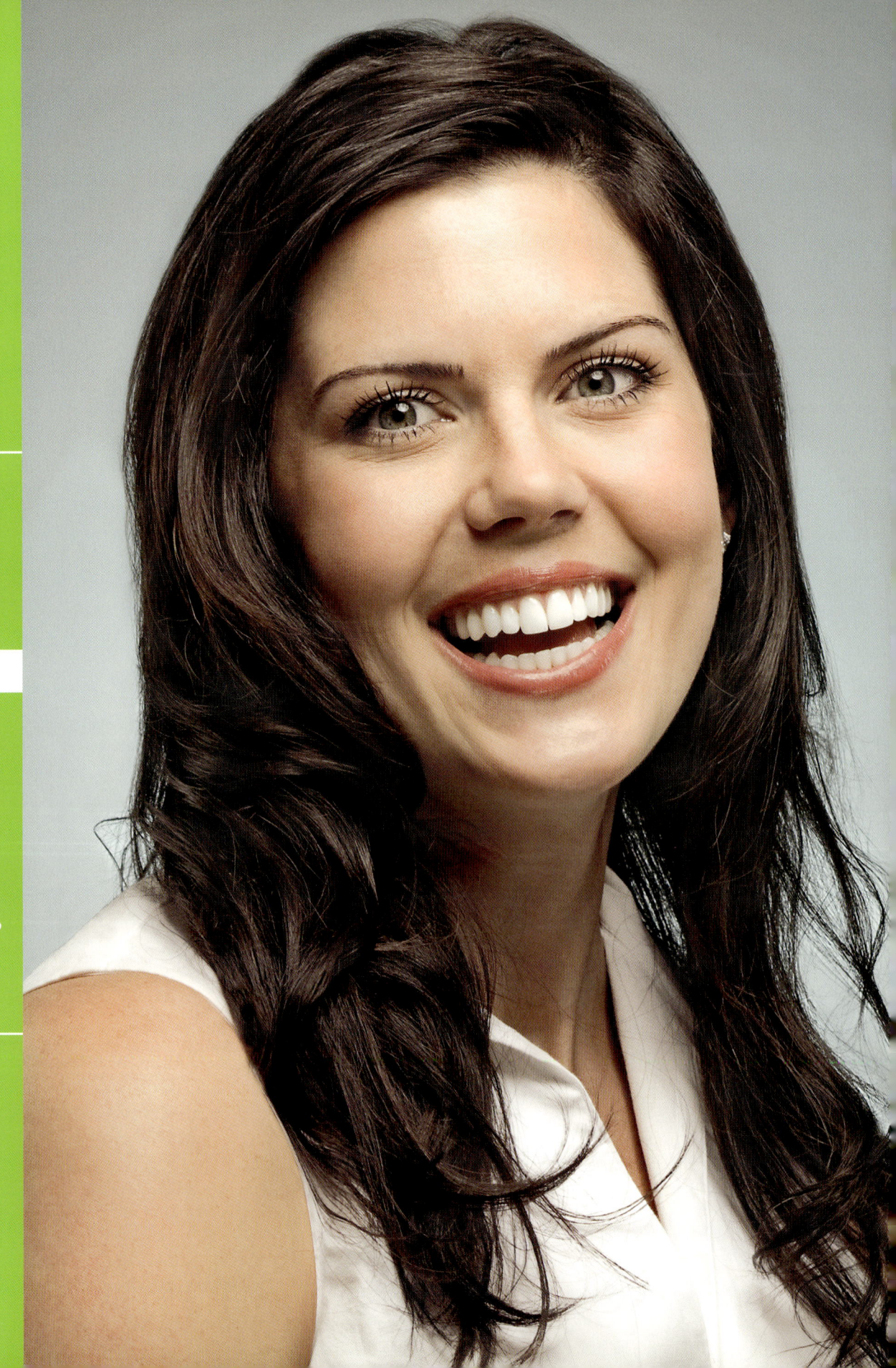

破折

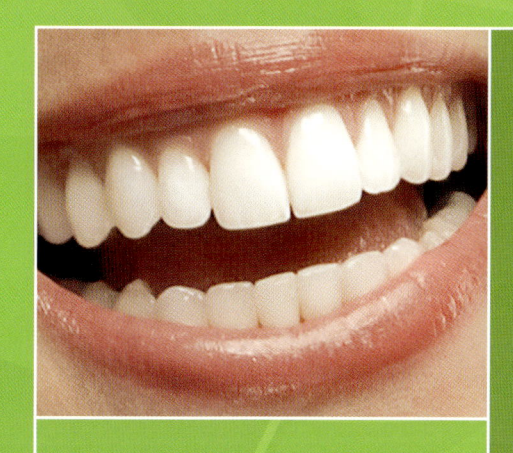

なぜ壊れた歯を治すのか？

　欠けたり割れたりした歯を治さないとどうなるか気づいていない，または，修復された歯の見た目や感覚に不安を抱いている多くの人々は，傷んでいる歯を治さないでいることを簡単に選びます．この章はその認識を正しい方向へ導くことが目的です．

　傷んでいる歯を本物のような見た目と感覚が維持できるように守り，修復することができます──おそらくそれがより良いのです！いくつか治療の選択肢はあります．その選択肢についてあなたが知れば知るほど，その結果により満足を得られるでしょう．

割れることがすべて同じではありません！

歯が欠けたまたは割れたとき，最初に考えることは歯髄つまり歯の生きている部分が損傷していないかということです．その割れた歯の感覚が過敏になり，痛みや不快を感じたのであれば，それは歯髄の露出が原因かもしれません．最終的に，歯髄の状態とどのくらい歯質が残っているかで治療は選ばれるでしょう．

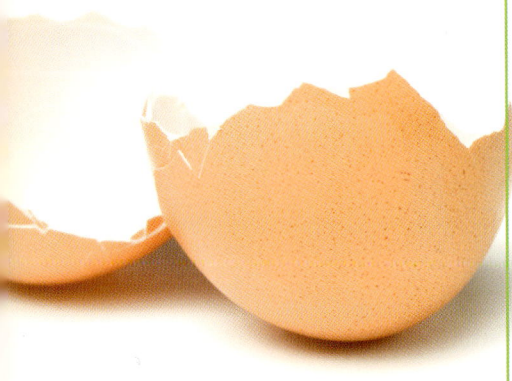

スマイル101　あなたの破折はどんな種類か？

小さい破折

小さい破折，それはつまり歯の咬む面の端が小さく欠けるようなことを意味し，通常簡単に治ります．もし，その欠けた歯が十分長さのある歯ならば審美的に歯冠形態修正を行います．残りの歯から独立して生えている歯はないので，多くの場合隣在歯の形態修正も行います．また，酸処理接着システムは脱落が欠点といわれてきました．常に小さい破折があるときは，できるだけクラウンを被せることを避けるべきです．歯の色，形，健康を守るシンプルな治療を試みることがベストであり，「最初は最小に」この言葉を覚えていてください．

ポーセレンクラウンの破折

ポーセレンクラウンもまた破折が起こるかもしれません．歯肉の縁が黒くなっていないか，あなたのメタルボンドクラウンに注目して下さい．もし段々と暗い線が見えているようであれば，クラウンの破折か歯肉組織の退縮があるのかもしれません．もし破折が起きていたら，歯肉の縁のポーセレンが破折することで残っている修復物は弱くなり，さらなる損傷を受けやすくなります．やがて新しいクラウンに取り替えられるでしょう．しかし，発見が早ければ，それらの小さい破折は欠けたポーセレンを滑らかにするか，その範囲をコンポジットレジンで接着することで簡単に修理できることもあります．

重度の破折

重度の破折はしばしば事故が原因で起こり，その歯にさらにかかる力をできるだけ最小限にとどめることがもっとも良い治療です．あなたの歯科医師はまわりの歯や他のクラウンと接着することを選ぶかもしれません．歯の中の神経が守れるかという決定に時間が必要な場合はとくにそうでしょう．あなたの歯の破折が重症ならば，たとえどんな痛みも感じなかったとしても，できるだけ早急に歯科を受診してください．歯の変色だけが神経の損傷の目印となることがよくあります．そのようなケースでは，損傷を受けた神経は根管充填剤によって置き換えられます．そして，天然歯歯質の多くが取り去られるので典型的にフルクラウンが用いられます．もし，あなたの歯が歯肉の縁で割れていたならば，歯の根をもう少し露出させるための審美的歯周外科手術を勧めるでしょう．それはあなたの歯を守り，新しいクラウンで回復することを可能にするかもしれません．

垂直破折

垂直破折の場合，歯を守る現実的な方法はなく，抜歯が唯一の答えとなります．しかし，歯を抜く前に，すべての可能性について考えてみるべきなのです．ゴールは，できる限り無傷の歯列を保ち，天然歯を守ることです．最終的にあなたの歯がどうしても抜く必要があるとしたら，即時インプラントによる回復の可能性を検討してください．

即時に美しい結果≫この45歳の主婦は，中央の右側の前歯を破折し，即日修理が必要となりました．通常，破折した歯に対して最速かつもっとも審美的に優れた修復は，ダイレクトボンディング法を用いることです．最終的にどんなに自然で光沢があるか注目してください．

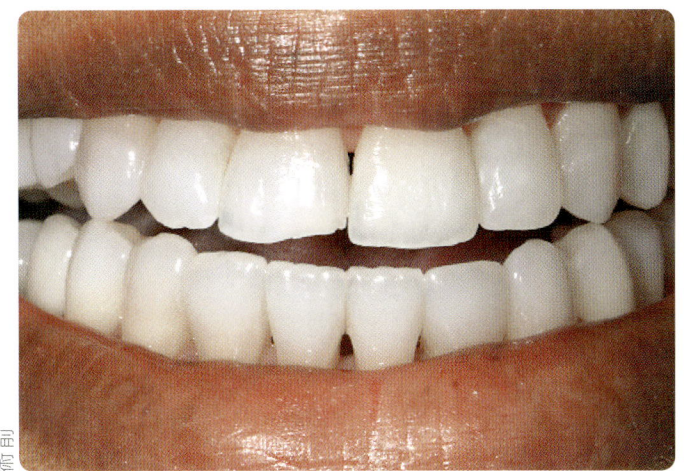

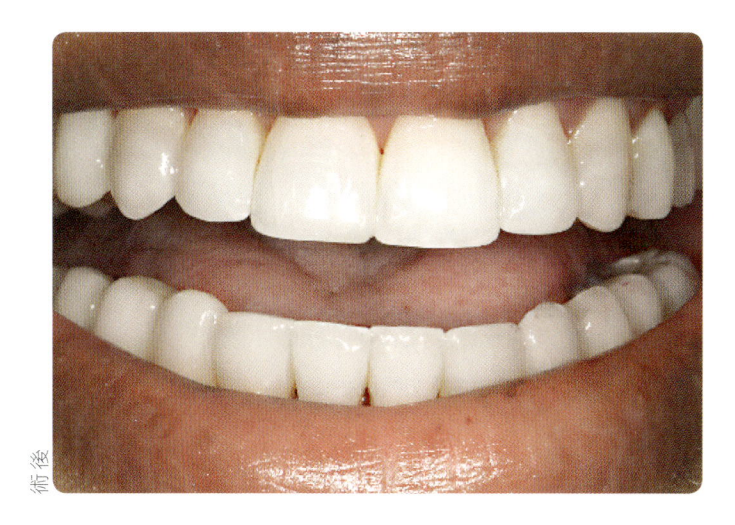

術前

術後

専門家の助言　予防の1オンス

マウスガードを忘れずに！

　歯の破折の原因となる出来事を予測する方法はありません．しかし，スポーツは例外です．あなたかあなたが気にかける誰かが，接触する類いのスポーツに参加するならば，歯科医師にマウスガードについて相談してください．ぴったりと適合するようにデザインして装着すれば，マウスガードは歯の破折が起こる可能性をしっかりと低減します．

マイクロクラックに警戒を！

　歯の破折を予防する助けとなる他の良い方法は，かかりつけの歯科医師に口腔内カメラを用いた検査によって微小なマイクロクラックを明らかにしてもらうように頼むことです．通常のマイクロクラックが，古い充填物で構成されているならば，さらに破折することから守るために充填しなおすのが最善でしょう．その処置が施されるまでは，弱くなっている歯を使って噛むことは避けるようによく注意してください．かなりの頻度で患者さんは，ラズベリー，ブラックベリー，他の小さい種，または硬い食物をマイクロクラックのある歯で噛んでその歯を割ってしまいます．

解決策1　審美的歯冠形態修正

簡単な解決法を望みますか？

審美的歯冠形態修正は，小さい破折や欠けたところに対して理想的な治療です．なぜなら麻酔が不要で歯の削除量が小さく，とがっている縁を単に滑らかにするだけだからです．一度治療が完了するとわずかな修正は必要ですが，費用と時間はほぼ最小限です．

審美的歯冠形態修正は自分に適していますか？

審美的歯冠形態修正は，費用効果が高く，歯が小さく欠けたところや破折を修理するのにもっとも侵襲が少ない方法です．下記のような場合に，審美的歯冠形態修正は最良策になり得ます．

- ■歯に非常に小さい破折がある．
- ■処置にかかる時間と費用は最小限にとどめたい．
- ■審美的歯冠形態修正で歯が短くなる，老ける，またはすり減って見えるようにならないほど十分な長さがある．

スマイル 101　審美的な形態修正が最終的な仕上げとなる

ケースによって審美的歯冠形態修正自体が，理想的な処置となるが，他の審美的な処置と併用すると有用です．たとえば，あなたの歯のうち1本，あるいはそれ以上がボンディングやベニア，クラウンの治療を受けるのならば，隣在歯と対合歯を審美的に形態修正することであなたの歯科医師は，より魅力的で調和のとれたスマイルラインを作りだすことができるのです．審美的歯冠形態修正は，また矯正治療に伴い最終的な仕上げとしても併用されています．

治してそしてそのことを忘れずに！ ≫ この23歳の女性は，何か金属のもので前歯が欠けました．彼女にとってエナメル質をより失うことやボンディングで必要となる定期的なメインテナンスに配慮することは，好ましくありませんでした．2本の前歯は，必要以上の長さがあったので，両方の前歯に対し審美的歯冠形態修正が理想の治療となるだろうと決定しました．

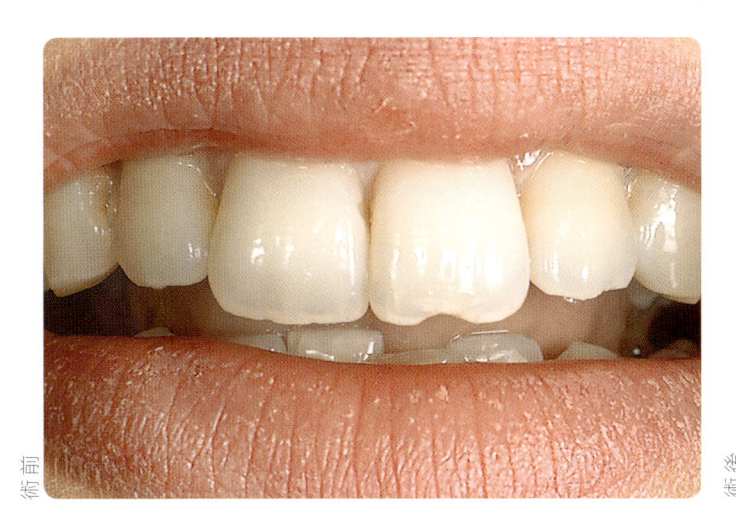

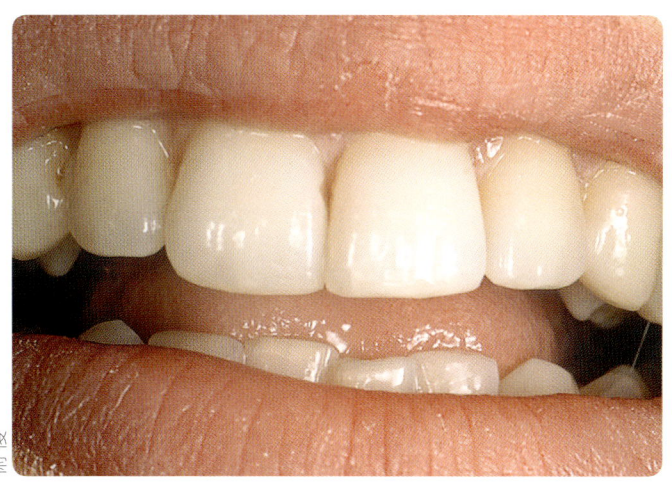

術前

術後

知っておくべきこと

審美的な形態修正はあなたの笑顔を加齢させるかもしれない

　審美的歯冠形態修正は，短い歯には最良の選択肢ではないかもしれません．もし欠けた歯の形態修正を行うと，通常隣の歯も調整して調和を図り，スマイルライン全体を平らにするので，自然に年を重ねていく中で歯がすり減っていくのと同じことなのです．その結果，より年老いて見えるかもしれません．この場合はボンディングかポーセレンラミネートが，より良い選択肢となるでしょう．あなたの笑顔に年月を加える必要はありますか？

解決策 2　ボンディング（レジン充填）

ボンディングであなたの笑顔はより良くなるか？

歯の欠けた部分が大きすぎて審美的な形態修正のみでは回復できない場合，その欠けた歯はクラウンに置き換えられる時期です．しかしながら，ボンディングは，歯の残りの組織にコンポジットレジンをくっつけることで簡単に修復できます．それは歯を元の形に再建し，多くの場合，前より見た目も良くなります．この処置もまた，ベニアかクラウンと比較すると安価に施術が受けられ，1本の処置にかかる時間もおおむねそれ以上はかかりません．

ボンディングは自分に適していますか？

スマイルラインを傷つけることなく歯を再建するとき，ボンディングは本当にもっとも望ましい治療です．その主たる欠点は，着色やすり減ることで5～8年に一度処置を繰り返す必要があるということです．もしあなたの歯が変わることなく健全ならば，改善された接着材料は来る年月に対してより強く，より長持ちし，着色に耐える修復をあなたに提供するでしょう．一度歯をクラウンのために削除してしまうと，もう二度とこの選択肢は持てません．下記のような場合に，ボンディングは最良策になり得ます．

- 欠けた，または破折した部分が大きすぎる．あるいは審美的な形態修正には短すぎる．
- 複雑な破折のため緊急の治療が必要である．
- クラウンに伴う支出や歯質の喪失を避けたい．

若い笑顔を保ちましょう！ ≫ この18歳のモデルは，右の前歯を水平的に破折していました．このようなケースでは2つの選択肢があります．審美的歯冠形態修正で隣在歯を短くするか，または破折した歯をボンディングにより治すかです．長いほうの歯を短くすることは，スマイルラインを変えこのモデルを老けて見せたでしょう．そのためコンポジットレジンで修復し，前歯を長くすることを選びました．

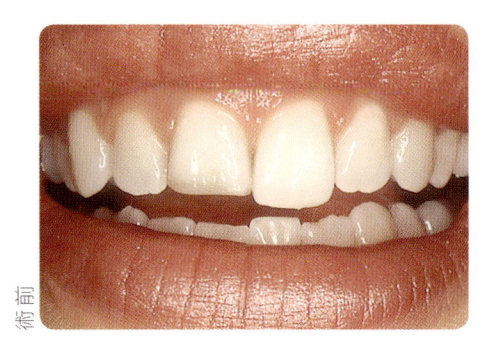

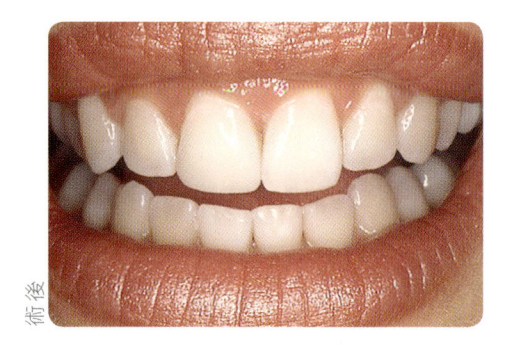

術前　　術後

4

62

シンプルに保ちましょう！ ≫この17歳の学生でモデルは，スイミングプールのコンクリートの端で前歯を2本破折しました．その歯の感覚は過敏になったにもかかわらず，神経は損傷はなく残りました．麻酔をせずに少し形を整え，接着性材料であるコンポジットレジンで失った部分を修復しました．5年後，一度ボンディングをやり直しただけで，それ以上それらの歯に対し，追加の治療は必要ではありませんでした．

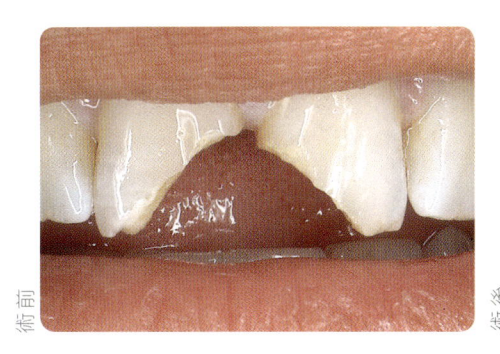

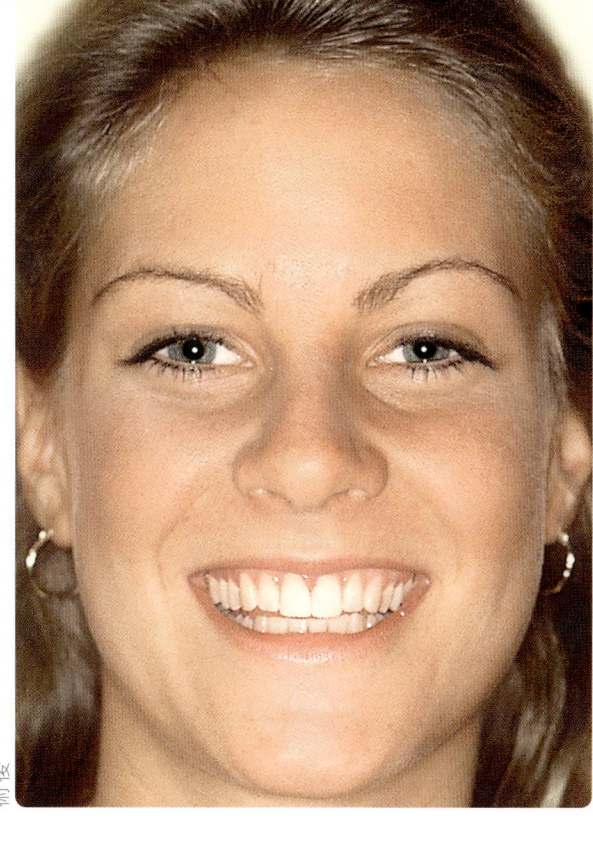

術前

術後

知っておくべきこと

ボンディングはあなたの歯を守るでしょう

　ボンディングは複雑な破折の場合，一時的な処置として用いることができます．露出した神経の端を鎮静作用のある薬（軟膏）と接着性の材料でただちに密封し，歯の中の神経システムを守ることができるかもしれません．この技術はとくに前歯において，可能ならばクラウンの代わりに用いられるべきです．

スマイル101　ボンディング：保存的な選択肢

　ボンディングの美点は，コンポジットレジンを象牙質やエナメル質に接着させるため，ほとんど，またはまったく歯質の削除を必要としないことです．そのためコンポジットレジンは，審美的な歯科修復治療が必要なとき，高い頻度で選ばれる技術です．

解決策3　ポーセレンベニア

ポーセレンベニアとは？

ボンディングがポーセレンベニアより迅速かつ費用効果の高い治療の選択肢であるにもかかわらず，接している歯がポーセレンで再建されているなら破折した歯もポーセレンで回復するべきです．同じ材料で治すことによって，破折した歯はより隣り合った歯に近づき適合するでしょう．ポーセレンベニアやクラウンはまた，多数の歯の回復において好ましい選択肢かもしれません．

多数歯のポーセレンベニア処置により回復された美しさ≫この21歳の学生は，車の事故で多くの歯を破折しました．緊急的に施されたコンポジットレジンによるボンディングは，根管治療が必要な歯があるかどうかという最初の決定から1年そのままになっていました．ここで示すように，下の歯は漂白し，そして上の歯のボンディングはポーセレンベニアに置き換えられました．オクルーザルスプリントを装着することによって，睡眠時の咬みしめや歯ぎしりで歯が破折する可能性からポーセレンベニアが守られるので，夜間の装着が必要です．

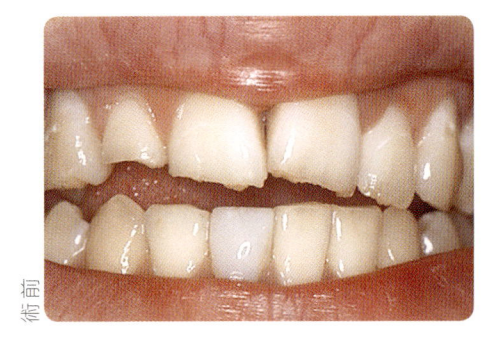

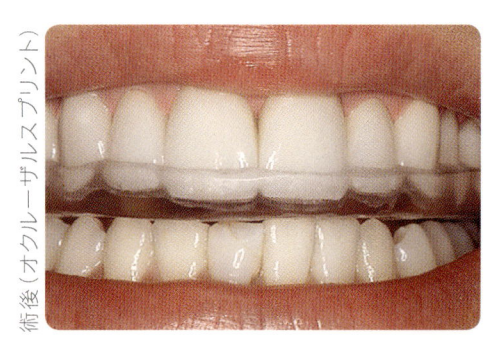

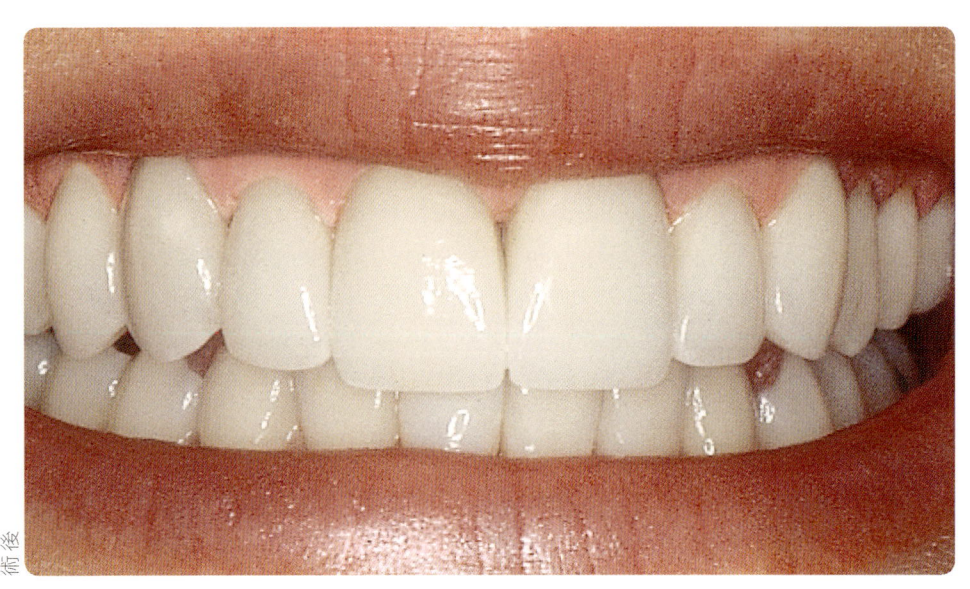

術前

術後（オクルーザルスプリント）

術後

解決策 4　クラウン

クラウンは自分に適していますか？

クラウンは，破折後残っている歯質がほとんどないときに審美的な解決策として提案されます．下記のような場合に，クラウンは最良策になり得ます．

- 形態修正やボンディングが不可能なほど多くの歯質を失ってしまっている．
- 処置に対して時間もお金も費やしたいと望み，またそれが可能である．
- 歯の色や形を変えることができる審美的な治療法を望んでいる．

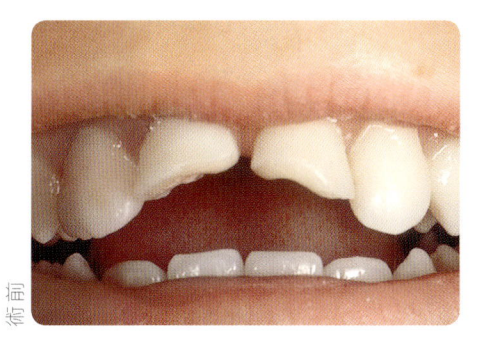

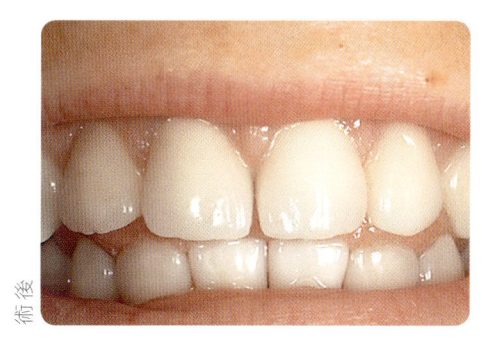

歯がすり減ると大変！≫この12歳の女の子は，破折した歯を抜歯するために口腔外科医へ紹介されました．幸運にも，口腔外科医はその歯は守るべきと思いました．前歯には2つの金属ポストが挿入され，そしてクラウンが被せられました．重度に破折した歯でも，抜かなければならないと決して考えてはいけないのです．──その歯は守ることができるかもしれません．

いつクラウンが最良の選択肢となるか？

あなたの前歯が非常にひどい状況で，歯質がほんの少ししか残らなかったとしたら，クラウンがおそらく治療法として選ばれるでしょう．奥歯の破折もまたクラウンにより回復することがもっとも良いでしょう．とくに歯髄が露出していて生きている神経も守れなかった場合，その処置はただちに施されるべきです．

> どのように治療するか？
> 220～225ページを参照

クラウンは自然に見える？≫この19歳の学生は前歯2本が破折し，それは神経を取り除かなければならないほど広がっていました．ポストが挿入され2本のクラウンが被せられました．形，質感，明るさが他の歯と適合し，自然な姿をしていることに注目して下さい．

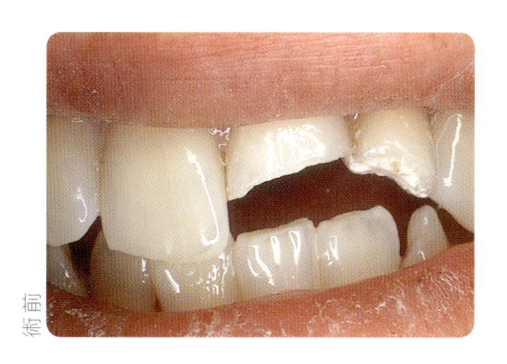

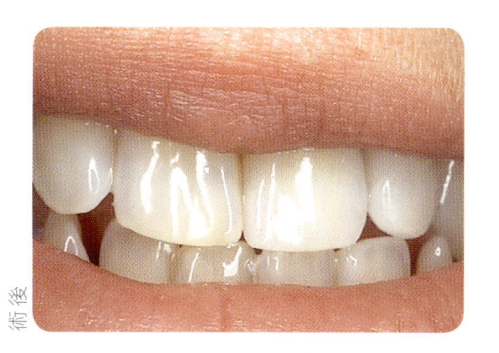

どの解決策があなたには最良？

	審美的歯冠形態修正	ボンディング（レジン充填）
治療期間	15〜60分	1歯1時間
メインテナンス	毎日歯ブラシとフロスを使用する	・年に3〜4回，専門家によるクリーニングを受ける ・硬い食べ物や氷を噛むことは避け，それらの歯は欠けやすいので注意してフロスを使用する ・研磨や修理のために必ず歯科医院を受診する ・毎年フッ化物塗布を受ける
結果	治療後ただちに歯がまっすぐになる	ほとんどの破折や欠けたところが簡単に修復される
治療の寿命*	不確定	5〜8年：2〜3年ごとに一度専門家の仕上げが伴う
費用†	1歯につき200〜2,500ドル	1歯につき350〜1,800ドル
長所	・麻酔の必要がない ・結果が永久的 ・メインテナンスが不要 ・もっとも保存的な選択肢 ・もっとも迅速な選択肢	・麻酔の必要がない ・ほとんど歯の削除が不要 ・迅速な結果 ・歯を明るくできる ・ベニアやクラウンより安価
短所	・削除量が多すぎるとスマイルラインに逆に影響する ・咬み合わせが削除する歯の量を制限する場合がある ・まれな例として知覚過敏が問題となる	・欠けたり着色する可能性がある ・審美面に限界がある ・重症の破折には有効でないかもしれない

*この推計は3歯学部での研究と保険会社の試算とともに著者の臨床経験を基にしています．治療の寿命は多くの原因によって異なってきますが，その原因の中には，あなたと歯科医師によってコントロールすることができるものもあります．

†費用は，治療の難易度と歯科的および医科的既往歴，患者さんの要求と期待度，そして歯科医師の技量によって異なります．なお，記載金額はアメリカでの治療費用です．

‡審美的な仮歯の作製のためには，さらに費用がかかります．

ポーセレンベニア	クラウン
2回の通院：1歯1時間またはそれ以上	通常2回の来院：4歯まで1～4時間（追加の歯またはより広範囲の治療にはさらに時間が必要）
・年に2～4回，専門家によるクリーニングを受ける ・衛生指導での来院時は超音波スケーラーおよび歯面清掃器の使用は避ける ・どんな硬い食べものでもかじりついたり，よく噛んだりするときは，特別注意を払う．ベニアがねじれるような部位は避け，後ろのほうの歯を使う ・毎年フッ化物塗布を行う	・硬い食べ物や氷を噛み砕くのは避ける ・毎年フッ化物塗布を受ける ・毎日歯ブラシとフロスを使用する ・クラウンの縁が露出して歯肉の退縮が起こらないように適切な方法で歯を磨く
破折した歯を回復し，改善できる	破折のひどい歯も回復し，望み通りの形にできる
5～12年	5～15年（破折，歯肉の問題やう蝕と直接関係する）
1歯につき950～3,000ドル	1歯につき約950～3,500ドル．もし前歯が他の歯とぴったり合わなければならないのなら，より多くの支出が予想される
・ボンディングより欠けることが少ない ・色を変えることができる ・エナメル質によく接着する ・ポーセレンは歯肉に対する刺激が少ない ・より多くの歯を治療すれば笑顔全体を改善できる	・歯科医師は，欠けたり破折した歯を修理できる ・歯をどのような明るさにもできる ・歯並びの配列を調整できる
・ボンディングより高価 ・ベニアにひびが入ったり欠けると修理が難しい ・ベニアの形成の方法により歯との間に着色が起こるかもしれない ・エナメル質を削りすぎると元に戻せない ・通常麻酔が必要	・破折する可能性がある ・麻酔が必要 ・歯の形を選べる（歯のエナメル質はほぼ削除する） ・永久的な解決法ではない ・ボンディングより高価である

5

わかって…

・歯と歯の間の隙間がなくなると
　どれくらい全体のイメージが
　　変わって見えるの？

・矯正がもはや子どものためだけ
　の装置じゃないのはなぜ？

・どんなときにクラウンが
　一番いい方法なの？

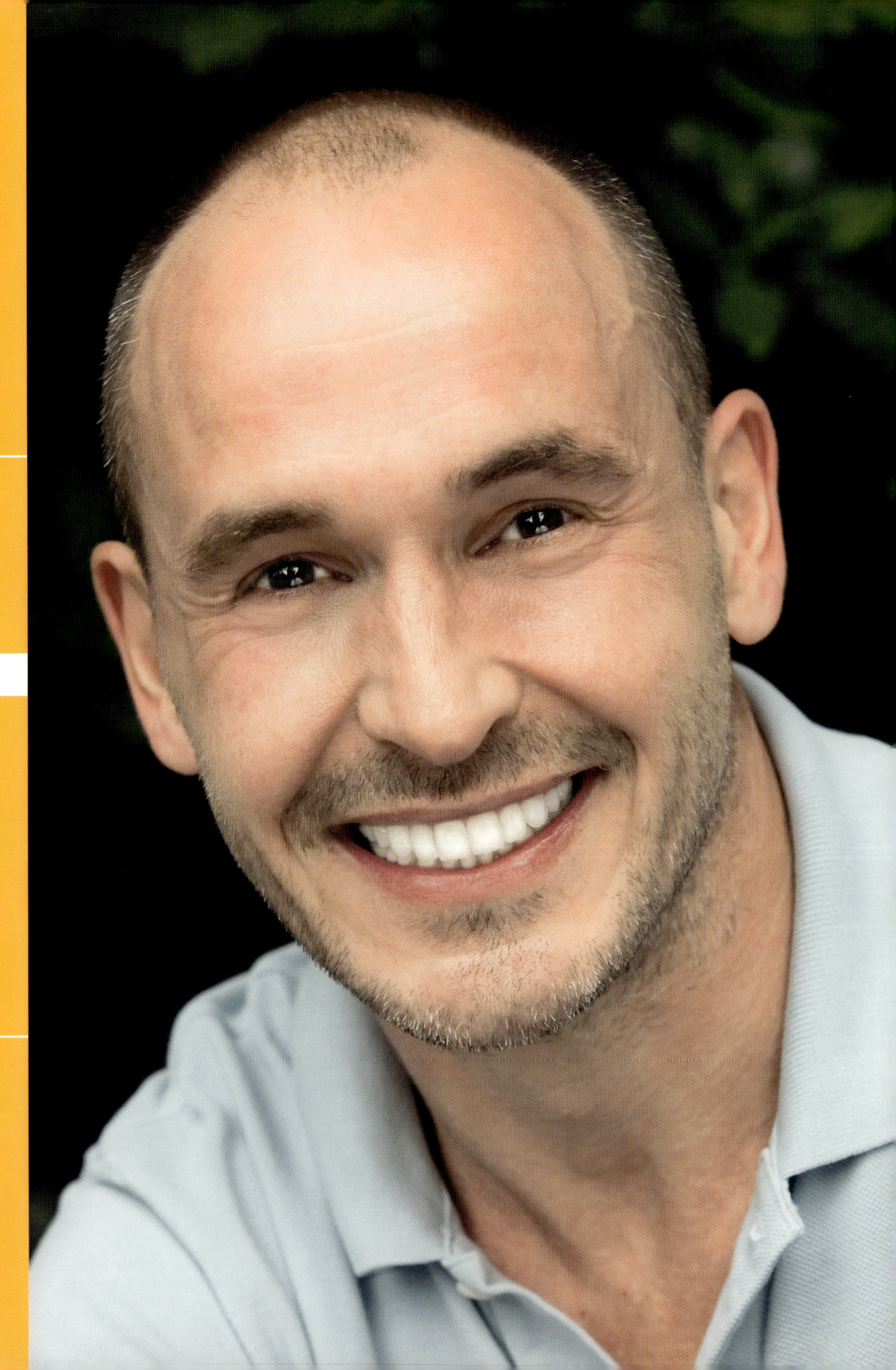

歯と歯の隙間を
気にしてみてください

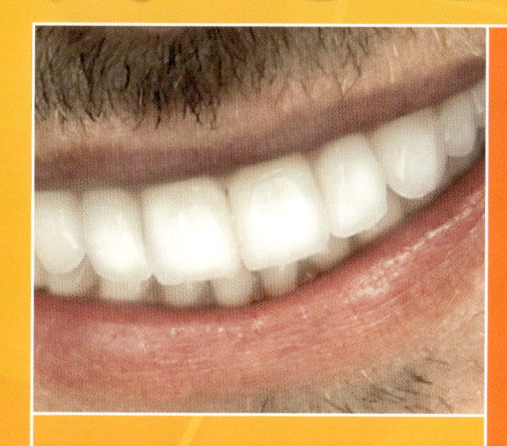

究極の笑顔に
作り変えるため
前歯のスペースを
取り除きましょう

多くの人は前歯のスペースがその人の見た目全体にどれほどの影響を与えているか気づいていません．前歯の隙間を閉じた40代の男性についてお話ししましょう．クラウンを入れて1週間後，彼は言いました．"何人かの友人が，ぼくが新しいヘアスタイルにしたと思ったんだ．他の人はじつはぼくがしわ取り手術をしたと思ったんだよ！唯一変わったのが前歯のスペースがなくなっただけだって誰も気づかなかったんだ．"これと同じような出来事が何度もなんども起きています．なぜでしょう？人が最初に見るのはじつは前歯の隙間ではなくて，その人の顔を見るからなんです．

もしあなたが前歯に隙間があることもあまり気に入っていなくて，でも歯科矯正治療では何年もかかると言われてしまったとしたら，この章はそんなあなたのためにあります．歯科矯正治療に加えて，ボンディング（レジン充填）によって隙間を埋めたり，ポーセレンベニアやオールセラミックのクラウンについても説明しています．でも，もしこれらの違いがわからなくても驚かないでください．ただ，"あなたってすてきね！とほめられる準備をしましょう．"ってことなのです．

なぜスペースができるのでしょう？

歯と歯のスペースの原因はほとんどが遺伝です．しかし舌を突出する癖や異常な嚥下癖など，個人の習癖が原因となることもあります．また歯肉の下の骨の喪失は歯が離れる原因になりますし，さらに奥歯を喪失する原因にもなります．奥歯を失うと咀嚼活動は前方に移ります．スペースを治療する方法はその原因とともにたくさんあるのです．

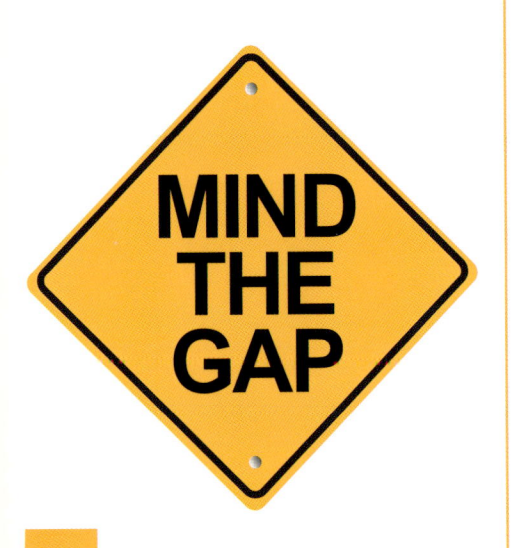

スマイル101　以下の3つを覚えてください

見苦しいスペースを埋める方法はいくつかありますが，その方法は，その隙間ができた原因や，隙間の大きさ，位置，隣接歯の状態によって決まります．もちろん，料金やあなたの個人的なニーズは双方とも治療選択にあたってはとても重要になります．隙間の問題を治すということは以下の3つのうちのどれかを含むことになります．

- **歯科矯正治療による歯の再配列**：美しく健康な歯であった場合，エナメル質を失うことのない歯の再配列が理想的な治療になります．選択肢によっては，たとえばフルクラウンは審美修復のために健康な歯質を削らなければなりません．

- **ボンディング（レジン充填），ベニア，クラウンによる歯の復元**：患者さんはすぐ結果がでることが好きです．そんな場合はボンディング，ベニアまたはポーセレンが答えになります．その他いくつかの治療の併用が最良策です．

- **ブリッジまたはインプラントを前提とした抜歯**：抜歯はあくまでも最後の手段でありこの章では詳しく説明していません．欠損歯の改善については次章をご覧ください．

この章を読むことで，どれがあなたにとって一番いい方法なのか，歯科医師ともっとよい話し合いができるはずです．ぜひ心にとめておいてほしいことはスペースを埋めるための治療のゴールはできる限り歯を抜いたり削ったりしないということです．

専門家の助言　重要なこと！

歯周病が原因でスペースができている場合，根本的な問題解決がどんな治療よりも一番優先しなければいけないということです．

スマイル101 スマイルのための一時的な解決方法は？

　取り外し可能なアクリルオーバーレイ装置とは薄いアクリルかプラスチック製でできており，隣接歯ごと隙間を被ってしまいます．着脱が簡単で，歯にぴったりフィットすることで装置が把持されます．アクリルオーバーレイ装置は一般的にレジン充填の前に使用されます．モデルや俳優，その他クラウンでスペースを閉じたくない人達がよくこの装置を付けています．

　このオーバーレイ装置によって遠距離からもいい感じに見えている間は，患者さんは精密な検査にはあまり協力的ではありません．できる限り歯が細く見えるようにしながらも天然歯の横に大量のアクリルをのせてスペースをふさぎます．

　しかしプラスチックはとても薄いのでオーバーレイ装置が自然に見えるように調整するのは困難です．またこの装置は欠けやすく着色しやすいのです．さらに，食事中に付けていることはできません．

　ただ場合によっては，アクリルオーバーレイ装置は適切な選択肢かもしれません．肯定的に考えると，この装置は安価で，とくに写真撮影に限っていえばスペースをきれいに隠してくれます．もしなにか特別なイベントがあって，スペースがない自分の笑顔がどんなふうに見えるのか試してみたければ，アクリルオーバーレイ装置について歯科医師に相談してみてください．

特別なときの頬笑み ≫ この52歳の女性は，写真撮影のような決まったときにだけ歯のスペースを閉じたいと思っていました．でも歯の修復をしたり，歯科矯正治療をしたりして永久的に隙間を閉じることは望んでいませんでした．

　着脱式アクリルオーバーレイ装置はパチッとスペースにはまり，歯を削ったり変えたりすることもなくすぐに結果がでます．これはその後も歯科矯正治療や他の治療を行うこともできるということです．この装置の欠点は，このプラスチックの歯はとても細くてもろく，簡単に割れやすいということです．

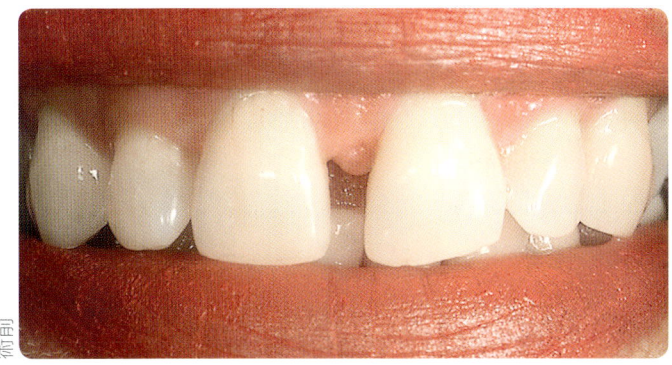

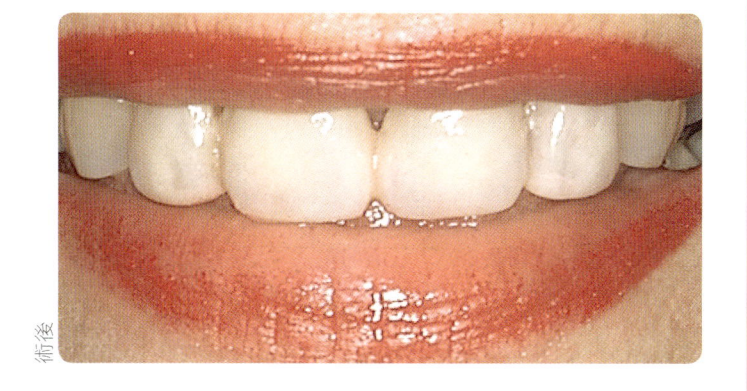

術前　　術後

解決策1　歯科矯正治療

大人も矯正装置をつけましょう！

　歯科矯正はもはや子どもだけのものではありません．じつは成人の20％以上が矯正歯科医の助けを必要としています．その中には取り外し式装置か保定装置の治療だけで終ってしまう人もいます．またそれ以外の人も従来のメタルブラケットではなく透明か、または歯の色をしたブラケットを選択できるほか，インビザラインのような透明の材料を使うシステムや歯の裏側に装置を付ける舌側矯正なども選択できます．

歯科矯正治療は自分に適していますか？

　見苦しい歯と歯の間のスペースを閉じる方法としては，歯科矯正治療は長期間かかる保存的な治療方法です．ほとんど目に見えない技術を使ったことで最近の治療法は目立つ装置を付けなくてはならないという汚名を取り除きました．しかし，歯科矯正治療は依然としてどの治療方法よりも時間がかかります．下記のような場合に，歯科矯正治療は最良策になり得ます．

- ■料金も一般的で歯を削ることに関してもっとも保存的方法を選びたい．
- ■治療に時間をかけられる．
- ■治療の間，多少の審美性の問題は気にしない．
- ■就寝時保定装置をずっと装着することに同意できる．
- ■さもなければ健康で美しい歯を持っている．

> **専門家の助言　待つ必要はありません**
>
> 　折衷案として，2～3か月の歯科矯正治療で歯をある程度良い位置に移動し（理想的な位置ではなく）その後その位置でボンディングやベニアを行う方法です．この治療法の良い点は歯により良いバランスを与えられることです．

5

知って
おくべきこと

通常，歯科矯正治療が最良です

　長期的に考えると，歯科矯正治療がほとんどの人にとっては最良の治療法です．たとえ，もしゆくゆくすべての歯にクラウンが必要になったとしても，歯ははじめに適切な位置に配列しておくべきです．歯科矯正治療は通常の調整と治療法の中でもっとも治療期間が（通常歯科矯正治療終了までに6か月から2年ほど）かかりますが天然歯を削らずそのまま残し，スペースは半永久的に閉鎖できます（ほとんどの場合，歯の位置が後戻りしないために保定装置を使用しなければなりません）．一方で，ボンディング，ポーセレンベニア，クラウンは通常，定期的なメインテナンスや作り変えが必要になります．

子どもの矯正ではありません≫このネットワークテレビの記者は前歯に大きなスペースがありました．テレビではこのスペースをより強調して見せてしまうので，スペースを閉じるのは望ましいことでした．さらに歯の正中はずれていました．彼の仕事柄治療中の審美的な配慮は絶対でしたので，歯の色と同じワイヤーとプラスチックブラケットを使用しました．遠くからだとほとんど見えないこれらの装置のおかげで，視聴者は彼が矯正中だとは誰も気づきませんでした．ただ治療中18か月間は矯正装置によって写真のようによりオーバーなスマイルをすることになりました．最終的には後戻りでスペースが開かないよう歯と歯をレジンで接着しました．一見したところ，正中のずれがわずかにあることは誰も気にとめない，ということに気づいてください．矯正移動によって咬み合わせとともにスマイルまで改善しました．

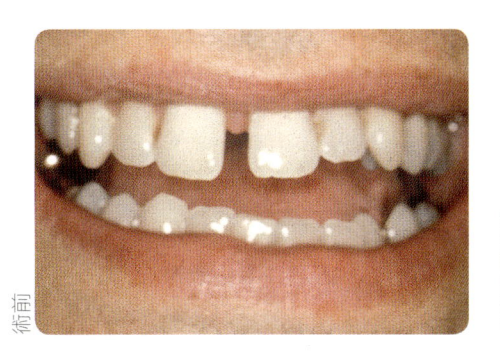

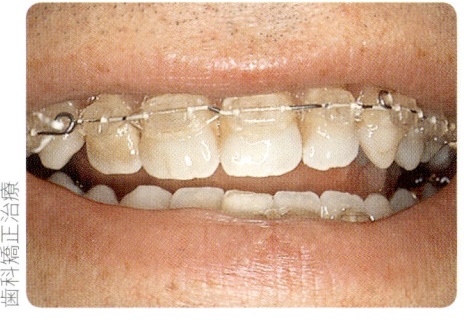

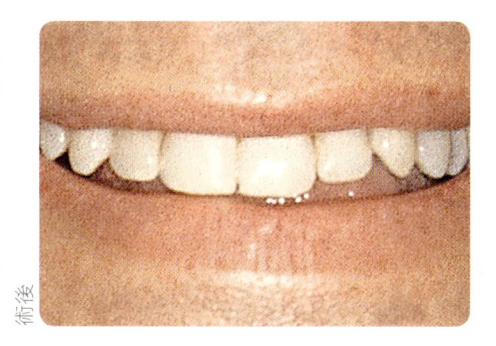

術前　　　歯科矯正治療　　　術後

解決策 2　ボンディング(レジン充填)

ボンディングはどんな効果があるのですか？

コンポジットレジン(プラスチック材料)をエナメル質を脱灰した歯面に接着することで歯の幅を広げてスペースを埋める方法です．ボンディングはクラウンを入れたり，歯科矯正治療中の一時的なスペースの閉鎖に使用されることがあります．この治療法は麻酔をかける必要もなく1回の受診でできる治療です．

簡単な方法ですばらしい効果 ≫ この29歳の販売員は下の前歯を喪失してしまったことで歯が動き，彼が話したり笑ったりするときに見苦しいスペースができてしまいました．上の前歯もでこぼこで欠けていました．

　1回の受診で，上下前歯にコンポジットレジンをボンディングし，欠けた表面の形態を整えることで，彼のスマイルはすばらしく改善しました．彼は依然として下の前歯は3本しかありませんでしたが，残った歯でバランスがとれたことで魅力的に見えます．もっと良い就職先がみつかったこともふまえて新しいスマイルは彼の人生の改善に役立ちました．このことから，人は自信がつくことで人生において何かを成し遂げようとする気持ちや能力が高まることが証明されました．

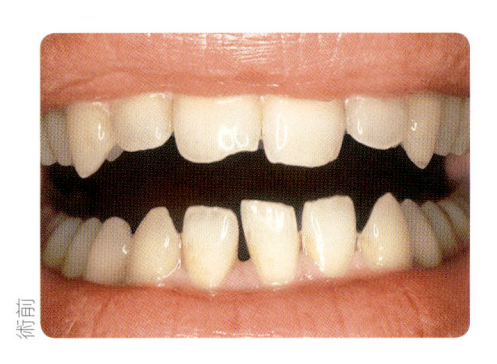

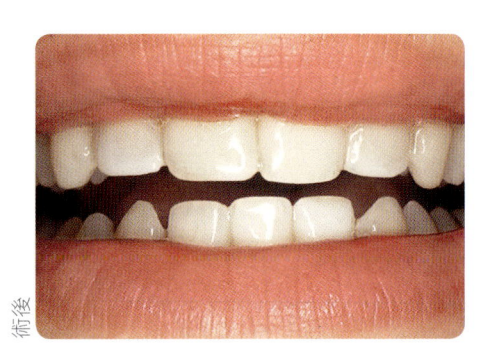

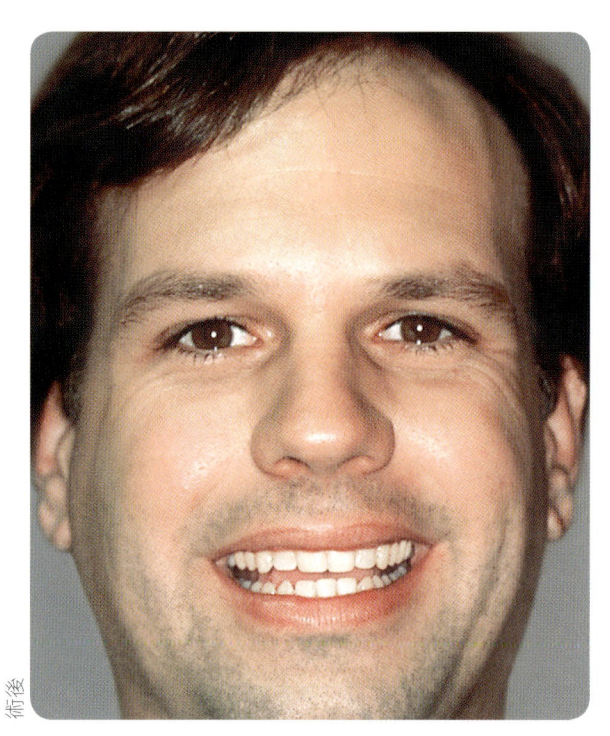

術前

術後

術後

5

74

ボンディングは自分に適していますか？

近年ボンディングは歯と歯の隙間を閉じるのに極めて効果的であることが証明されました．下記のような場合に，ボンディングは最良策となり得ます．

- ■すぐに結果がほしい．
- ■ベニアやクラウンより安価で侵襲が少ない治療を望んでいる．
- ■ボンディングによってその他の審美的な問題も解決できるかもしれない．
- ■可逆的な治療のほうがよい．

専門家の助言　隙間をあきらめないで！

もしあなたがボンディングで隙間を閉じようと考えているなら，その他にも審美的な問題のある歯，ねじれたり，欠けている歯も一緒に治療できると考えてみてください．もし歯の色が黒かったときは，隙間を閉じるのと同時にボンディングで歯の色を明るくすることができます．

パーフェクトな新しい笑顔のためのボンディング≫ある新聞のコラムニストで作家でもあるこの方には前歯に大きな隙間があり，前歯は伸びて外側に傾斜していました．これらは逆のスマイルラインの原因になっていました（犬歯の切縁は中切歯の切縁より低くなっていました）．歯の色はそれぞれ違っていました．多くの歯は黄色く，着色していました．ついには飛び出た右上の犬歯は他の歯と重なっていました．

前歯にはすべてコンポジットレジンをボンディングして歯の色を明るくし，スペースを閉じました．また若いスマイルラインを作るために歯の長さを長くしました．歯の切縁を整えることはよりバランスのとれた歯列を作ります．包括的な治療が1回の受診でできるのです．

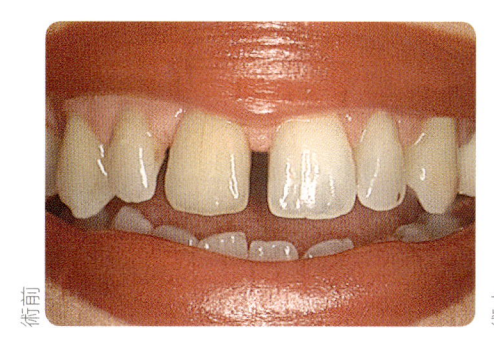

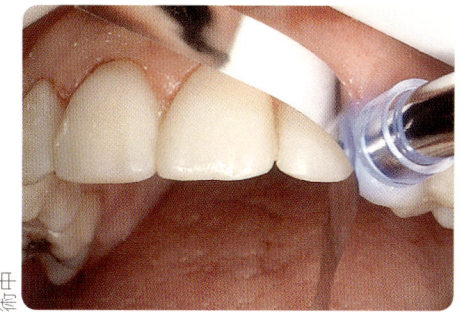

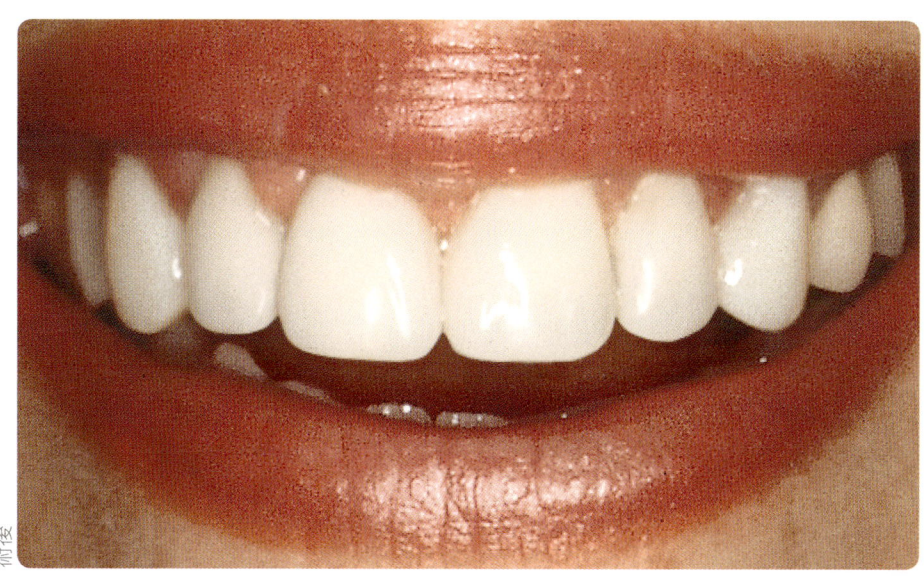

術前

術中

術後

新しい笑顔を覗いてみます≫この魅力的な28歳の歯科医師は，歯の間の隙間のため，笑うのが嫌でした．模型のワックスアップはレジンをボンディングして隙間を閉じると彼女の笑顔がどのようになるのか明確にしてくれます．新しい完璧な笑顔は，たった1回の受診でコンポジットレジンを充填したことで達成されたのです．現在この歯科医師は誰かの笑顔のために笑顔を活用しています．

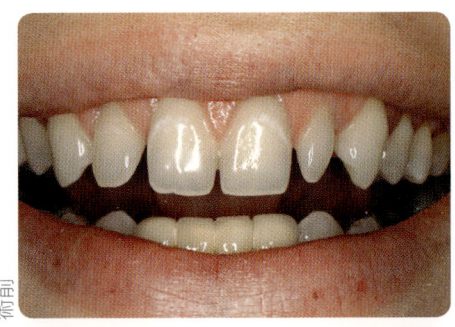

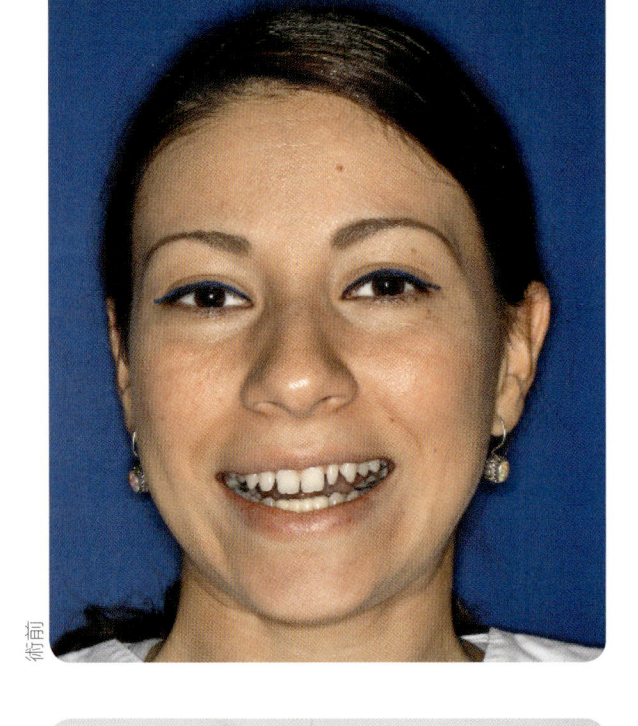

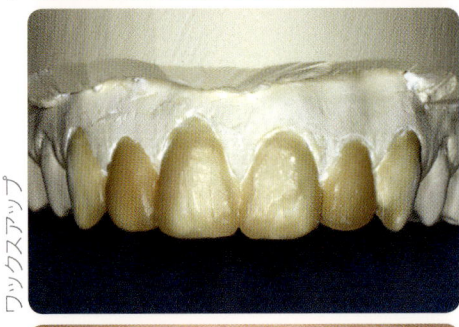

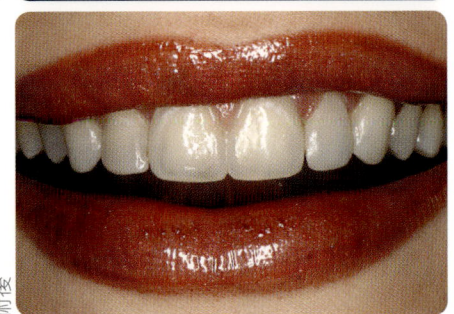

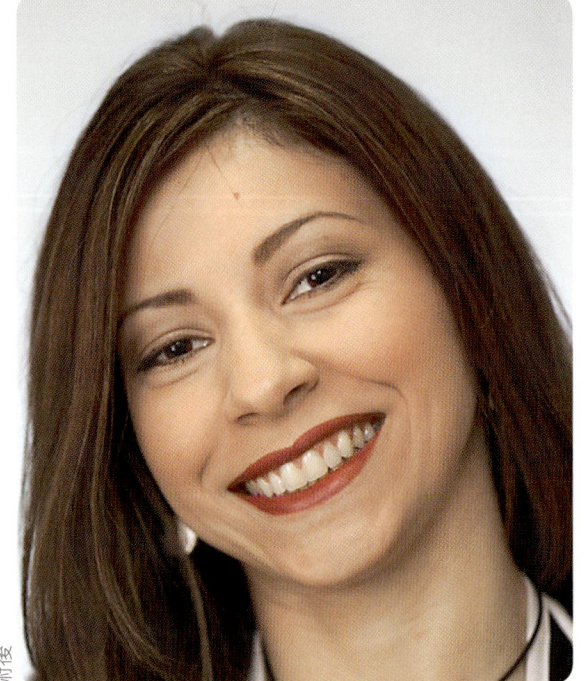

術前

ワックスアップ

術後

術前

術後

術前　　　　　　　　　　　　　　　　術後

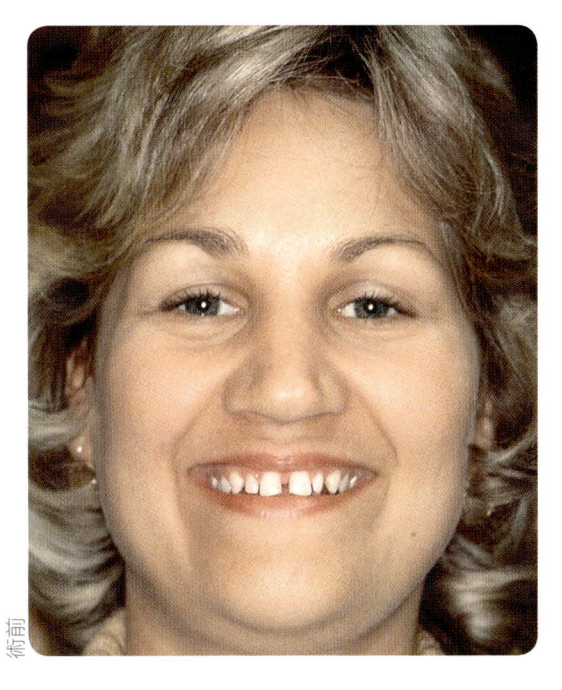

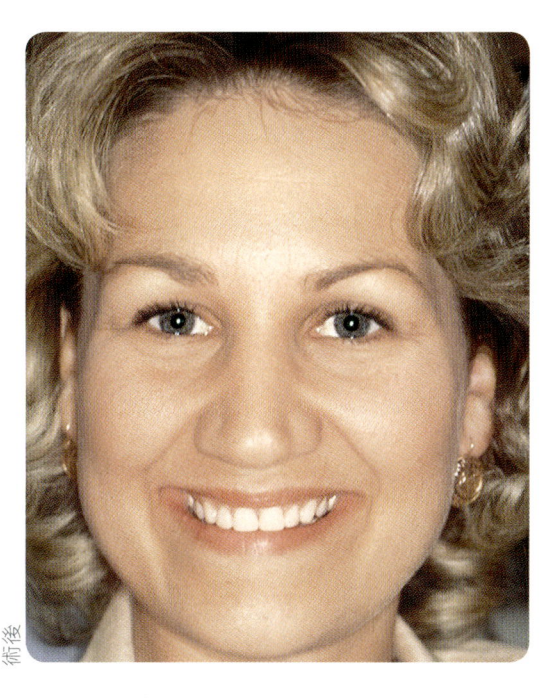

小さな歯は大きな隙間を作ります≫この患者さんは歯科矯正治療によって隙間を閉じたにもかかわらず，顔に対しての歯の大きさが小さすぎるため理想的な結果は得られていませんでした．1回の受診で，ボンディングで前歯の隙間を閉じ歯の形態とバランスを整えることでもっと魅力的な笑顔になりました．歯の大きさが小さいことで隙間がある場合，ボンディングは最良の治療法かもしれません．しかしながら治療には原因となっている歯が何本もある場合があり1歯以上のボンディングが必要かもしれません．さもなければ1本の歯が大きくなりすぎてしまいます．この治療は，歯が少し挺出していて切縁がガタガタしている場合に最適です．

スマイル 101　事前に新しい笑顔がどうなるか確認することができますか？

　コンピュータイメージは何本ぐらいの歯の治療が必要でだいたいの結果を予測するのに役立ちます．もしコンピュータイメージの情報だけでは十分でないなら，自分の歯型に歯の色のついたワックスモデルを作ってもらえるように歯科医師に相談してみてください．きっといいイメージがつかめるはずです．もちろんワックスとボンディングは光の反射でかなり違います．でもこの"モックアップ"は最終結果のイメージをきっと与えてくれるはずです．また，仮歯用の材料で実際に歯にボンディングをしてもらうように歯科医師に頼んでみるのもいいかもしれません．きっとあなたの笑顔がどのように変わるのか，いいイメージが浮かぶことでしょう．

知っておくべきこと

接着は健康な歯にします
　歯周病または骨吸収はボンディングする前に必ず治療しなければなりません．このルールに唯一例外があるとすれば，信頼のおける歯医者さんが，スプリント装着と同時に抜けそうな歯を固定するときだけです．

予想
されること

ボンディングした歯はメインテナンスが必要です

　ボンディングは上顎にも下顎の歯にもできます．しかしボンディングは天然歯に比べ砕けたり欠けやすかったり，着色しやすかったりします．とくに下顎の前歯は咀嚼の影響を受けやすいので注意が必要です．ボンディングをしたら定期的なメインテナンスと修復が必要です．もしあなたがボンディングをしたのなら年に3〜4回歯科医でのプロフェッショナルクリーニングが必要です．でもたとえそうしたとしても5〜8年で修理と作り変えが必要になります．

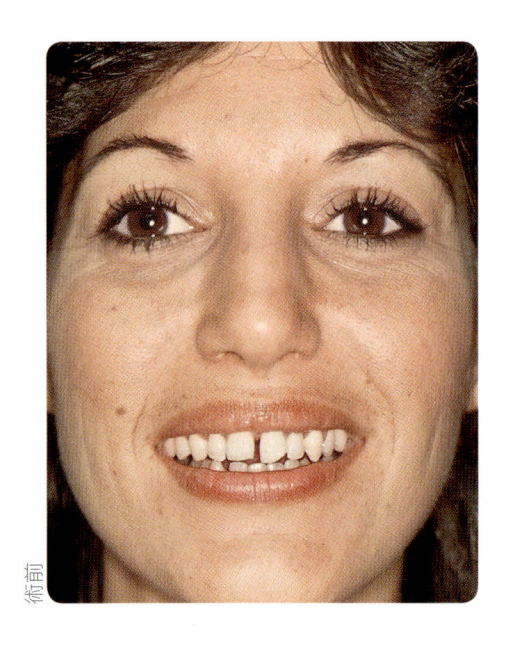

理想的な結果のためのいくつかの治療の併用≫この33歳の美容師さんは出っ歯と前歯のスペースが気になっていました．プラスチックブラケットを使った歯科矯正治療によって前歯は引っ込み隙間はなくなりました．歯科矯正治療だけでも彼女のスペースはかなり魅力的になりましたが，コンポジットレジン充填で歯の形を整えたことでその魅力はさらに倍増されました．あなたが一番すてきに見えるために時にいくつかの治療を組み合わせることが必要です．

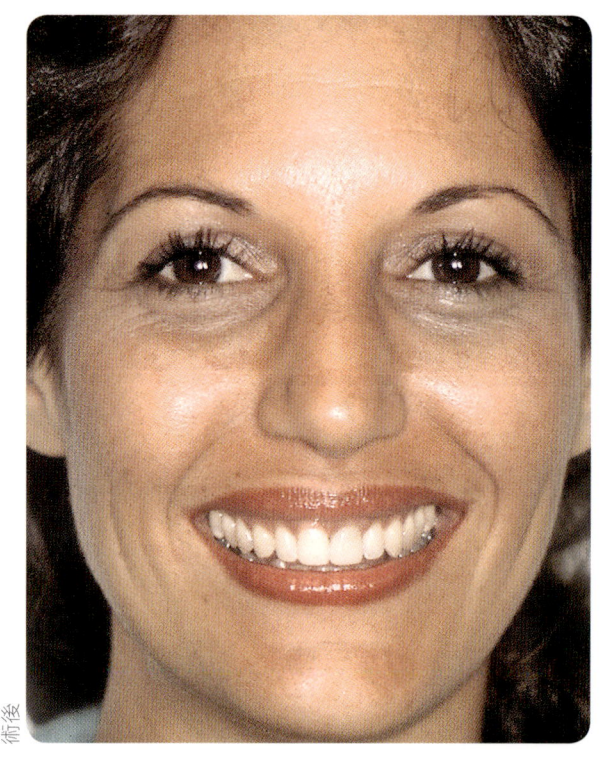

術前

歯科矯正治療

術後

5

78

解決策3　ポーセレンベニア

ポーセレンベニアは自分に適していますか？

ポーセレンベニアはボンディングに比べてより審美的な選択です．下記のような場合に，ポーセレンベニアは最良策となり得ます．

- ■審美性は料金よりももっと重要だと思う．
- ■エナメル質を削るのにあまり抵抗がない．
- ■ボンディングみたいに欠けやすいのは避けたい，できれば高価なクラウンと同じくらいの耐久性がほしい．

それは単なる頬笑み以上のものです≫ この22歳のウエイトレスは微笑むにはあまりにみっともなくて，このことは彼女の仕事にもかなりの影響を及ぼしていました．ポーセレンベニアとレジン充填で固定されたブリッジは歯をほとんど削ることなく治療できました（歯の形態を大きくしたり，周りにスペースがかなりある場合はこのようなことができます）．このことは，この若い女性の見た目や人生にも大きな変化をもたらしました．今彼女は卒後研修生として彼女の夢に向かってまた一歩近づいています．

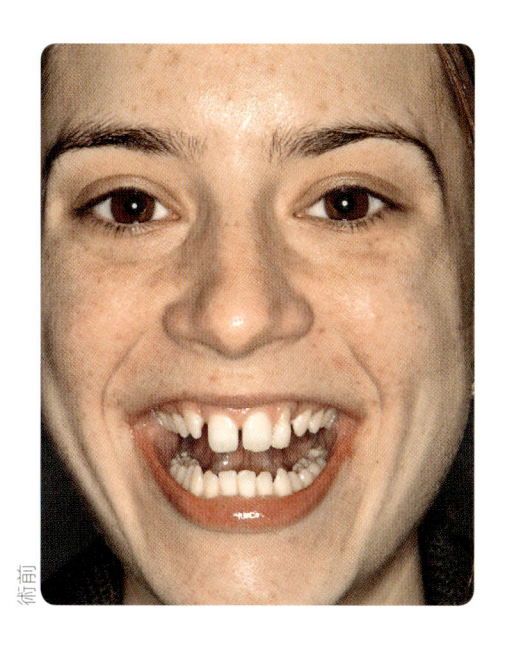

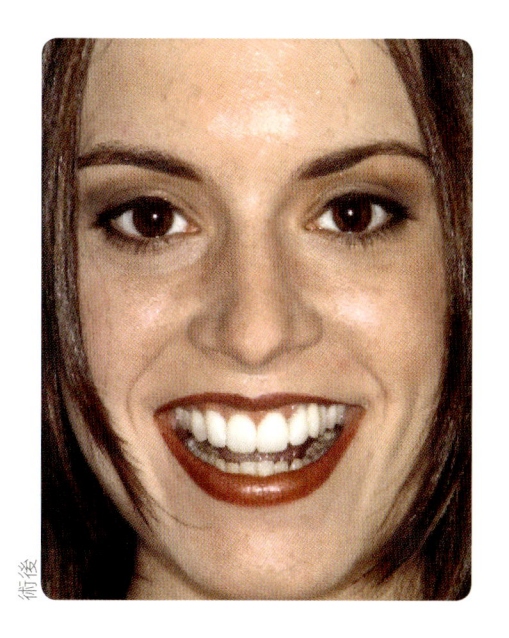

なぜポーセレンなのでしょう？

ボンディングがもっとも迅速な方法だったとしても，ポーセレンラミネートもまた選択肢の一つです．ベニアは少なくとも2回の受診が必要になります，明らかにボンディングに比べてコスト的にも割高ですが，歯の全体のバランスを整えることでは明らかに有利です．この方法はとくにスペースが均一でない場合に有効です．ポーセレンベニアを選択する他の理由としてはボンディングのようには着色しやすくないことです．

> どのように治療するか？
> 218, 219ページを参照

解決策 4　クラウン

いつクラウンが答えなのですか？

クラウンは美しい結果をもたらします（隙間を閉じ，ちょうどボンディングのように歯の色を明るくします）．しかし歯の隙間を閉じる場合にはあまり第一選択にはなりません．なぜでしょうか．それは天然の歯を削らなければならないからです．しかし，かなりダメージのある歯だった場合は上品に丁寧に彫りこまれることで，しばしば理想的な状態になります．

> どのように治療するか？
> 220～225ページを参照

クラウンは自分に適していますか？

ほとんどの場合，隙間の閉鎖には矯正かボンディングのようなより侵襲の少ない方法を選びます．しかしある条件ではクラウンは最良の方法になります．下記のような場合に，クラウンは最良策になり得ます．

- 歯にかなりダメージがある．
- 歯の形態や並びを積極的に変えたいか変える必要がある．
- 料金が高いことや，歯を削ることに抵抗がない．

予想されること

クラウン

ベニアやボンディングに比べてクラウンは費用や治療期間がかかります．クラウンはベニアやボンディングに比べて欠けたりしません．しかし再製作が5～15年以内に必要になります．

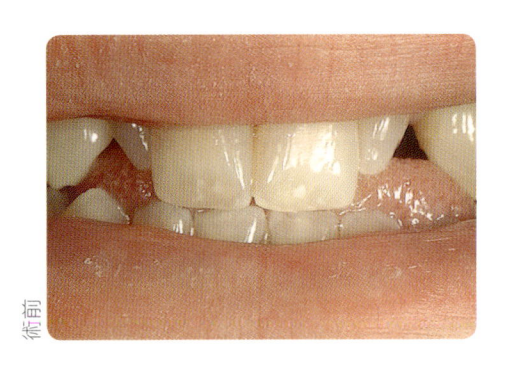

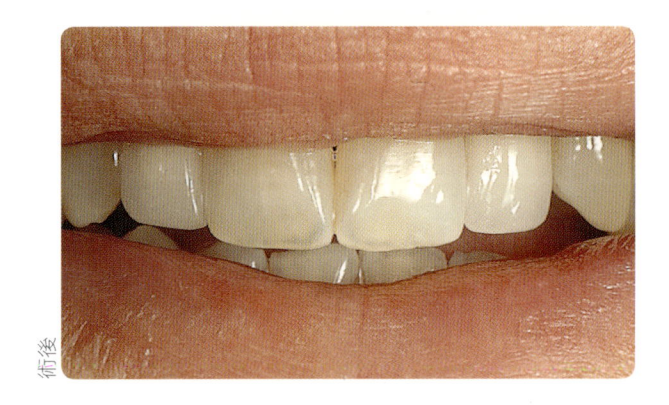

術前　　　術後

歯のサイズは大事です≫この35歳のセールスマンは側切歯が矮小歯で笑うと大きなスペースができました．彼はこれをひどく気にしていて，笑わないようにしていました．側切歯をクラウンで修復しスマイルラインは改善しました．似たような状況はポーセレンベニアやコンポジットレジン充填でもしばしば適用となりますが，歯の形態変化がより自然になります．

5

80

知って
おくべきこと

小さなスペースがあったほうが大きなクラウンよりいいのでしょうか？
　めったにないことですが，スペースがとても大きい場合，患者さんはクラウンの間に少しスペースが残るほうを好みます．もし完全にスペースを埋めるようにクラウンを作ると，クラウンは不自然で他の歯から浮いてしまいます．そういう場合はクラウンをセットする前に歯科矯正治療か何かでスペースを閉じておくほうがよいでしょう．他の方法としては他の歯も修復の治療計画に入れてスペースを閉鎖するように割り振るとよいでしょう．

巨大なクラウン：より醜悪です ≫ この若い女性は笑うと2本の巨大なクラウンがあり前歯のスペースを隠していました．この巨大なクラウンを小さくし歯科矯正治療によって新たに形成したスペースにセットしました．2本の新しいポーセレンクラウンは歯科矯正治療後彼女のスマイルをより魅力的にしています．

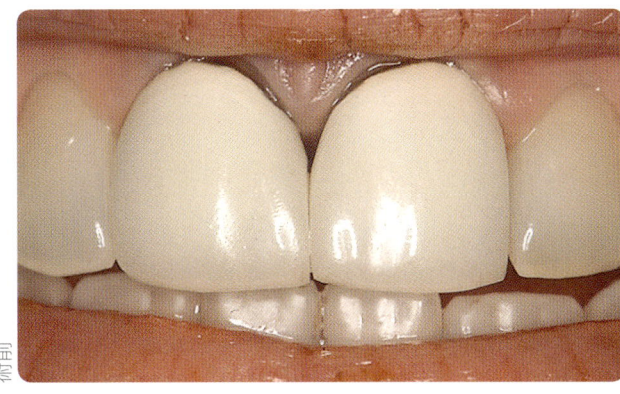

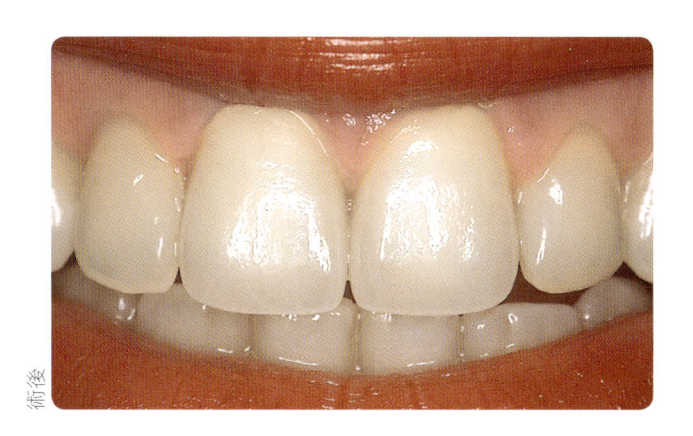

術前　　　　　　　　　　　　　　　術後

どの解決策があなたには最良？

	歯科矯正治療	ボンディング（レジン充填）
治療時間	6〜24か月（ほとんどの場合）	1回（1〜2時間）
メインテナンス	・毎日の歯磨きとフロス ・年3〜4回の歯科でのクリーニング ・半永久的に夜間の保定装置装着．少なくとも1週間に2〜3回 ・完璧な清掃にはウォーターピックの使用	・年3〜4回，専門家によるクリーニングを受ける ・前歯は噛まないよう注意，とくに固い物 ・毎日の歯磨きとフロス ・研磨や修理のために歯科医院を受診する（必要に応じて）
結果	歯の隙間が閉じる	ほとんど隙間は閉じて自然に見える
治療の寿命*	少なくとも1週間に2〜3回保定装置を使用すれば，一般的に永久的に持続	5〜8年（2〜3年に1回，歯科医院で再充填行う）
料金[†]	1,550〜7,500ドル 治療する歯の本数や装置による	1歯につき350〜1,800ドル
長所	・スペースクローズ ・保定装置を使えば永遠に持つ ・歯を削らない ・おそらく安価	・少しもしくは歯を削らない ・麻酔の必要がない ・可逆性の治療 ・ベニアやクラウンに比べ安価 ・歯の色を変えられる
短所	・長期間 ・後戻り（保定装置をしない場合） ・治療中に清掃が困難	・欠けやすく変色し易い ・治療が限定的 ・スペース閉鎖に余分な歯を足すことがある ・歯の幅が広くなる

*この推計は3歯学部での研究と保険会社の試算とともに著者の臨床経験を基にしています．治療の寿命は多くの原因によって異なってきますが，その原因の中には，あなたと歯科医師によってコントロールすることができるものもあります．

[†]費用は，治療の難易度と歯科的および医科的既往歴，患者さんの要求と期待度，そして歯科医師の技量によって異なります．なお，記載金額はアメリカでの治療費用です．

[‡]審美的な仮歯の作製のためには，さらに費用がかかります．

ポーセレンベニア	クラウン
2回受診（毎回1〜4時間） さらにかかる場合もある	2回（1〜4時間） さらにかかる場合もある
・年3〜4回，専門家によるクリーニングを受ける ・固い物を食べたりする場合特別なケアが必要．後方歯を使って，ベニアにねじれを与えない	・噛み切らないよう注意，とくに固い物や氷 ・毎年フッ素塗布 ・毎日の歯磨きとフロス
効果的に歯の隙間が閉じ，自然で磨かれている	歯の形態改善と隙間の閉鎖には最良の方法
スペシャルケアを行えば5〜12年	5〜15年（破折，歯肉の問題やう蝕と直接関係する）
1歯につき950〜3,500ドル	1歯につき950〜3,500ドル
・簡単にバランスよくスペースクローズ ・破損や着色がボンディングより少ない ・色落ちや光沢が落ちにくい ・クラウンに比べ歯を削らない ・ボンディングより長持ち ・歯肉の耐久性がよい ・色が変えられる	・審美的に形態が変えられ，隙間の閉鎖ができる ・歯をどのような明るさにもできる ・歯並びの配列を調整できる ・ベニアやクラウンに比べ安価 ・歯の色を変えられる ・ボンディングの2倍長持ち ・歯肉の耐久性がよい ・色が変えられる
・ボンディングより高価 ・欠けたり破損した際，修復が困難 ・エナメル質を多く削ると不可逆的 ・難しい咬合には不適応	・破損する ・麻酔が必要 ・歯を削る ・5〜15年で作り変えが必要 ・ボンディングより高価

6

わかって…

- 失った歯を補うのは なぜ重要なの？

- あなたの若々しい笑顔を どのように取り戻すの？

- インプラントはあなたに 必要な選択肢？

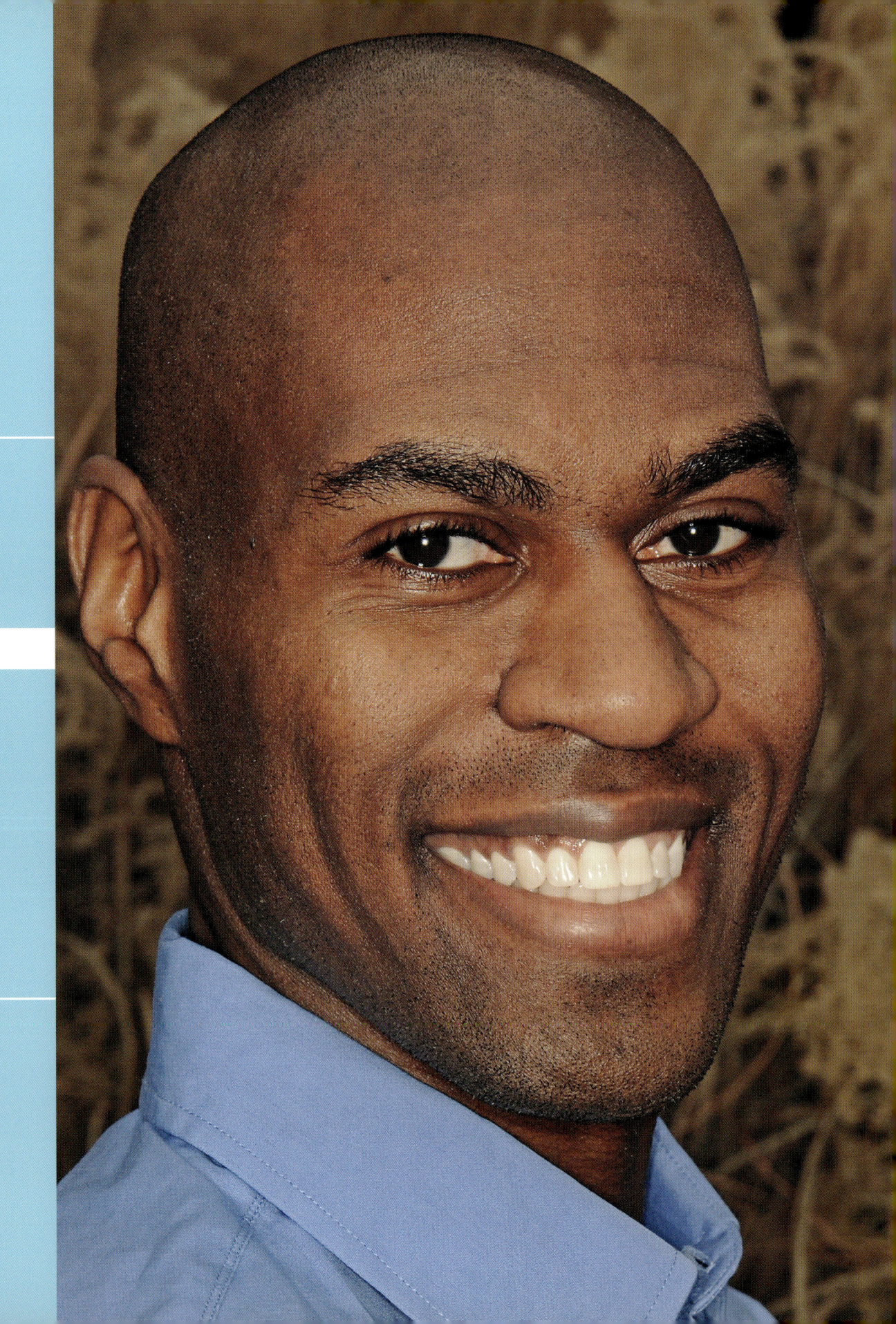

歯を失ってわかること

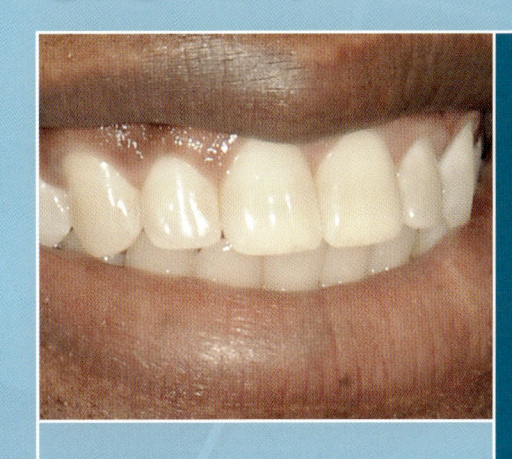

歯を失うと
すてきな笑顔を損ないます

　歯に対する美的条件の価値を過小評価してはいけません──たとえそれが口の奥にある臼歯でも，見えてはいないかもしれない喪失歯でできた隙間であっても，多様な問題を引き起こしかねません．たとえば，咬み合わせが変化したり，前歯のフレアーアウト，それによって起こる不必要な離開．変わった咬み合わせはまた，顔の特徴を壊しかねません．喪失歯や未修復歯が多ければ多いほど，シワを作り，早期老化を引き起こす可能性が高まるのです．もしもその喪失歯が最後方臼歯の場合のみ，修復されない場合もあります．

　もしあなたに喪失歯があるのならば，あなたのスマイルを完璧にするには4つのオプションがあります：固定式ブリッジ，可撤式ブリッジ，全部床義歯，インプラントです．状況によりますが，それぞれが好結果になります．

解決策1　固定式ブリッジ

"固定式ブリッジ"とは何か？

固定式ブリッジ（固定架工義歯とも呼ばれる）は，以前は歯や歯肉の欠如への置換として用いられました．ブリッジは隣在歯とつなげられ，固定されるものです．その下部の基礎構造は，陶材や金属によっても作られますが，修復物は一般的にはポーセレンです．

> どのように治療するか？
> 226，227ページを参照

専門家の助言　あなたの身長は？

もし，あなたが平均よりも背が高い，または低いならば，オールセラミックブリッジが一番良い選択かもしれません．他人がもしあなたを上方，または下方から見るとすると，金属のブリッジは目立ってしまう可能性があるからです．

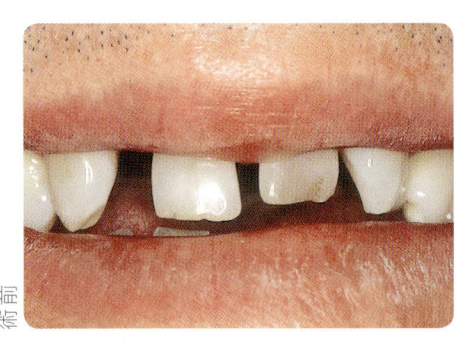

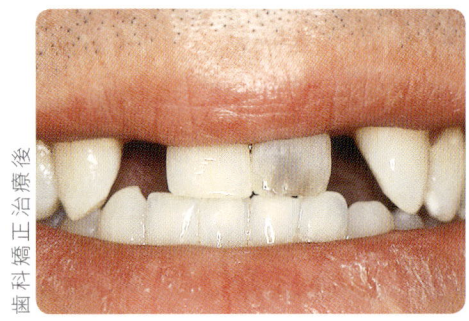

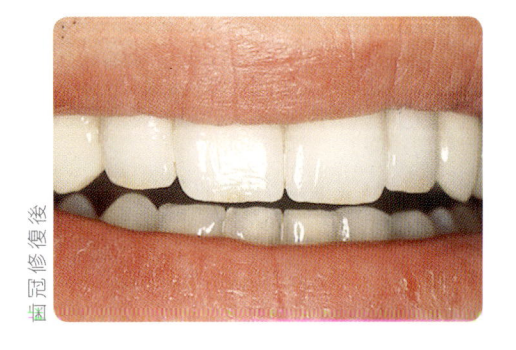

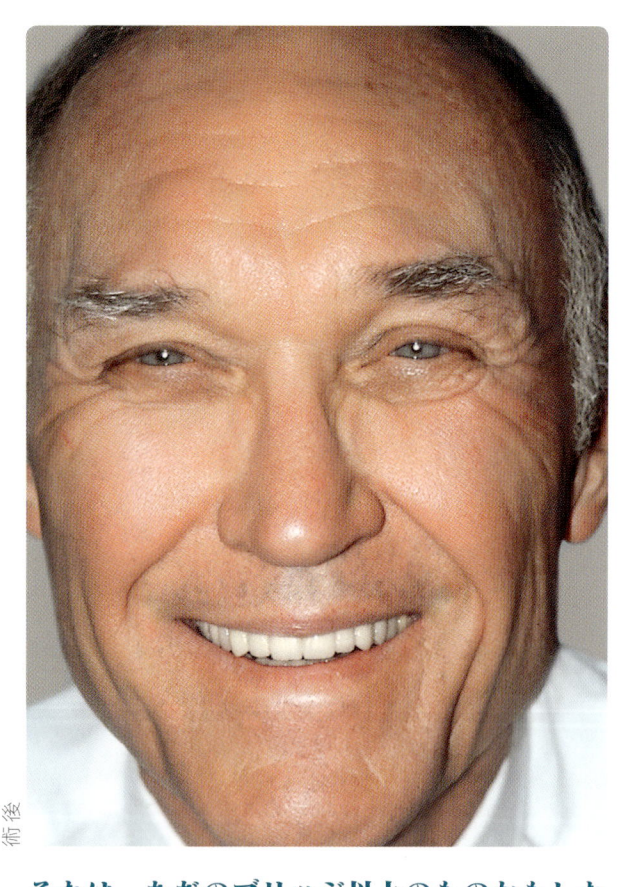

術前

歯科矯正治療後

歯冠修復後

術後

それは，ただのブリッジ以上のものかもしれない ≫ この50歳の男性は，彼の外見をより良くすることを希望しました．しかし，欠如した側切歯，不規則な歯間空隙は，修復治療を行う上で厳しい状況を作っています．この患者さんは，すでに16か月に及ぶ歯冠色ブラケットを用いた矯正治療を受けています．適切なスペースはバランスの良い修復を上顎前歯に施すことを可能にします．最終的な治療は，固定式ブリッジ，上顎前歯のポーセレンベニア，下顎前歯のオフィスブリーチングによりなされます．この患者さんにおいては，複合的な治療がバランス，審美，機能面において貢献するといえます．

固定式ブリッジは自分に適していますか？

　一般的にいえば，もしあなたが歯を失い，そしてそこに十分な骨があるのならば，インプラントが最良策な場合がほとんどです．しかし，以下の場合は固定式ブリッジのほうがよい選択肢かもしれません．

- インプラントをする上で，経済的または健康的な制限があるとき．
- 可撤式のものよりもたいてい長持ちし，外観や装着感が良い治療法の選択肢を望むとき．
- 隣在歯をブリッジの支台として用いても構わないとき．

予想されること

ブリッジは，フロスの仕方で変わる

　欠如歯が修復されて，支持のためにブリッジになったことを覚えておくことは重要なことです．これは，コンタクトにフロスを通すことができないということになります．代わりに，フロス通し器を用いる必要があり，それにより，欠如歯の下や歯と歯の間をフロスすることが可能になります．

スマイル 101　ブリッジは，どのくらい自然に見せられる？

　すばらしい審美歯科医師でさえ，ブリッジを作る際に人工歯をいかに自然に見せるかという問題に直面します．実際に歯肉から萌出した個別な歯に見えるようにそれらを作ることは困難です．どんなに経験豊富な歯科医師や，歯科技工士も，こういった問題を解決するのに苦労することが時おりあります．

知っておくべきこと

金属 VS セラミックフレームワーク

　ポーセレンは，貴金属または非貴金属に接着することができます．ゴールドのような貴金属は一般的に高価ですが，いくつかの非貴金属の中には変色するものもあるし，もしポーセレンが完全に金属を覆っていないときには周りの歯肉にわずかな暗い線を残すこともあります．さらなる透明感や自然観を出すために，ジルコニアや他の超硬歯冠色セラミックが代わりに用いられることもあります．これらの新しいセラミックブリッジは，さらなる強度と審美性を提供します．

知っておくべきこと

従来型固定式ブリッジ

長所
- ▶長期経過良好
- ▶清掃簡易性
- ▶咬合改良可
- ▶隣在歯と対合歯の動揺を予防可能

短所
- ▶可撤式ブリッジよりも高価
- ▶延長ブリッジや接着レジンブリッジと比べて歯質削合量が多い
- ▶骨や歯肉の消失量によっては，より自然な外観を得ることが困難

予想されること

従来型固定式ブリッジ

　従来型固定式ブリッジによって，審美的な結果を得ることができます，なぜならその歯は金属露出のないクラウンによって，欠如歯の隣在歯を支持としたブリッジを必要とするからです．しかしながら，固定式ブリッジで欠如歯を補うときに，上下の歯にポーセレンのための適切なスペースがなくてはなりません．必要とあらば，歯冠長延長術(crown-lengthening)や，歯科矯正治療によって必要なスペースをつくることもできます．

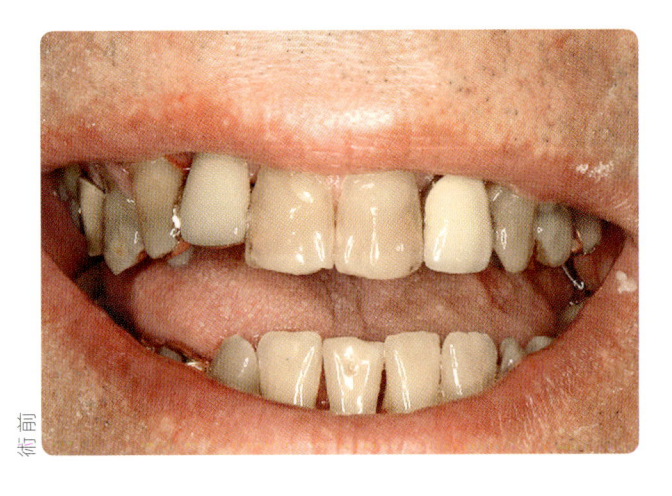

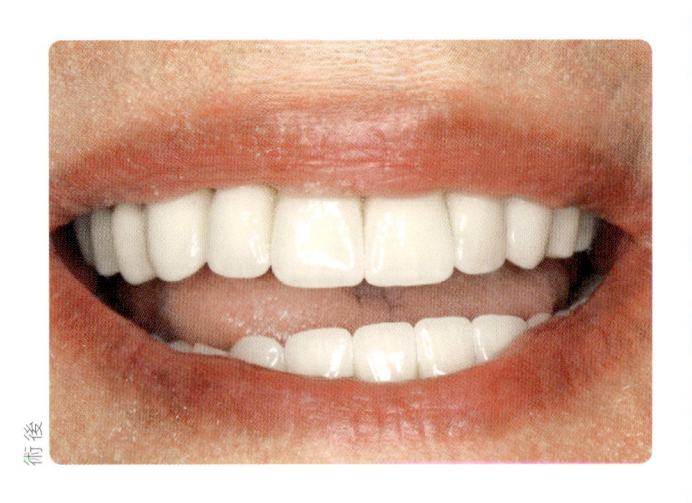

術前　　　　　　　　　術後

歯医者に行く時間がない≫このとても成功しているビジネスマンは，まったく自分の歯に気を配る時間がなかったとみえます．彼の献身的な妻による長年の努力によって，彼の笑顔を改良する説得がなされました．従来型固定式ブリッジやフルクラウンによって，彼の笑顔は永遠のものになりました．人生を変えるような笑顔の改良の裏では，配偶者がその動機の要因になっていることも珍しくはありません．

スマイル 101　固定式延長ブリッジとは？

　延長ブリッジは，一方の隣在歯に連結して作るもので，それゆえ，連結に使われる両隣在歯が使用不可能な場合の選択肢でもあります．固定式延長ブリッジは，従来型固定式ブリッジよりも少ない歯質削除量ですむため，保存的な治療法といえます．また，審美的結果も同じくらいか，もしくはそれ以上のものを得ることができます．さらに，従来型固定式ブリッジよりも安価でもあります．しかしながら，長期的経過はたいていそれほどよくありません．

知っておくべきこと

固定式延長ブリッジ

長所
- ▶より少ない歯質削除量
- ▶従来型ブリッジよりも安価
- ▶歯間により自然な距離感を得ることが可能

短所
- ▶より少ない構造的支持
- ▶咬合が完全に保たれていないと，大きな回転力は修復歯にダメージを与える

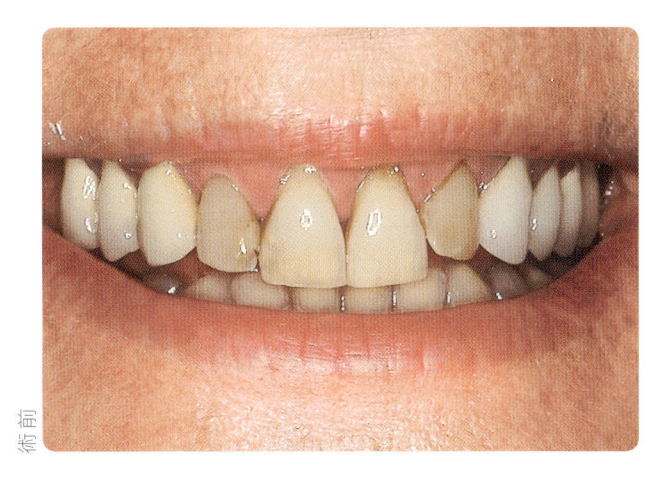

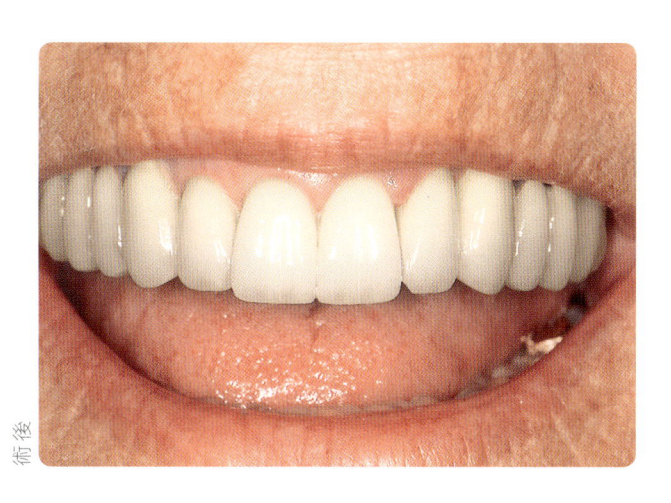

術前　術後

機能を伴う復元構造 ≫ この患者さんの上顎臼歯は，歯周病により抜歯されました．付け加えると，この方は前歯の変色も気に入っていませんでした．12歯連結の延長ブリッジが作られ，欠如した両側第一大臼歯だけではなく，患者さんが長い間求めていた笑顔も与えることができました．

知って
おくべきこと

接着ブリッジ

長所
▶ 従来型ブリッジに比べ安価
▶ 麻酔の必要がない
▶ 咬合の改善可能
▶ 少量もしくはまったく歯質切削不要

短所
▶ 歯の形態と大きさの変更可能度が小さい
▶ 歯肉退縮が修復歯周辺に起こりうる，また歯間にスペースを残すこともある
▶ 歯が薄い場合，金属による裏打ちが透けて見える可能性がある
▶ ブリッジが接着される歯が良い状態になければならない
▶ 固定式従来型ブリッジに比べずっと剥がれやすい
▶ 従来型ブリッジほど長持ちしない可能性がある

スマイル 101　接着ブリッジとは？

　固定式ブリッジで他のタイプのものが，接着ブリッジで，"メリーランドブリッジ"とも呼ばれます．修復歯は，メタルフレームによって隣在歯にレジンセメントを用いて接着されます．隣在歯がまだ損傷を受けていない天然歯で，よい状態にある場合は，このようなタイプの修復がよい選択肢かもしれません．しかし，もしも隣在歯に審美的な問題がある場合などは，従来型のブリッジが考慮されるべきです．

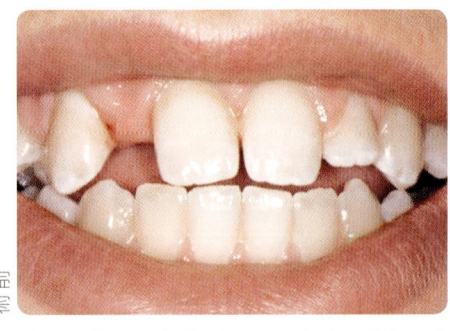

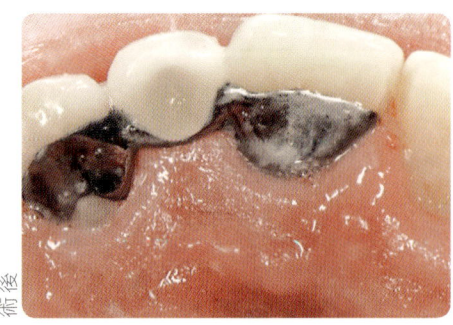

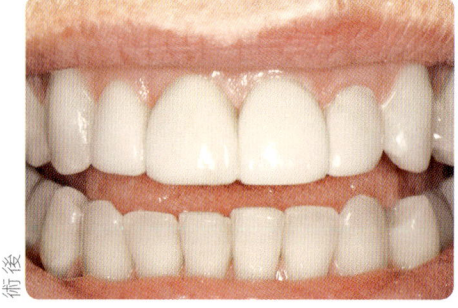

術前　術後　術後

インプラントをするにはまだ早い？ ≫ この10代の患者さんは，最終的に欠如歯にインプラントをしたいと思っていましたが，診断結果は，彼がもう少し年をとるまでインプラントの埋入は延期することとしました．そして，接着ブリッジがその間セットされました．ブリッジは，両隣在歯の内側に連結され，それゆえ，この過程では隣在歯のほとんど，もしくはまったく歯冠形態を失いませんでした．正しく選択され，セットされた接着ブリッジは，欠如歯に対してとても審美的，かつ保存的な治療選択肢です．

解決策2　可撤式ブリッジ

可撤式ブリッジとは？

固定式ブリッジのように，可撤式のブリッジ（可撤式部分床義歯とも呼ばれます）が欠如歯や歯肉に置換され，隣接（近隣）の歯に連結します．しかし，それらはセメントによって接着してセットされるものではないため，撤去可能です．可撤式ブリッジには，従来型と精密アタッチメントの2つの基本タイプがあります．ともに，この章で論じています．

> どのように治療するか？
> 226, 227ページを参照

専門家の助言　長期的経過を視野に入れよう！

しばしば患者さんは，安価だという理由で固定式ブリッジよりも可撤式ブリッジを選択します．しかしこれは必ずしも利口な選択とは限りません．なぜなら，可撤式ブリッジは長期経過が良くないからです．さらに，可撤式ブリッジはしばしば不必要な摩耗や裂傷を隣在歯にもたらす原因にもなります．

スマイル101　欠如歯をそのままにしておくことはない！

歯科医師は，歯を抜いた当日にでも，自然に見える暫間ブリッジを作ることができます．しかし，暫間ブリッジは比較的長期経過の見込みがよくないので，抜歯の傷が治りしだい，最終的なブリッジを入れるべきです．

予想されること

可撤式ブリッジの構造

可撤式ブリッジのフレームワークの多くが，強い強度と耐変色性のある銀色をした非貴金属で作られています．アクリルレジン歯または陶歯が，このフレームワークに歯肉色のプラスチックを用いて連結されており，可撤式ブリッジを可能な限り自然に見えるように作られています．

知っておくべきこと

従来型可撤式ブリッジ

長所
- ▶欠如歯修復のなかでは比較的安価な方法
- ▶欠如歯修復によって均一な咬合や咀嚼能率に有利
- ▶隣在歯や対合歯の移動を防ぐ

短所
- ▶クラスプによって支台歯への摩耗や圧力を与える原因になりえる
- ▶審美的な選択肢ではない，とくにメタルのクラスプを用いたときは不良

予想されること

従来型可撤式ブリッジ

　従来型可撤式ブリッジはメタルクラスプによって隣在歯に連結されます．笑ったときに，このメタルクラスプが露出するとなると，結果的には審美的に満足のいくものにはならないものになり得ます．このようなケースでは，精密アタッチメント可撤式ブリッジが次に検討するべき方法になります．もし，クラスプを隠すためにこの精密アタッチメント法を用いることができない場合は，柔軟性のある歯冠色クラスプを用いた可撤式ブリッジでの欠如歯修復によって代用することも可能です．覚えておいてほしいのですが，このクラスプは従来のメタルクラスプと同じような支持・安定を提供することはできませんし，また，このブリッジは数年おきに作り変えなくてはなりません．

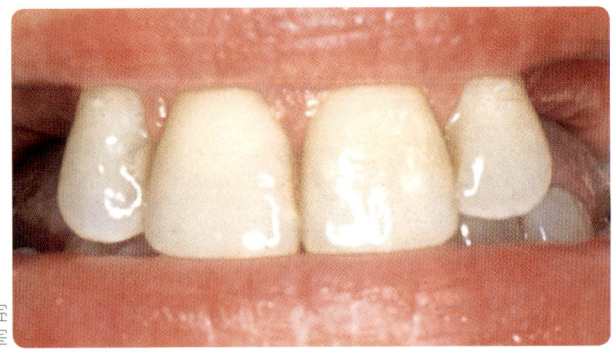

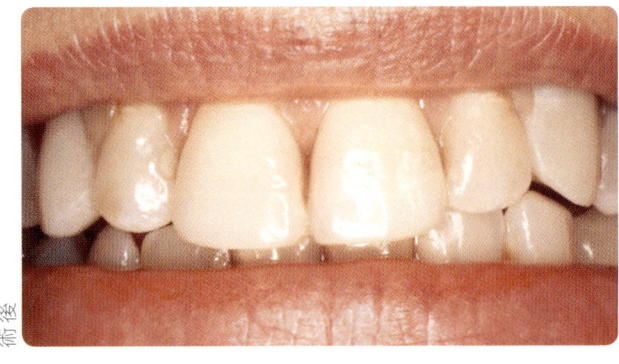

術前／術後

笑顔を保つための暫定解決 ≫ この女性は上顎の奥の歯を多数失いました．彼女はその欠如歯によるスペースを隠すために笑わないようにしていました．固定式ブリッジを用いる（金銭的）余裕がなく，しかし可撤式ブリッジで笑ったときにメタルクラスプが露出するのも嫌でした．そのようなとき，歯冠色クラスプを用いた可撤式ブリッジが審美的な暫間解決法として供給されました．もっとも最終的には審美的で長期的経過の良い結果として，インプラントまたは固定式ブリッジに置き換えられるべきです．

| スマイル 101 | **精密アタッチメントとは何か？** |

　もし従来型可撤式ブリッジのメタルクラスプがみられるのに不服があるのならば，精密アタッチメント可撤式義歯が適しているかもしれません．それには，後方にアタッチメントの付いたクラウンを隣在歯にセットする必要があります．精密アタッチメントを含んだ可撤式ブリッジは，金含有合金に陶歯またはアクリル歯を組み合わせたものでできています．さらに，従来型ブリッジよりも高価ではありますが，精密アタッチメントブリッジはより良い審美的結果をもたらします．

知っておくべきこと

精密アタッチメント

長所
▶クラスプは隠れている
▶優れた保持力

短所
▶従来型ブリッジよりも高価
▶アタッチメントの破損・すり減りの可能性
▶より多くの歯質切削量を伴う

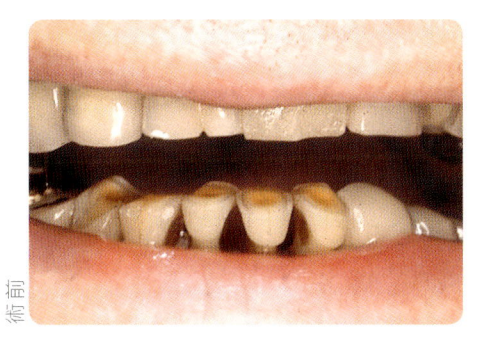

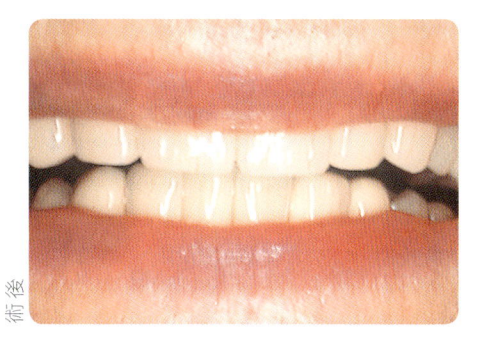

術前　　術後

精密にするために≫この75歳の大企業の社長は，上下の歯列に摩耗がありました．残りのすべての歯にはクラウンが被せられ，精密アタッチメント可撤式ブリッジで全顎的に再構築されました．適度な長さのある前歯にすることによって，どれだけ若く，魅力的に見えるか気づいたでしょうか．

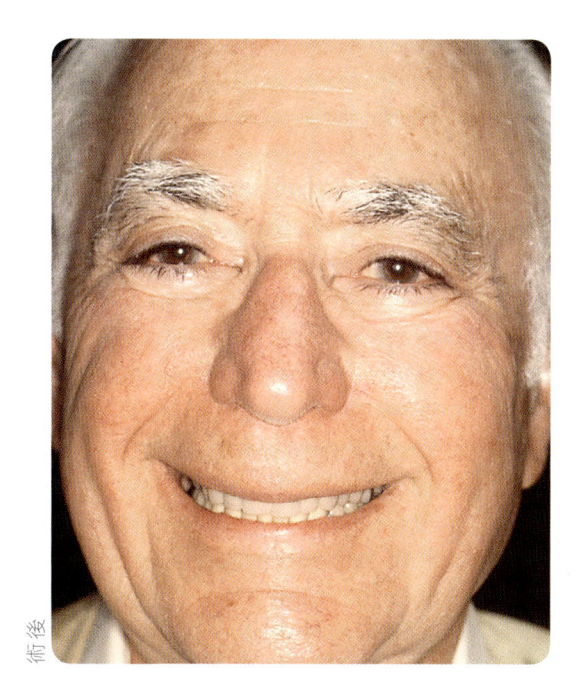

術後

解決策 3　全部床義歯

全部床義歯とは何か？

　全部床義歯とは，あらゆる欠如した支持組織（歯肉と骨）と同じように（上顎あるいは下顎）歯列のすべてを置換した可撤式補綴物です．従来の全部床義歯は，歯をすべて失った患者さんまたは残っている歯をすべて抜かなければならない患者さんのために考案されたものです．オーバーデンチャー（全部床義歯のひとつで，残存歯やインプラント上に装着したもの）もこの章で論じられています．

全部床義歯は自分に適していますか？

　全部床義歯は，すべての歯を失った患者さんに審美的な解決策として用いられます．下記のような場合に，全部床義歯は最良策になり得ます．

- より若々しい外見を手に入れたい．
- インプラントの適応症ではない．
- リライン（義歯床粘膜面材料の置き換え）や作り変えを要しても構わない．
- 一番安価な方法で修復したいと考えている．

予想されること

全部床義歯

　全部床義歯には良し悪しがあります．ひとつは，歯科医師は患者さんの望むような笑顔をたいていはかなえることができます．一方，歯を失うことでそれまでのランドマークも失い，かつてどのような状態だったかの記憶も失います．忍耐強く，あなたの願う笑顔を得る手助けをしようとしてくれている歯科医師の患者さんになり作業を行ってください．さらに，義歯は天然歯と同じように摩耗していくことを覚えておいてください．もしもその得られたフェイシャルサポートや状態を保ちたいのならば，いずれは義歯のリライン，または作り直しが必要になってきます．

外科手術なしでフェイスリフトを得る≫歯があり，それらが正しい位置にあるとき，口唇と頬は適したサポートにあります．しかし，もし歯を失い，それを修復しないでいると，顔の組織の一部のサポートも失います．全部床義歯の第一の利点のひとつに，口唇や頬のサポートを保持する能力があります．よく作られた全部床義歯セット後にこの患者さんが，どのくらい顔が若返ったかは見てとれるでしょうか．

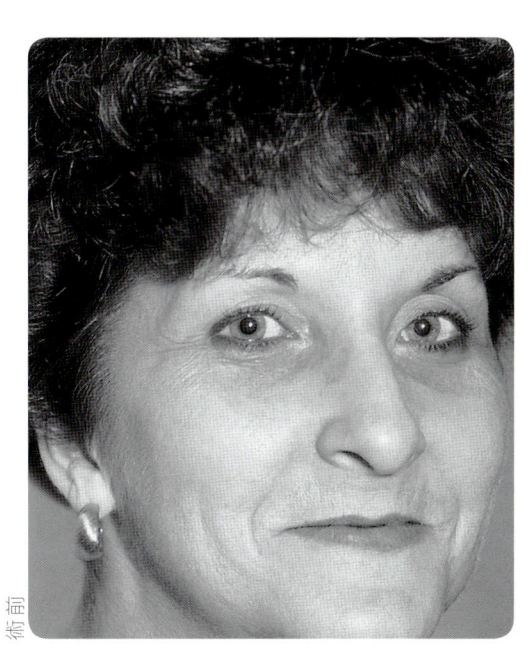

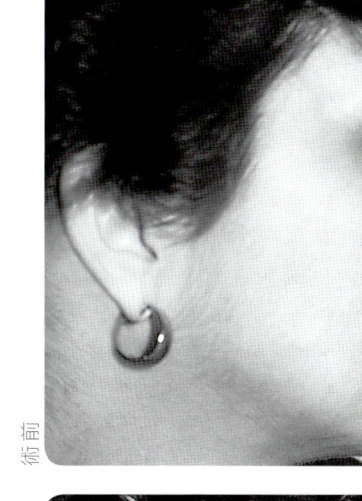

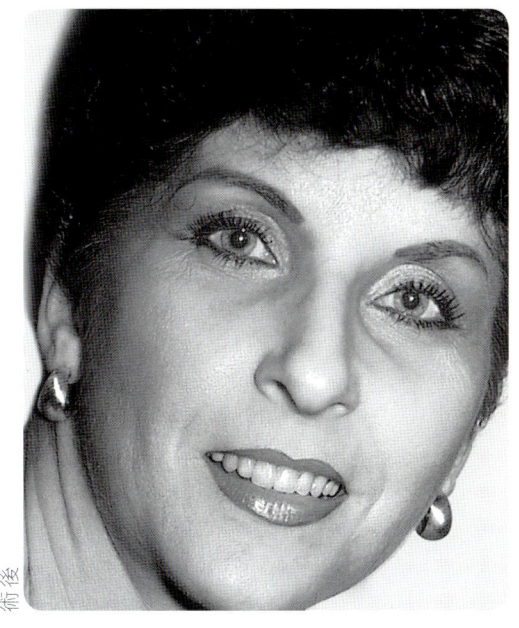

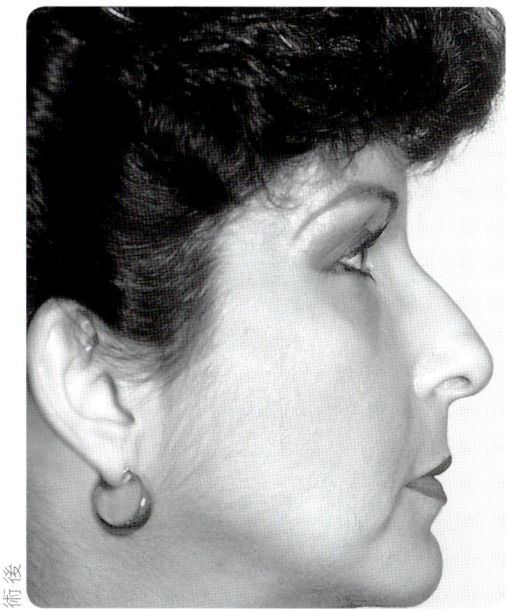

知っておくべきこと

オーバーデンチャー

長所
- ▶歯根を残せる
- ▶咀嚼能力が向上する
- ▶普通の義歯と比較して適合が良く，保持率が高い
- ▶顎堤粘膜支持の負担が少ない
- ▶全部床義歯への良い推移を提供する
- ▶患者さんの触感を保持できる

短所
- ▶アタッチメント破損の可能性
- ▶従来型義歯よりも高価
- ▶固定式ブリッジや，部分床義歯よりもよりかさばる

スマイル101 オーバーデンチャーとは何か？

全部床義歯のようなオーバーデンチャーは歯列弓全体に調和するように作られています．しかし，それはまだ抜く必要性のない残存歯を持つ患者さんや，インプラントを埋入する予定の患者さんに用いられます．その残存歯や，切削歯またはインプラントがオーバーデンチャーの支持を助ける目的で使われます．これは従来型全部床義歯に比べると高価な選択肢ですが，審美性以上のものをコントロールでき，さらに強い咬合面と著しく大きい保持力を提供します．

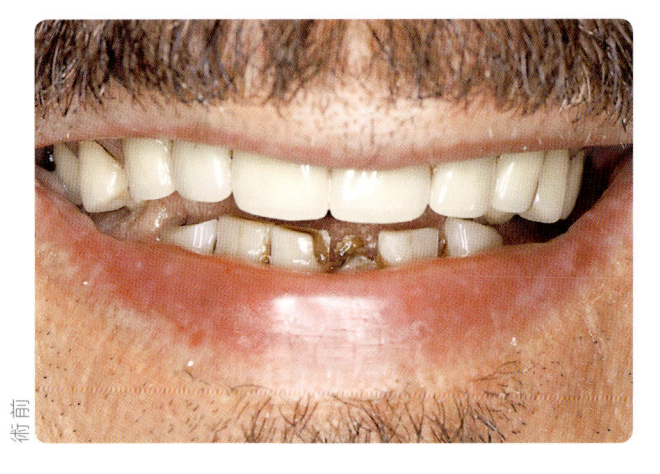

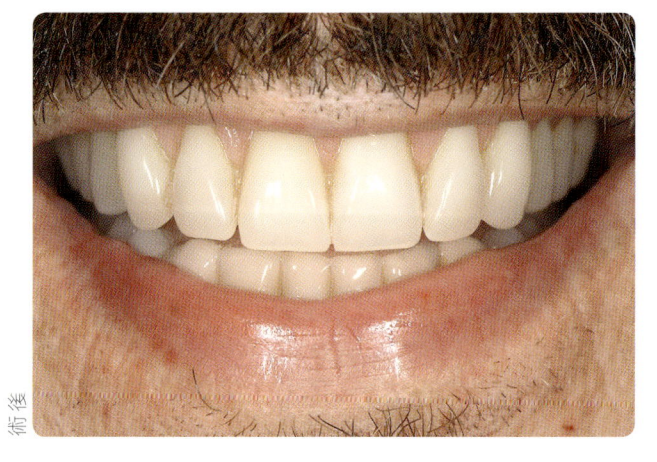

若く，健康的な笑顔と常に対抗意識を持とう≫この66歳の秘書は，彼の業界で競争意識を保つために，若く健康的な外見を必要としていました．彼がほしかった若い笑顔を提供し，義歯の支持を得るために効果のあるインプラント支持のオーバーデンチャーを治療法として選びました．

知っておくべきこと

歯を失う

　打撃をこうむった歯は、再植することができないと思いこまないでください。アメリカ歯内療法学会によって規定された下記の指示には、歯を失った際にとられる処置の手順の概要が記されています。親や教職員、またはスポーツにかかわる職員はとくに、この情報を常に携帯するべきです。

1．歯を見つけるまでのあいだ冷静を保つ．
2．やさしく歯を拾い，歯根部ではなく歯冠部分を注意深く取り扱う．
3．歯についている余計なものをやさしく取り除く．歯を擦ったり，いかなる清掃用具も用いない．
4．歯に破折がないかを確認し，もしなければ慎重にその歯をもとの抜歯窩に戻すか，グラスに入れた牛乳の中に入れておく．ほかにも，これらの抜けた歯を湿らせておく専用の商品も販売されている．もしどちらも可能でなかったら，頬の内側に置いておく．水には絶対に浸さないこと！
5．できれば30分以内で，歯科医師にできるだけ早くみてもらう．

> **専門家の助言　歯がない状態を見られるな！**
>
> 　もしあなたがすべての歯を抜いて，全部床義歯を入れることになったら，即時義歯を考えてください．その利点は，歯がない状態をさらさないでいられるということにあります．また，即時義歯を入れることで，治癒時の顎堤を保護し，最終義歯に移行しやすくします．

予想されること

即時義歯

　この治療は記録を作るために，前もって来院する必要があります．技工所は前もって，あなたが今持っている天然歯の状態，もしくはもし改善したいのなら，そのような色，歯列で複製した予備全部床義歯を作ります．その次の来院時に歯を抜き，即時義歯を装着します．なぜなら歯肉はいずれ収縮するので，どちらにしろ将来的にリラインか，または新しい義歯が必要になるからです．

解決策 4　インプラント

口腔インプラントとは何か？

口腔インプラントとは，天然歯の歯根の代わりに植立される金属あるいはセラミックスの装置です．骨にインプラントが植立された後，人工歯冠がそれらに付けられ，天然歯の外観と通常の機能が付与されます．インプラントが自分に合っているかどうかは，インプラントがどこに埋入されるか，どんなタイプの骨質と骨量が顎骨にあるか，どんなデザインの修復物がインプラントに設置されるかによります．

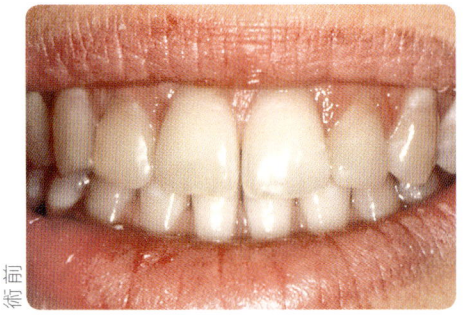

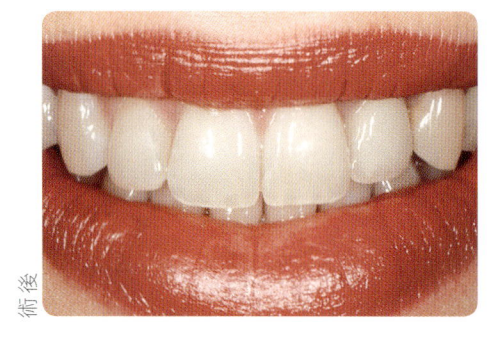

> どのように治療するか？
> 228〜230ページを参照

新しいものと同じくらい良い ≫ この患者さんは，上顎左側側切歯を自動車事故によって破折しました．その歯は抜歯され，インプラントが埴立され，メタルボンドクラウンで修復されました．さらに，すべての歯はホワイトニングされ，右側側切歯にはポーセレンラミネートベニアが装着され，患者さんには，美しい自然な笑顔が与えられました．

術前／術後

専門家の助言　義歯喪失にうんざり

多数にわたる喪失歯のある患者さんにとって，十分な骨が存在するならばインプラント治療から恩恵を受けることもできます．もし摩耗した固定式あるいは可撤式ブリッジ，または総義歯が入っていたとしても，あなたはまだインプラントの良好な適応者かもしれません．インプラントは，喪失歯あるいは適合性の悪い義歯を持つ患者さんへの，すばらしい固定源になり得ます．

インプラント治療の経験豊かな歯科医師を見つけよう

　もしあなたがインプラントを考えているのならば，すべての治療オプションを歯科医師と話し合いましょう．質問することや，セカンドオピニオンを求めることをためらってはいけません．インプラント治療は複雑で，すべての歯科医師が行っているわけではありません．最良の治療を受けたいと願うならば，経験豊かな歯科医師を選ぶことです．

知っておくべきこと

ホームケアは重要です

　インプラントが"本物"の歯でないからといって，口腔衛生の重要性が低くなるわけではありません．インプラント周囲にプラークがたまると，歯肉の炎症を引き起こし，そのうち歯の周囲の骨まで失ってしまいます．それゆえに，1日2度の清掃はたいへん重要です．歯科医師があなたの状態に合った最良の手入れの方法を提供してくれるでしょう．

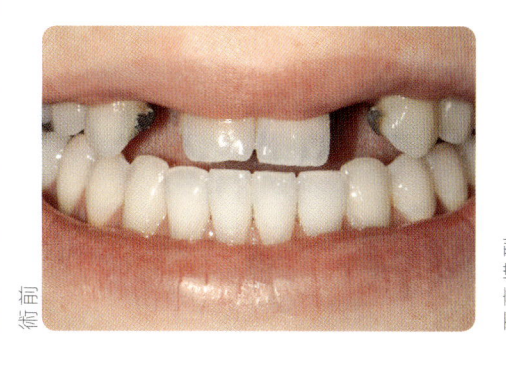

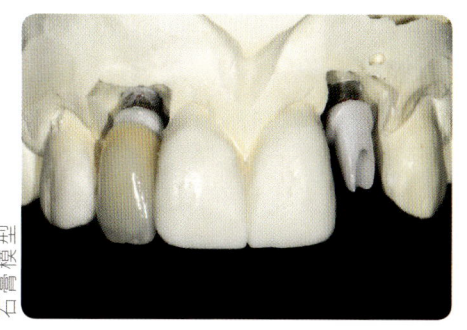

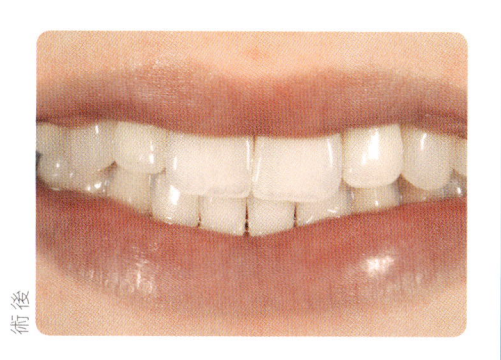

インプラントの美 ≫ この患者さんは両側切歯を失いました，しかし固定式ブリッジで修復したくありませんでした．中央の写真は石膏模型上のジルコニアアバットメントと，最終クラウンの一つを示しています．インプラント上の2つの最終クラウンと，両中切歯と両犬歯上の4つのポーセレンベニアによって，どれだけ自然な笑顔が出来上がったか注目して下さい．

どの解決策があなたには最良？

	固定式ブリッジ	可撤式ブリッジ
治療期間	2〜4週間	2〜4回の来院
メインテナンス	ブリッジの下をフロスで毎日清掃	・従来型；食事の後，はずして清掃 ・精密アタッチメント；通常どおり清掃し，装着する
結果	審美的な修復	・従来型；もっとも安価な欠如歯修復法 ・精密アタッチメント；従来型可撤式ブリッジよりも審美的
治療の寿命*	・従来型または延長型；5〜15年 ・接着ブリッジ；5〜10年	5〜10年
費用†	・従来型または延長型；950〜3,500ドル（1歯につき） ・接着ブリッジ；650〜2,500ドル（1歯につき）	・従来型；850〜3,500ドル（1歯につき）またデザイン・材料により異なる ・精密アタッチメント；950〜5,000ドル（1歯につき）
長所	・より天然歯に近い感覚 ・もっとも審美的になり得る ・隣在歯，対合歯の移動を防ぐ手助けになる ・咬合を改善できる ・接着ブリッジ：隣在歯の切削を避けられる	・経済的な歯冠修復方法 ・修理が容易
短所	・連結された歯のうちの一つがダメになったら，ブリッジすべてを変えなくてはいけない ・陶材の欠けや破折時に修復が困難な場合がある ・麻酔を必要とする	・隣接歯への摩耗や外傷が起こり得る ・固定式ブリッジのように審美的にならないことがある ・精密アタッチメント；連結部の破損あるいは摩耗が起こり得る

*この推計は3歯学部での研究と保険会社の試算とともに著者の臨床経験を基にしています．治療の寿命は多くの原因によって異なってきますが，その原因の中には，あなたと歯科医師によってコントロールすることができるものもあります．

†費用は，治療の難易度と歯科的および医科的既往歴，患者さんの要求と期待度，そして歯科医師の技量によって異なります．なお，記載金額はアメリカでの治療費用です．

‡審美的な仮歯の作製のためには，さらに費用がかかります．

総義歯	インプラント
2～5回の来院	・外科的埋入；約1時間（各インプラント） ・治癒；下顎-約3か月　上顎-約6か月 ・二次手術（必要ならば）；30～60分 ・即時荷重；2時間またはそれ以上（各インプラント）
義歯の着色を防ぐために食後は取り外して清掃する	毎日フロス，ホームケアを行う 3～4か月ごとに修復物検査を受ける
審美的に満足のいく結果を得ることは可能	・自然な外観を得ることが可能 ・良好な咬合機能が得られる
5～10年；人工歯破折の可能性あり（しかし修理は容易），使用期間中もリライニングが必要になる可能性がある	不明瞭な感染が起こらなければ，修復物への予測寿命は他で述べられたものと同様（クラウンは5～15年）
525～5,000ドル（各義歯）（特別な"審美的"義歯にはこれの2～3倍の価格になる可能性がある）	985～2,800ドル（1インプラントにつき）（加えてクラウンの価格）
・とても審美的になり得る ・若々しい外観を手に入れられる ・口唇，頰のサポートが得られる ・言語行動が改善できる	・天然歯に一番近い状態が得られる ・隣在歯の切削を避けられる ・天然歯と同じようにフロスができる ・骨の保存を助ける ・40年以上のインプラントで95％に近い成功率を得ている
・咀嚼効率が劣る ・保持力に問題がでる可能性あり ・メインテナンスの必要性 ・5～10年ごとに作り変える必要性あり ・場合によっては言語行動を妨げる	・3～7％失敗の確率がある ・セラミックインプラントは破折する可能性がある ・アバットメントスクリューが緩むあるいは壊れる可能性がある ・麻酔が必要となる

7

わかって…

・矯正ブラケットなしに，あなたの
スマイルをより良くするには？

・歯科矯正治療が
第一選択なのは，いつ？

・新しい目立たない
矯正ブラケットとは？

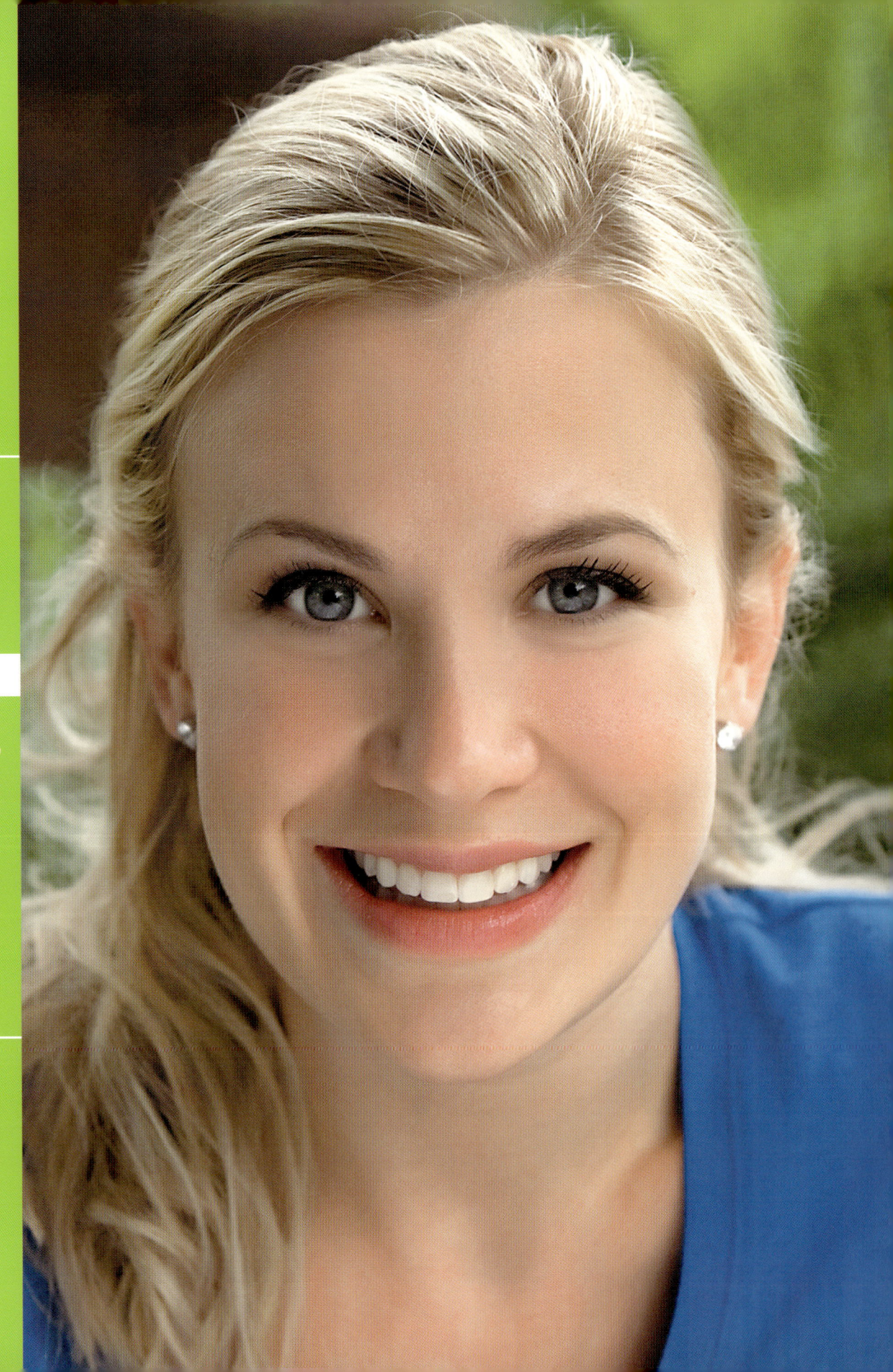

きれいに並んだ歯並びで正しいスマイルを

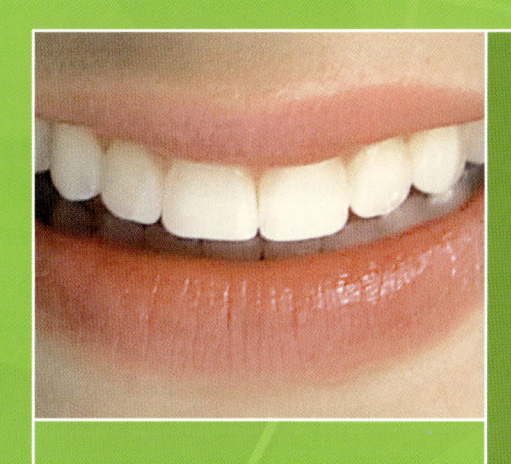

いやなスマイルで
一生を過ごす
必要はありません

決して美しくないもの，とくに，平坦に並んでいない歯は，憂鬱の原因になります．もしあなたの歯が深く咬みこんだり，前に出ていたり，不規則にへこんだ不正歯列の場合，この章を読めば，どうすればあなたが魅力的な新しいスマイルを得られるかがわかります．

歯科矯正治療は，叢生している歯を治すのにもっともよく用いられる方法ですが，治すための唯一の方法ではありません．重症な状態でなければ，高額でなく短期でできる方法があります．歯列を完璧に並べることは難しいですが，あなたの望む審美的なゴールをかなえることは，可能なはずです．

でこぼこになってゆがんだ歯は，この章で示す治療手技の組み合わせが必要になることが多いです．たとえば，審美性の改善をするためのレジン修復やラミネートベニアや歯冠修復物を含む歯科矯正治療が考えられます．結局，治療の選択は，審美性や時間，治療費によります．

解決策1　審美的歯冠形態修正

早期の審美的な治療が必要？

審美的歯冠形態修正は単純で苦痛のない形成手順で，歯は良質なダイヤモンド粒子で形成されます．統一感と整列感が感じられる方法で歯の見た目を改善するのに用いられます．

審美的歯冠形態修正は自分に適していますか？

一般的にお勧めの治療ではありますが，審美的歯冠形態修正はすべての方に合っているわけではありません．下記のような場合に，審美的歯冠形態修正は最良策となり得ます．

- ほんの少し歯が叢生している．
- 麻酔をしたくない．
- 費用があまりかからず，早く行いたい．
- 妥協的な解決方法に同意する．

専門家の助言　すてきな笑顔を得ましょう！

傾斜した歯の形を治したり艶を良くすることによって，口腔清掃がしやすくなり，歯の破折の可能性を少なくすることができます．

1時間以内でできる歯の改善 ≫ このテレビのプロデューサーは，矯正ブラケットなしに笑顔が改善されました．1時間の治療予約で歯が並んだように見え，新しい笑顔になりました．

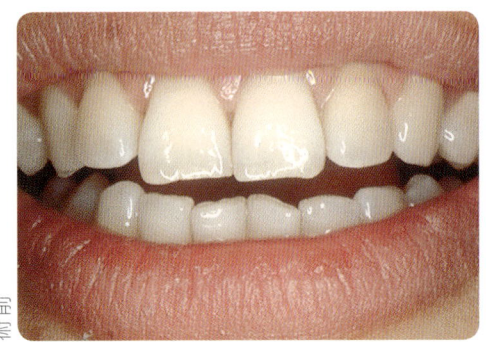

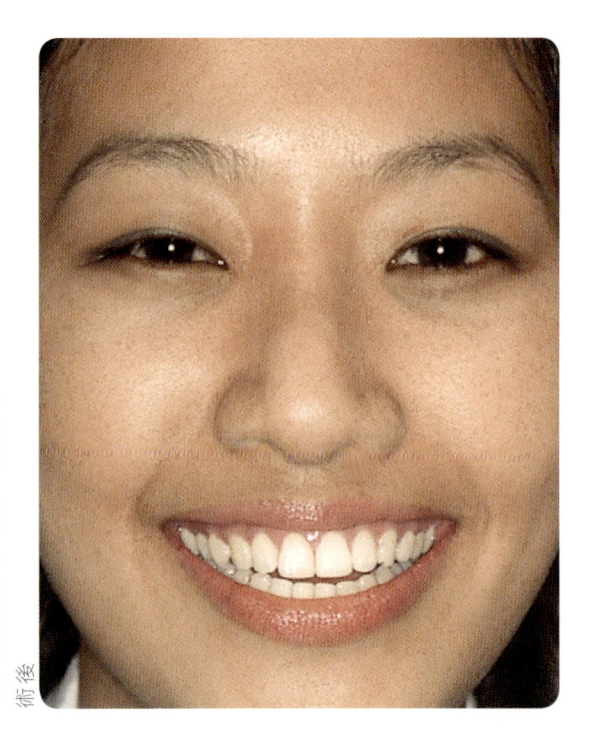

術前

術後

知って
おくべきこと

審美的歯冠形態修正を選択する前に

▶ あなたの歯科医師が，あなたの歯に審美的歯冠形態修正を行った場合の効果を評価すべきです．標準的な口腔機能時に，歯にかかる力が適切な分布をしているのと同様に，あなたの歯の健康を維持するために，あなたの咬み合わせは改善されなければなりません．

▶ 歯のエナメル質の厚さを確認する必要があります．エナメル質を過剰に切削すると，象牙質が露出し，歯の色が変化してきたり，知覚過敏の原因になります．

▶ 適切な機能と最大限の審美性の両方を追求すると，相容れないことが起こる場合があります．このような場合，最終判断は，審美性の兼ね合いや，咬合の変化の具合，そして歯の健康によります．

▶ 歯列模型を作製することで，あなた自身の歯列の限界がわかります．

▶ 審美的歯冠形態修正は子どもの歯に行ってはいけません．子どもは，多くの敏感な神経組織があるため，治療中だけに留まらない知覚過敏の原因になります．

よい笑顔は幸せな笑顔！ ≫ この重役秘書は，ゆがんですりきれて欠けた歯に満足していませんでした．歯科矯正治療が本来の治療法ですが，彼女は審美的歯冠形態修正を選びました．これは１時間の無痛療法で歯を形成し，歯が並んだように見えます．十分に計画を練ったうえでの１回の治療で，彼女の陽気な性格に合った新しい幸せな笑顔になりました．

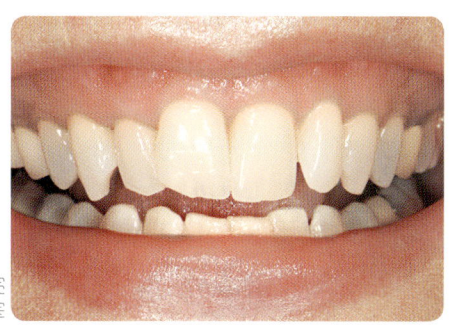

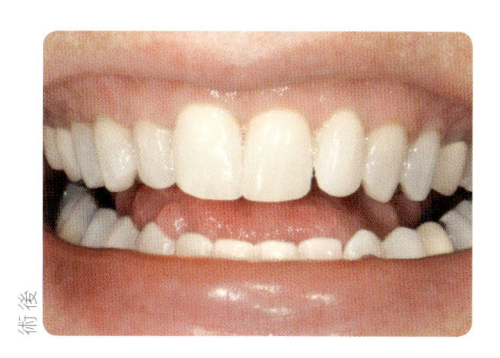

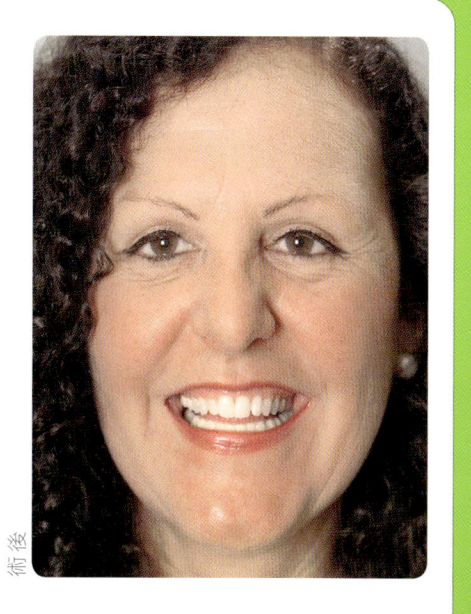

術前　術後　術後

解決策 2　ボンディング（レジン充填）

あなたの笑顔は，他に何か必要ですか？

審美的歯冠形態修正だけであなたの笑顔が改善されない場合，隣接する歯と並んだようにするために，コンポジットレジンによるボンディングを併用するのがよいでしょう．結果は良好に歯が並んだように見えます．

スマイル 101　下顎の歯はボンディングできるの？

下顎の歯のボンディングが成功するかどうかは，咬み合わせによります．しかし，咬み合う上顎の歯の形を部分的に修正することで，可能になる場合があります．

専門家の助言　矯正ブラケットはたぶん一番！

もしも叢生した歯の原因が狭窄歯列だった場合，歯科矯正治療を考慮すべきです．もしもこの治療が不可能なら，審美的歯冠形態修正とボンディングで全体の咬合を修正する必要があります．

矯正ブラケットなしで美しい笑顔≫この患者さんは叢生した歯に不満を持っていましたが，矯正ブラケットをつけたくありませんでした．多くの歯科医師は矯正治療以外を勧めませんでしたが，この魅力的な笑顔は，芸術的な審美的歯冠形態修正やコンポジットレジンによるボンディングによって，2回の治療で得られました．

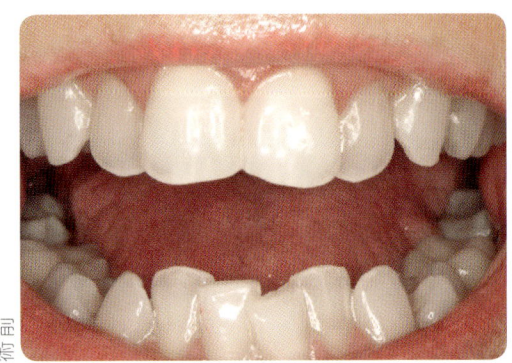

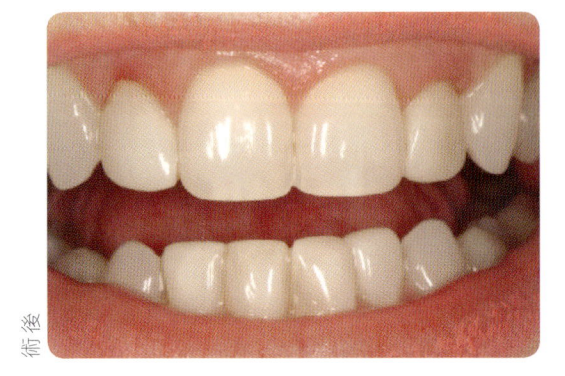

術前　　　　　　　　　　　術後

7

106

歯の重なりを取り除く≫この30歳の患者さんは，自分の重なり合った前歯が嫌でした．上の前歯2本は審美的歯冠形態修正で歯の幅を少し狭くし，重なり具合を少なくしました．隣接した歯は，新しい形になった前歯に合うように，コンポジットレジンで修復されました．これにより，歯列全体がきれいになり，歯自身も並んだように見えます．すべての治療は1回の通院で，麻酔なしで終了しました．

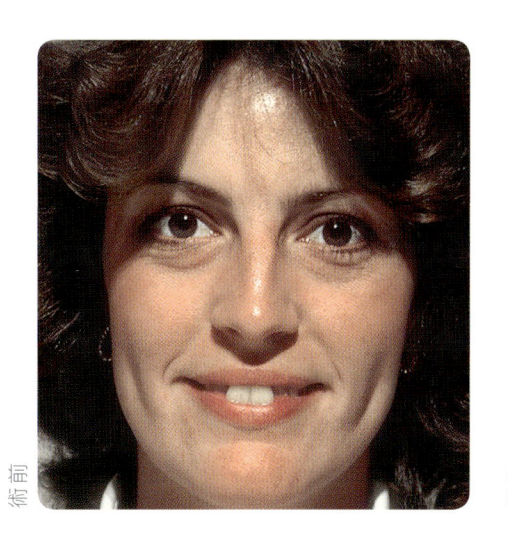

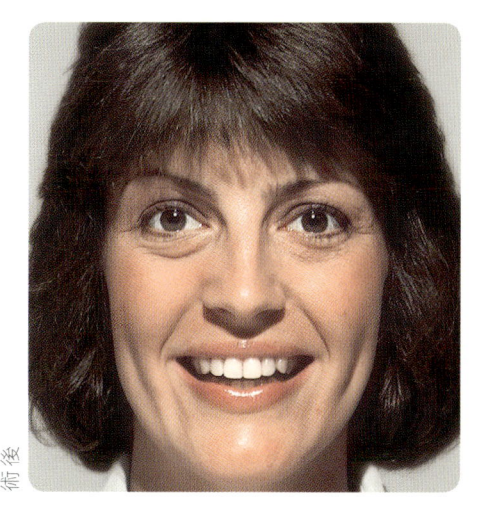

術前 / 術後

専門家の助言　明るい色に！

　ボンディングは叢生した歯を明るくするのにも使われます．しかし，すべての歯がボンディングされるのでなければ，ボンディングする歯以外の歯を事前に漂白しておいたほうがよいです．そうしないと，歯の色がばらばらになり，良好な結果が得られません．

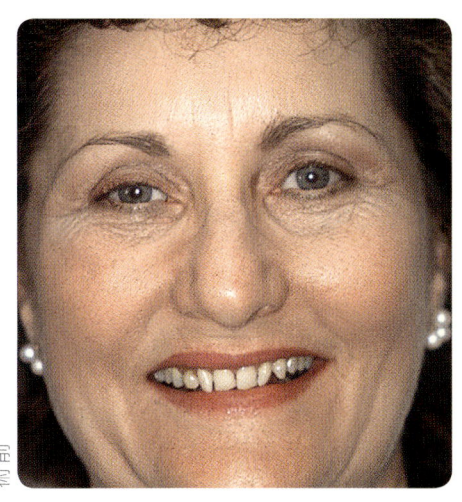

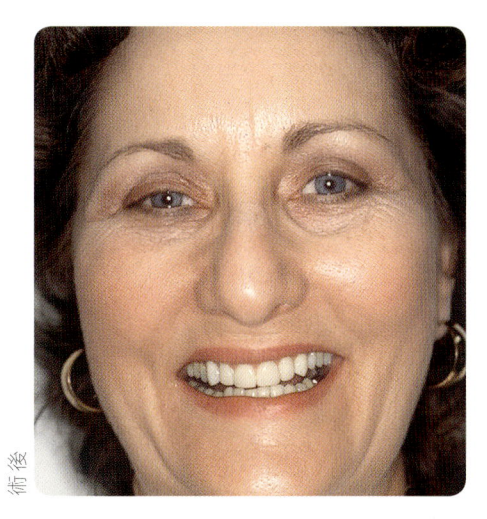

調和をとる≫この患者さんは上の前歯が重なっていて，隙間があき，笑顔のバランスが整っていませんでした．さらに，乳歯がありました．歯の形を少し修正し，コンポジットレジンを直接上の前歯につけました．歯の大きさや形の改善に注目してください．1回の通院で治りました．

術前 / 術後

107

解決策3　ポーセレンベニア

あなたのすべての笑顔を新しくしたいですか？

多くの方が，ポーセレンベニアによって，歯科矯正治療をしたくないときに妥協的に歯を治せます．でこぼこしてゆがんだ歯をポーセレンベニアで治すことで，輝きのある自然な笑顔が得られます．

歯をまっすぐに：矯正ブラケットなしで≫国際的に有名なこのテニスプレーヤーは，自分の笑顔を改善したかった．術前写真（Swatch社提供）では，でこぼこで不均一な大きさの歯と歯肉が見えていました．術後は，若干の歯肉の手術とポーセレンベニアにより，丹精な顔立ちと歯で，つりあいのとれた顔立ちになりました．

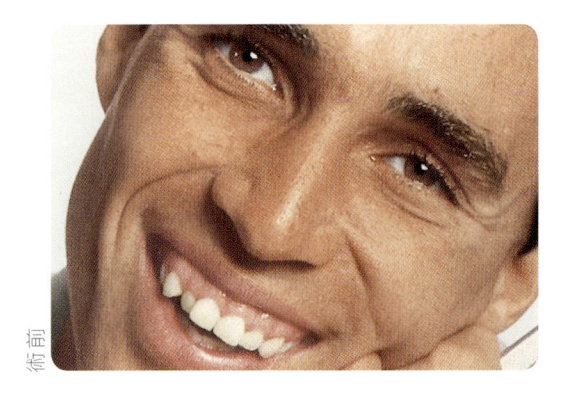

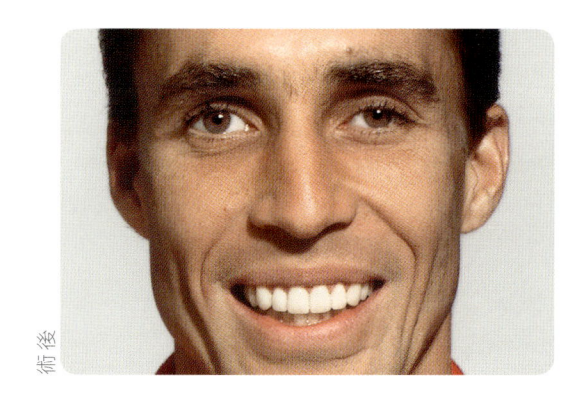

術前　　　　　　　　　　　　　　術後

傾斜した歯に対する保存的な治療≫この女性はゆがんで色の調和のとれていない歯，そして古い銀の修復物に不満を持っていました．しかし歯科矯正治療に時間を使うことを嫌い，可能な限り歯の形態を保つことを希望しました．上顎の歯をポーセレンベニアとポーセレンラミネートベニアという特殊な方法で，保存的に早期に審美的解決を行いました．

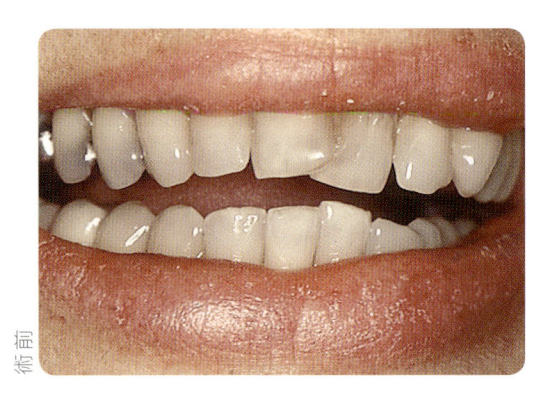

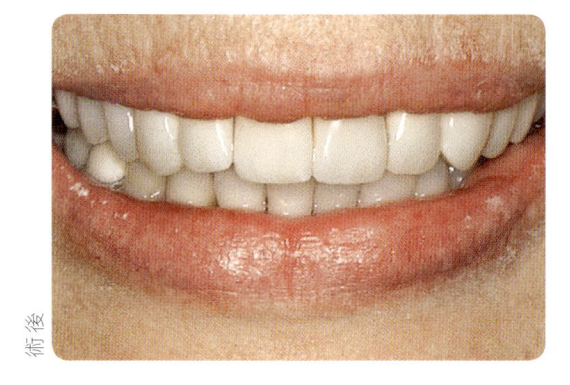

術前　　　　　　　　　　　　　　術後

7

108

解決策 4　クラウン

まっすぐに並べる ≫ 叢生して色の不調和がある上顎の歯と，上顎と下顎の隙間（開咬）が，この38歳の患者さん（企業主）の笑顔を損なっていました．治療の理想として歯科矯正治療があげられましたが，彼は上顎の歯をクラウンで，下顎の歯はボンディングという組み合わせを選びました．最終結果は，喜びにあふれた笑顔でした．

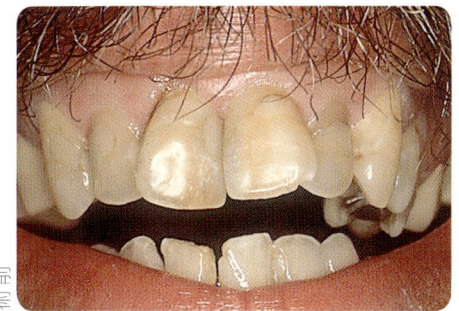

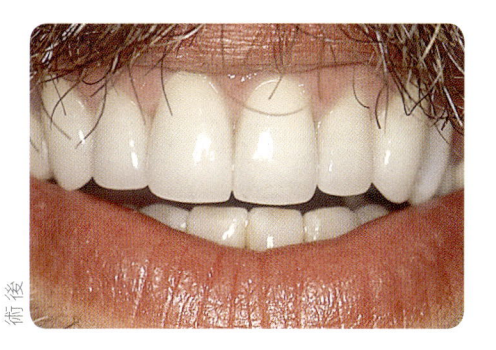

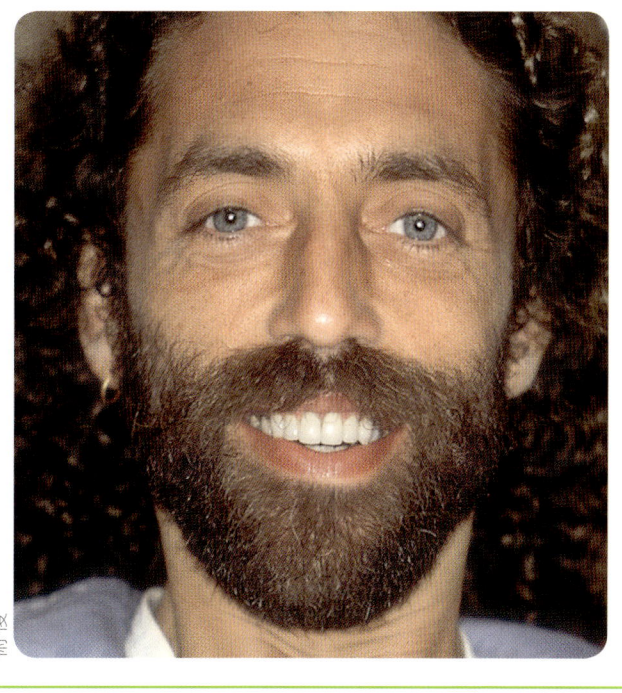

劇的な結果をお探しですか？

　クラウンは叢生歯列を治すもう一つの方法です．前述した審美的治療よりも費用面や治療にかかわる時間は大きいものの，とくに歯が萌出しつづけていたり，ダメージを受けていたり，歯根の部分から極端な角度で傾斜しているときに，より劇的な変化が得られる望ましい選択の一つです．

▶ どのように治療するか？
220〜225ページを参照

クラウン治療としての良好な症例 ≫ この58歳の弁護士は，ゆがんで色の不調和のある歯が嫌でした．彼女のすりきれた何本かの前歯によって，スマイルラインが逆でした．セラミッククラウンによって，よりよく並び，若々しい笑顔が作られました．

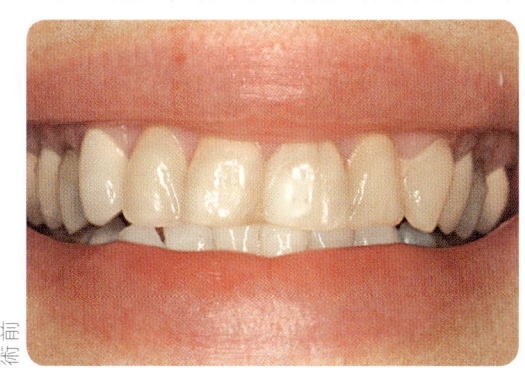

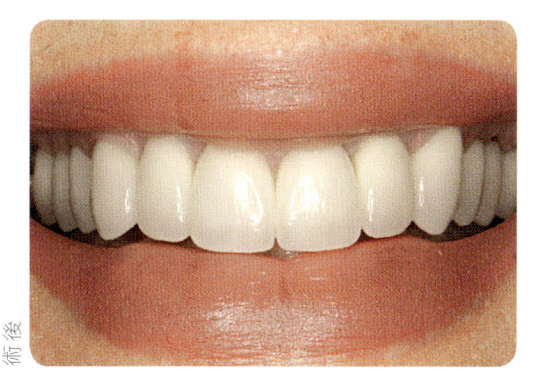

術前

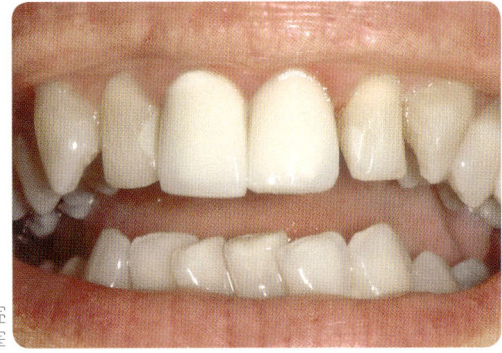

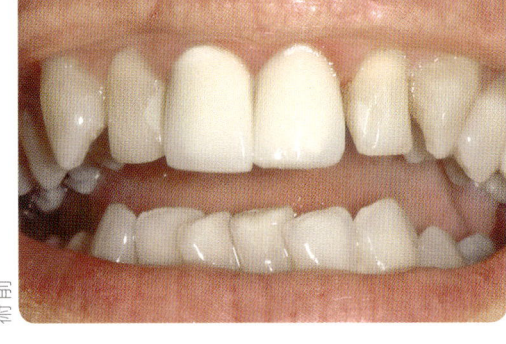

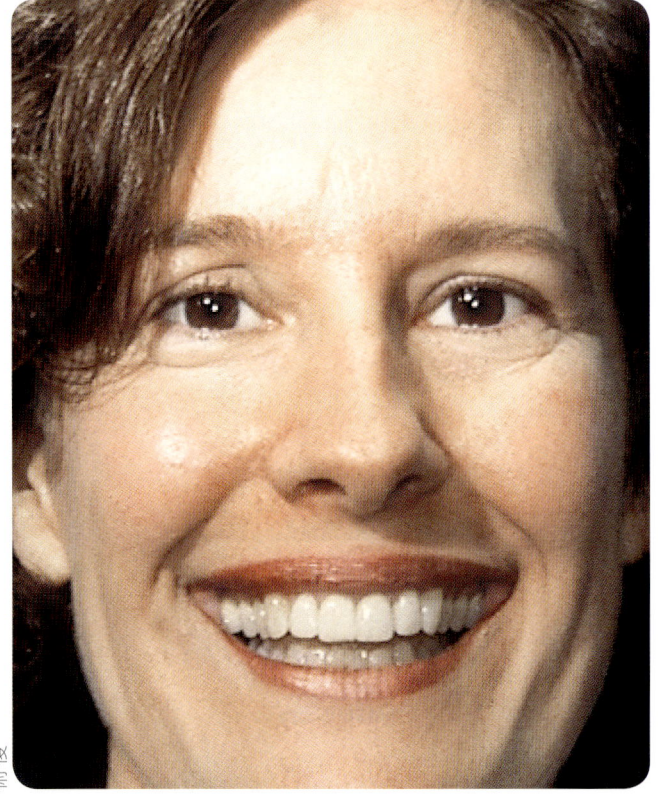

術後

術後

統合的な治療アプローチをする 前任の歯科医師は，この患者さんの叢生した前歯に適切な大きさのクラウンを付けるのが困難でした．ポーセレンベニアのために歯の大きさを小さくしたり，犬歯の幅を狭くすることによって，スマイルラインを改善するために上顎の前歯2本だけをクラウンにすることが可能になりました．ポーセレンベニアを2本の側切歯に付け，犬歯はコンポジットレジンで修復されました．最終結果として，彼女の顔にはかわいらしい笑顔が見られます．

専門家の助言 喜ぶ前に見て！

あなたの叢生した歯をもしも人工の歯に作り変えるのなら，費用がすこしかかりますが，仮の歯を作ってもらいましょう．そうすれば，歯を削る前に結果を知ることができます．一度削ってしまうと，たとえそれが深刻な間違えがあっても，元に戻せないからです．できあがった歯がもしも隣接するあなた自身の歯よりも薄かったら，あなたは幸せではないでしょう．このような場合，お金がかかってしまうだけでなく，最初に選択しておけばよかったと，歯科矯正治療について考えるでしょう．

知っておくべきこと

慎重にクラウンを選んでください

　クラウンは，周囲の歯と調和していることが必要なため，クラウンを装着する予定の歯の向きがいろいろあることから，でこぼこになったりゆがんだ歯に限定して使われます．そうでないと，クラウンはいろいろな状況に適応できないからです．言い換えると，天然歯と同じ問題がクラウンにも生じるのです．

　歯の大きさは，各歯が均整のとれていることが必要なため，もう一つの考慮すべき重要な要素です．治療された歯が多ければ，明らかな歯列のゆがみがでていることは少ないでしょう．もし1，2本の歯がクラウンである場合，歯と歯の間に隙間があるかどうかでクラウンか天然歯かを見分けることができます．審美的にクラウン治療された歯と隣接した歯の最終結果は，よりバランスのよいものになります．

解決策5　歯科矯正治療

矯正ブラケットを付けよう！

　歯科矯正治療は，歯を自然で変化のない状態に保つことを最優先とする場合に選択される治療法で，位置異常や傾斜した歯を治すためには一番の方法です．歯科矯正治療を行うことによって歯は均整がとれた状態で並び，長期間にわたり経済的・審美的解決法として，あなたにとって一番安全な方法といえます．

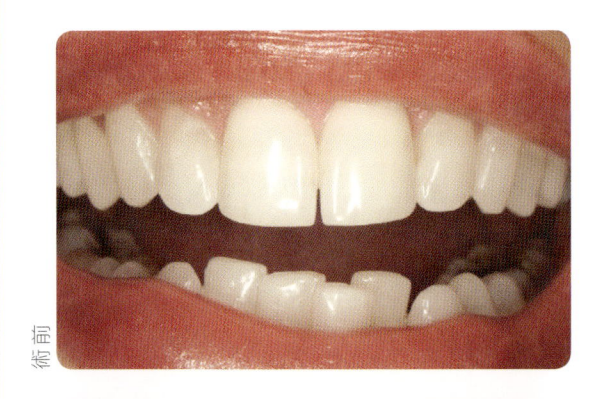

目に見えない矯正ブラケット：傾斜した歯のための透明な矯正装置≫この美しい50歳のメークアップアーティストは，下の前歯がでこぼこしているのが嫌でした．およそ数か月で，歯は透明なプラスチックの素材の矯正装置を使用することによってまっすぐに並びました．その方法は痛みを伴わず，彼女が歯を矯正治療中だとは誰も気づきませんでした．

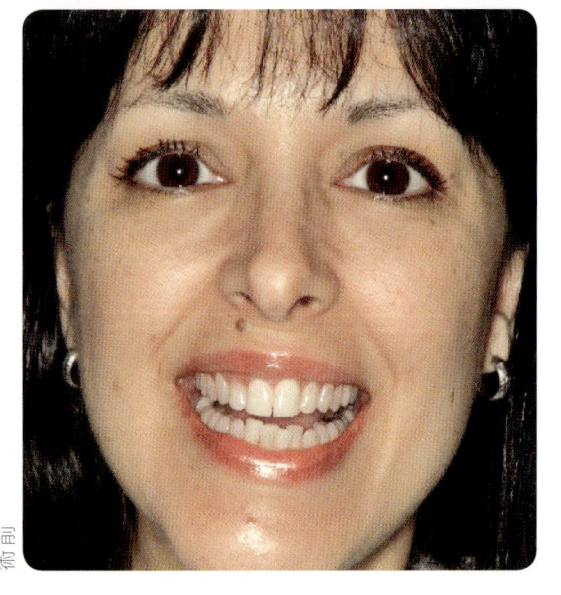

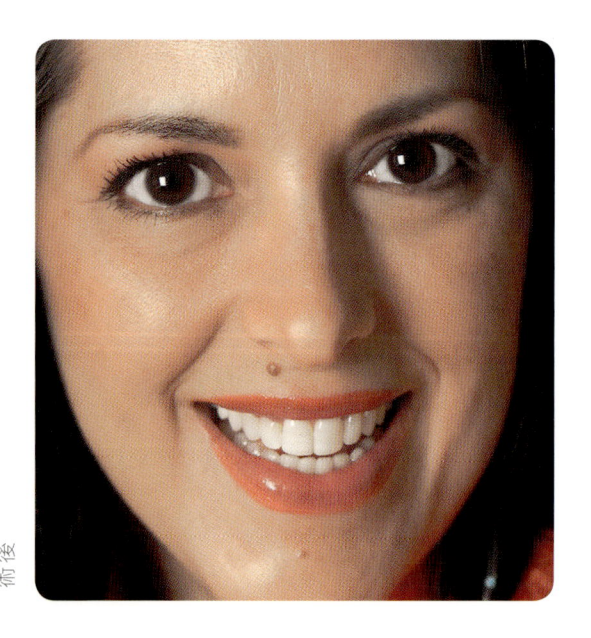

術前

術前　　　　術後

スマイル101　矯正ブラケットを付けるのには年をとりすぎていると思っていませんか？

　矯正歯科を訪れる20%以上は大人で，その中の多くの人は50歳以上です！

術前

インビザライン

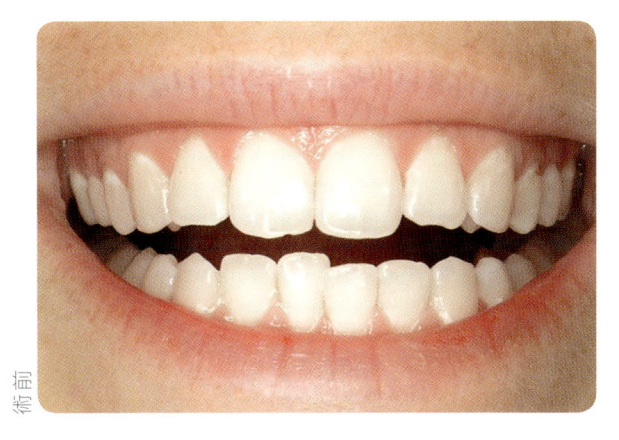

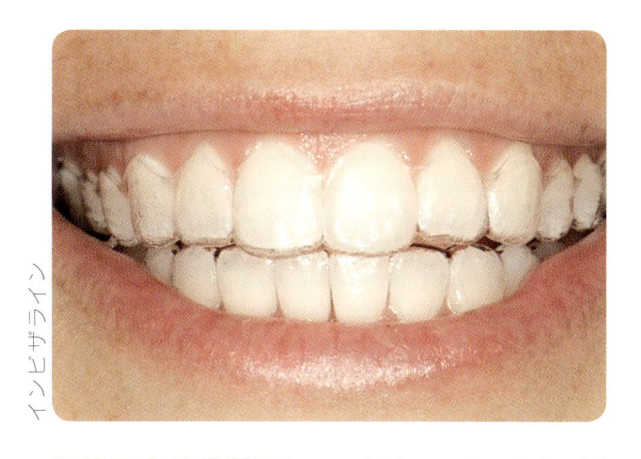

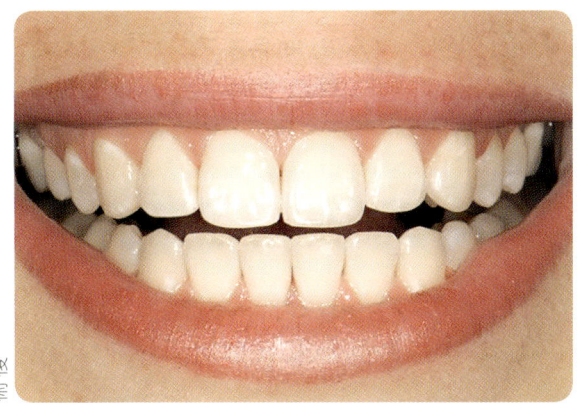

術後

再治療する時期？ ≫ この女性は10代のときに矯正治療を受けましたが，リテーナー（保定床）を使用しなかったため，歯が再び叢生になってしまいました．この患者さんは，早くて目立たない治療をするためインビザラインを選択しました．歯をまっすぐに並べるのに4か月しかかからず，この治療法で得られた結果を保ち，歯の破折していた部分を改善するために審美的手法を用い，形態修正しました．その結果，新しい笑顔になりました．

知っておくべきこと

歯科矯正治療は時間がかかります

　年月が経つにつれて，治療期間が長く，伝統的な金属の矯正ブラケットが目立つことや魅力的でないことから，歯科矯正治療は多くの大人から避けられています．現在の歯科治療には，歯の色をした矯正ブラケットや舌側（歯の裏側）矯正ブラケット，そして可撤式装置が到来しています．最新の歯科矯正治療は見えない矯正ブラケット（インビザラインなど）があり，2週間に一度取り換える可撤式の透き通った素材のものです．最終の理想的な位置までの歯の移動を，コンピュータでシミュレーションして装置を作製することによって，独自の位置へと歯を動かします．わずかな叢生歯列であれば，そのほとんどが4～12か月で治り，より複雑な場合は18～30か月で治すことができます．しかし，1日おおよそ22時間装着しなければなりません．見えにくい矯正ブラケットは，家庭での適切な口腔内清掃で保ちやすく，ワイヤーや矯正ブラケットがないので，歯科医院での治療時間が少ないため，大人の治療のオプションとしては意義が大きいです．また，歯科医師の提案により，漂白ジェルを透明装置内に入れることが可能であれば，あなたの歯は白くなり，同時にきれいに並びます．

予想されること

抜歯する必要がある

矯正歯科医は，叢生が歯間の骨減少が原因である症例の場合，歯を並べる前，あるいは隙間を得る前に抜歯しておくことを勧める場合があります．

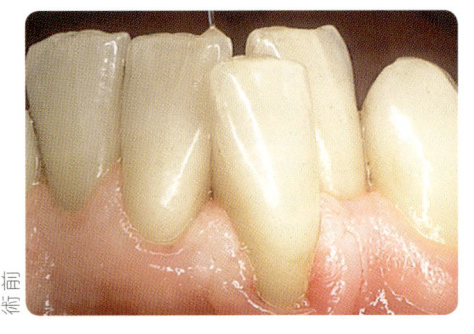

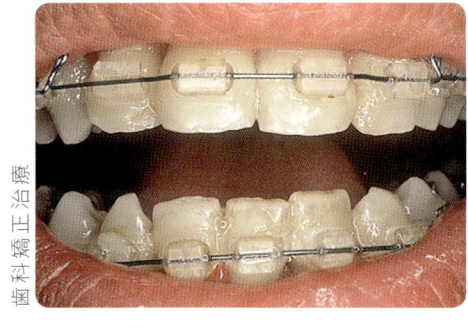

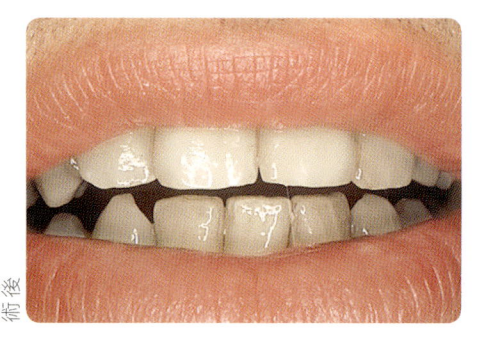

隙間を作る！ ≫ この36歳のセールスマンは，年齢とともに前歯がより叢生になり始めていることに気づきました．下顎の突出した前歯は抜歯され，残りの歯は歯の色をした矯正ブラケットで治療されました．このようになるまでに12か月ほどの期間がかかりました．

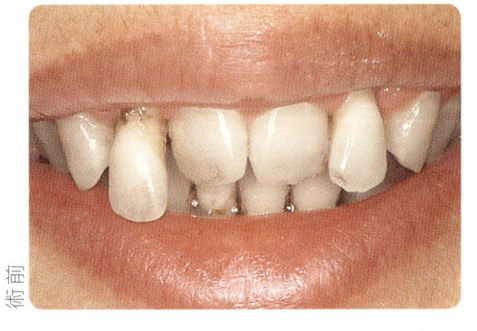

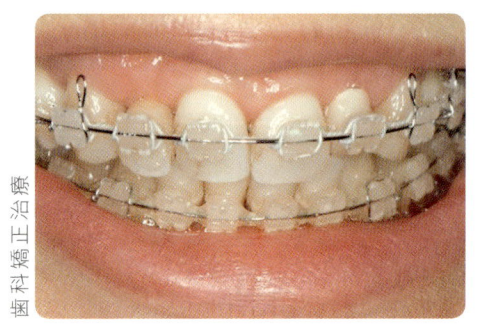

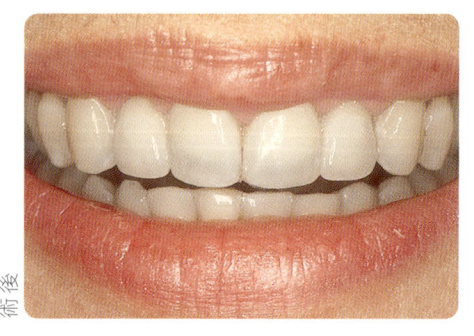

写真写りのよいスマイルを獲得する ≫ あなたの歯がどんなに見た目が悪くても，美しいスマイルを得るための治療選択はあります．この48歳の女性は，歯周病と欠如歯を伴う叢生歯列でした．彼女の治療計画は，上の両側側切歯を抜歯後，歯科矯正治療を行い，その後，インプラントを植立し，欠如した側切歯は2つのレジンボンドのブリッジとしました．治療に数年かかりましたが，彼女は今，美しいスマイルを得ています．

歯をあるべきところに戻す ≫ 重篤な歯の叢生と色の違う前歯を持つこのビジネスウーマンは，この叢生以外は魅力的な顔でした．第一印象から，一般的に，歯をクラウンで治すことによって，即時性のある審美結果が得られると考えるでしょう．しかし，それでは深刻な上顎の前歯の前突は治せません．クラウン作製だけで，歯は見た目良くなりますが，それでもまだ前突が残ります．そこで，歯科矯正治療が第一番目の治療となります．歯は再配置されるので，各々の歯が適正な隙間を得られるのです．そして，上顎に4本のクラウンが装着されました．リラックスしたときの筋肉組織や歯の位置に連動した上口唇の改善をご覧ください —— この女性は，新しい明るいスマイルによって，より若く見えます．

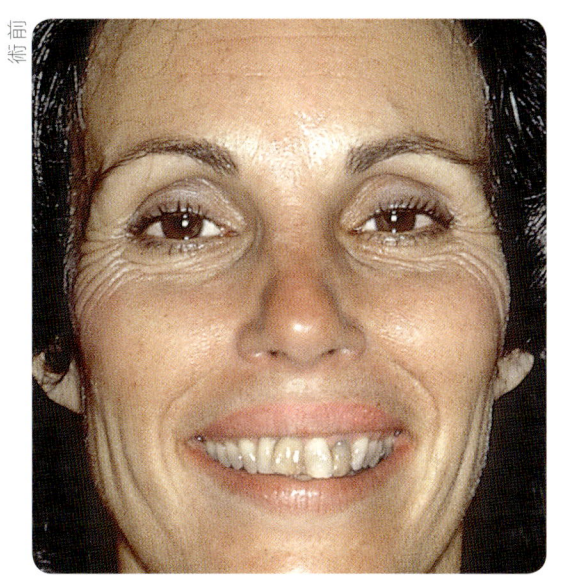

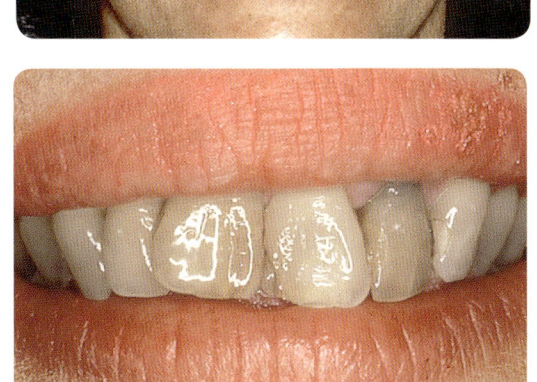

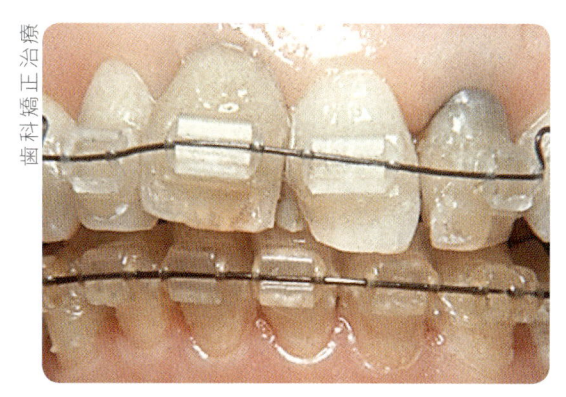

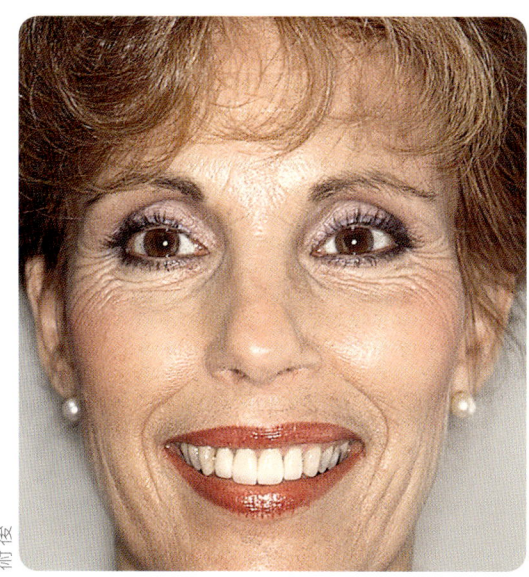

どの解決策があなたには最良？

	審美的歯冠形態修正	ボンディング（レジン充填）
治療時間	約1時間かそれ以内	1歯につき1～2時間
メインテナンス	毎日歯ブラシとフロスを使用する	・年に3～4回，専門家によるクリーニングを受ける ・賢く食べる：ボンディングした歯は天然歯のエナメルよりも欠けやすい ・フロスは引っ張るよりも，歯と歯の間を引いたり押したりする ・必要な修復か否か，歯科医師に聞く
結果	歯の形態をすぐに再形成し，叢生歯列を適正な歯の大きさにしてまっすぐに並べる	1回の通院でまっすぐになった
治療の寿命*	明確ではない	5～8年間
料金†	片顎350～2,500ドル	1歯につき175～1,500ドル（修正は145～485ドル）
長所	・他の審美的治療よりも低価格 ・永久的な結果 ・即時治療 ・治療時間の最少化 ・一般的に無痛；麻酔の必要がない	・保存（若干の歯のトリミング） ・ときどき両面を使用できる ・ベニアやクラウンより安価 ・麻酔の必要がない ・歯が現れたら，まっすぐにしよう
短所	・歯の位置を変えられない ・機能的な考慮から，治療による改善に制限がある ・歯髄腔の大きい子どもにとっては心地良くない ・色は改善しない	・歯の再配置はしない ・歯の叢生による歯肉の炎症 ・ベニアやクラウンよりも着色しやすく欠けやすい ・ときどき再検査が必要 ・歯が厚くなったように感じる

*この推計は3歯学部での研究と保険会社の試算とともに著者の臨床経験を基にしています．治療の寿命は多くの原因によって異なってきますが，その原因の中には，あなたと歯科医師によってコントロールすることができるものもあります．

†費用は，治療の難易度と歯科的および医科的既往歴，患者さんの要求と期待度，そして歯科医師の技量によって異なります．なお，記載金額はアメリカでの治療費用です．

‡審美的な仮歯の作製のためには，さらに費用がかかります．

ポーセレンベニア	クラウン	歯科矯正治療
通院2回；各1～4時間(より徹底的な治療の場合はより時間を要する)	通院2回；各1～4時間で4歯まで(より徹底的な治療の場合はより時間を要する)	6～30か月，養生の程度と治療体系による
・年に3～4回，専門家によるクリーニングを受ける ・硬い食べ物を噛んだりした場合，特別なケアが必要 ・毎年フッ素治療が必要 ・毎日歯ブラシとフロスを使用する ・フッ素入り歯磨剤と洗口剤を使用し，歯科医師に処方してもらう	・硬い食べ物や氷を食べない ・年間のフッ素指導を受ける ・毎日歯ブラシとフロスを使用する ・フッ素入り歯磨剤と洗口剤を使用し，歯科医師に処方してもらう	・特別な方法で毎日歯ブラシとフロスを使用する ・年に3～4回，専門家によるクリーニングを受ける ・治療期間中は，3～4週ごとに定期診察がある ・少なくとも1週間に数夜リテーナーを使用している
磨かれた自然な外観は，ボンディングよりも歯列をまっすぐに見させ，着色を予防する	歯の形態を変えるよりも審美的結果がよい	ゆがんだり重なり合っている歯をまっすぐに並べる
5～12年	5～15年(破折，歯肉の問題やう蝕と直接関係する)	リテーナーを1週間に数晩していれば，一般的に永続する
1歯につき950～3,500ドル	1歯につき950～3,500ドル	1,500～7,500ドル(何本歯があるか，どの装置を使用しているのかによる)；舌側矯正ブラケットは2,000ドル以上する
・ボンディングよりも歯のすり減らしや欠けることは少ない ・エナメルに完璧に接着する ・最少限の着色と退色または退艶 ・技工操作によりさらに均整のとれた結果となる ・熱望した最高の結果となる ・ポーセレンは歯肉に対する刺激が少ない	・歯をどのような明るさにもできる ・歯科矯正治療よりも少ない時間 ・ボンディングよりも着色が少ない ・ボンディングやベニアよりも，効果が長く続く ・歯の形態を変化させる絶好のチャンス	・並んでいない歯をまっすぐにする ・リテーナーをしていれば，ほぼ永久的に安定 ・歯の切削は要望されていない ・普通，ベニア，クラウン，ボンディングを必要とする歯の数しだいで高価ではない ・治療後のより良い清掃手段により組織の健康が向上する
・ボンディングよりも高価 ・ベニアに欠けや破損の修正が困難 ・マージンが荒く，再作製	・破折しやすい ・審美性も加味する ・永久的な材質ではない ・ボンディングよりも高価 ・元に戻らない ・歯髄の炎症のきっかけ ・短期間に細かい修正ができる	・時間的制約 ・リテーナーをしていないと，後戻りあり ・矯正装置を使用するのに，慣れるまで数週間かかる ・審美的でない一時的なもの ・矯正ブラケットは軟組織を傷つけることがある ・治療中の完璧なクリーニングは難しい

8

わかって…

- あなたの咬み合わせは どんなタイプ？

- あなたの咬み合わせにとって 最良の治療法は？

- あなたの笑顔をより良くするために前歯をどうすればいいの？

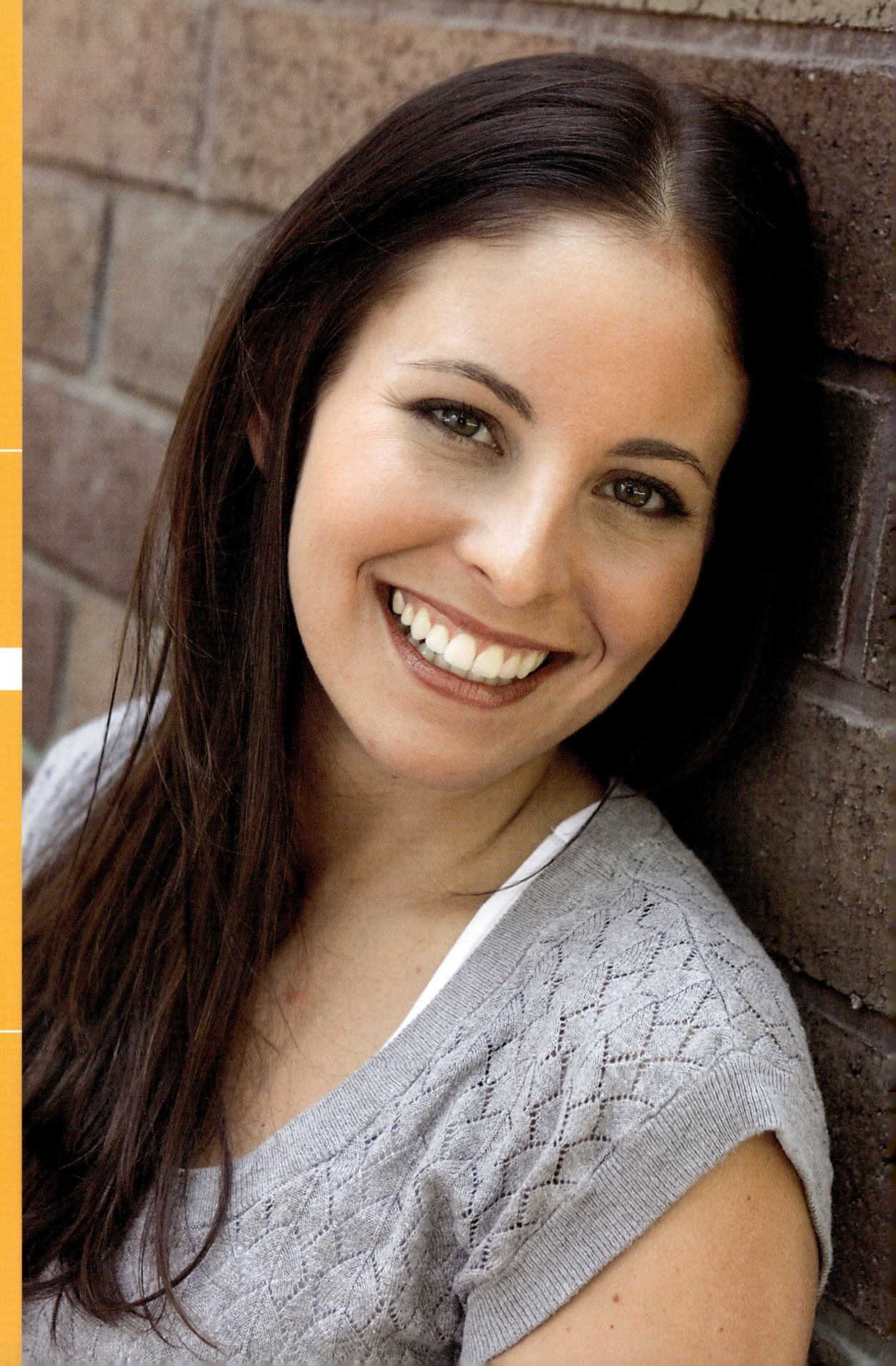

不正咬合を見つける

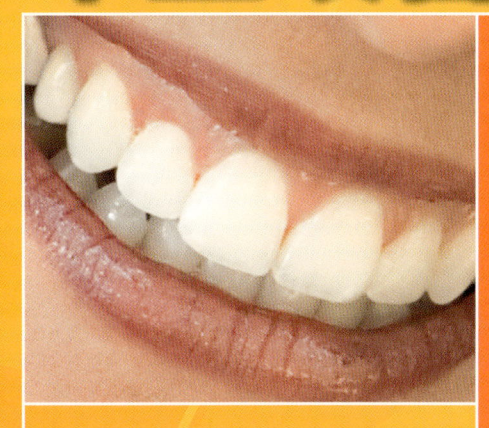

悪い咬み合わせであなたのすてきな笑顔を台無しにしないでください

　歯と骨が，口腔とその周囲組織の基礎を形作ります．この枠組みがきちんとした配置になっていないと，不正咬合が生じます．表面的には，審美的な問題以上の問題はないように思われますが，不正咬合によって二次的に生じる影響はとても大きいのです．不正咬合が原因で，頭痛から聴覚障害までのさまざまな問題が生じます．食物の消化にも問題が生じ，健康に影響を及ぼします．気分に及ぼす影響もあります．

　多くの成人や小児は，咬合障害を抱えており，身体的な健康や健全な社会生活に影響を及ぼしています．幸いなことに，最新の歯科診療では，不正咬合を治療するのにさまざまな治療法が適用されます．その多くは，治療中であることが他人にはほとんどわからないものです．本章では，さまざまな咬合障害と，その治療法について概説します．

不正咬合の原因とは？

不正咬合は通常は遺伝によって生じます．たとえば，歯列が顎骨に適切でない場合や，歯列が顔面の他の部分と適切な関係を持っていない場合があります．唇や爪を咬むことや，歯を食いしばったり（クレンチング），歯ぎしりをすることでも不正咬合が生じることがあります．最後に，歯が抜けた状態を適切に治療しないと，咬合や顔面に崩れが生じ，その結果，老人のようなあまり魅力的でない容貌になります．

専門家の助言：欠如歯は速やかに治療を！

抜歯や欠如により歯を失うと，他の歯が移動します．このことにより，さまざまな咬合障害や歯肉障害が生じ，それを改善するには，費用も時間もかかることになります．そのため，欠如歯は速やかに補綴するのが賢明です．詳しい記述は第6章です．

歯ぎしりをやめよう ≫ この28歳のコンピュータエンジニアは，ブラキシズム（歯ぎしり）により，歯が大きく摩耗し，その結果下顎歯列の切端のエナメル質が侵食されています．侵食され着色された領域をコンポジットレジンボンディングで修復し，審美的歯冠形態修正を実施し，形状を合わせ，スマイルラインを改善しました．

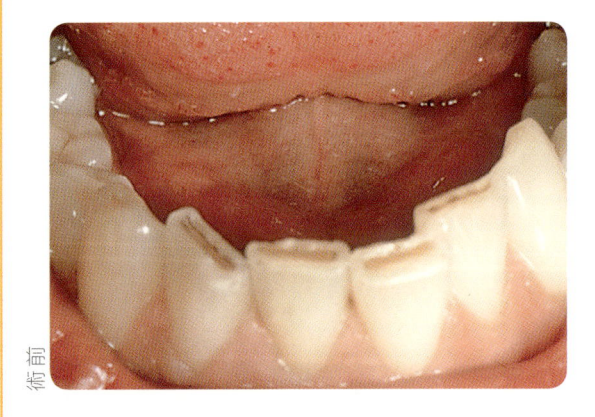

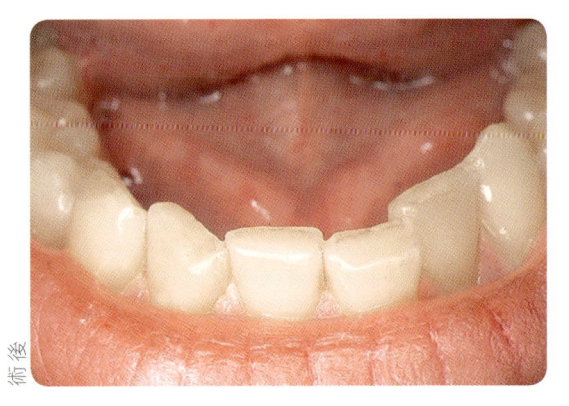

術前

術後

予想されること

口腔内装具

- ブラキシズムや顎関節症の患者さんに使用が推奨されることが多いです．
- 歯の摩耗と欠損を防ぎ，頭部，頸部，耳，あるいは背部痛を緩和できます．
- 長期にわたって調整して，咬合の改善とバランスの回復が期待できます．筋肉が適切かつ快適に機能するよう新しい位置に適応させるので，歯列の再構築の必要が生じる場合があります．
- ほとんどの患者さんでは，治療に3か月ないし1年かかりますが，ある種の問題が持続することがあります．
- 一定期間，夜間あるいは全日装着しなければなりません．
- 治療の量や頻度にもよりますが，費用は850ドルないし5,000ドルです．

スマイル101　ブラキシズムとは何か？

　ブラキシズムは無意識に歯ぎしりをしたり，食いしばったりすることです．歯の摩耗を招き，咬合障害や顎関節症，ならびに審美的問題に至る場合があります．摩耗した歯は小さくなり，通常は着色し，高齢者のような外見になります．

専門家の助言　重症例では，手術を検討する！

　外科的矯正治療は時に，重症の咬合障害の理想的な解決法です．とくに，顔面の歪みが懸念される場合には，理想的な解決法です．しばしば歯科矯正治療と組み合わせ顎をより理想的な関係にし，それにより治療期間を短縮させ，より審美的な結果を達成させるのに役立ちます．詳しい記述は第11章です．

不正咬合と顎関節

　歯列が適切でないと，顔面筋が痙縮し，顎関節に不整合が生じます．これにより顎関節症が生じる可能性があります．症状としては頭痛，頸部痛，背部痛，耳痛があります．顎関節症を治療するかどうかは，疾病がどれほど重篤であるかによって決まり，筋弛緩療法から外科的矯正治療まで種々の方法があります．顎関節症の治療を行った後に審美的処置を行います．

知っておくべきこと

新しい咬合は不正咬合か？

　まれに，適切に構築した修復であっても，咬合障害を生じることがあります．多くの場合，口腔内に不調和がすでに存在していると生じます．そのような症例では，クラウンや歯科矯正治療などの軽微なものであっても，刺激や変化が生じると，筋痙縮と顎関節障害が生じることがあります．そのような問題が生じることを歯科医は予見できないでしょう．しかし，問題が生じた場合にはただちに対処すべきです．障害が生じたまま放置すると，修復が極めて困難になることがあります．

あなたの咬合の種類は？

咬合障害にはいくつかの種類があり，その程度も個人差が極めて大きいです．このセクションでは，咬合障害の典型的なものそれぞれについて概説し，治療法について比較するチャートを示し，最良の治療法を患者さんが判断しやすいようにしています．

自分にあてはまる咬合は？

ここに示した図は，それぞれ，本章で説明する咬合障害の典型的な例を示しています．自分にあてはまるものが見つかったら，それに関連するセクションを読んで，咬合機能と審美性を高めるさまざまな方法について検討して下さい．

過蓋咬合

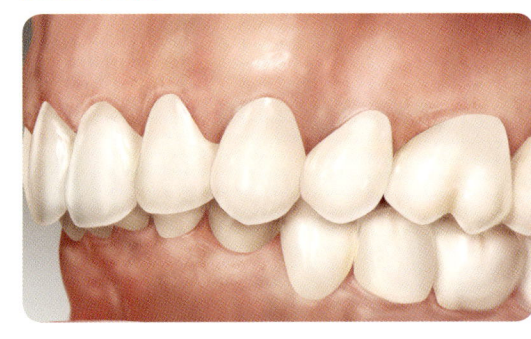

クローズドバイト

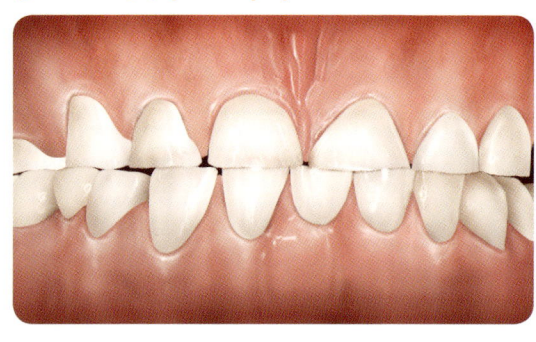

反対咬合

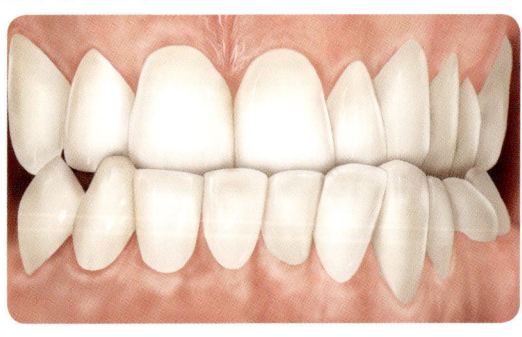

開咬

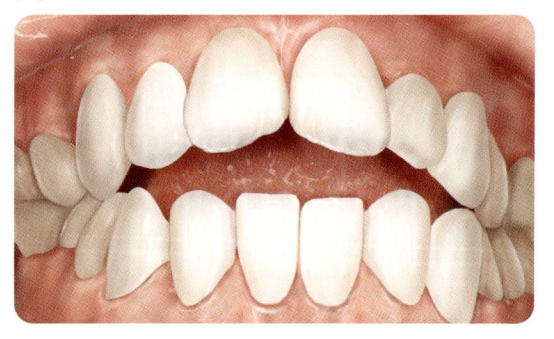

前突

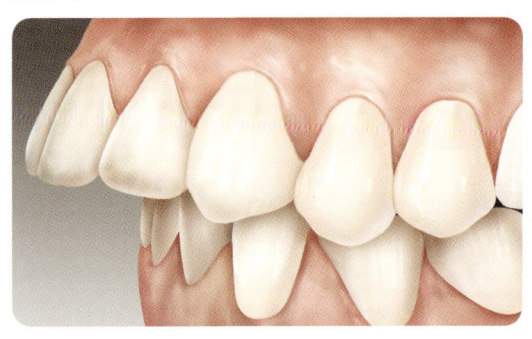

過蓋咬合

過蓋咬合とは何か？

顔面の容貌にもっとも悪影響を及ぼす咬合障害の一つが過蓋咬合です．過蓋咬合とは，上顎前歯が下顎前歯をほぼ完全に覆ってしまう状態のことです．下顎前歯の切縁が，上顎の歯肉にまで食い込むことがあります．

最良の治療法は何？

過蓋咬合の最良の治療法は，歯科矯正治療であり，問題が重篤なものであれば，外科的矯正治療と組み合わせて用います．歯科矯正治療は，顔の側面像や今後の成長能力，および過蓋咬合の程度に応じて，前歯の圧下，臼歯の挺出，あるいはその両方を組み合わせて用います．

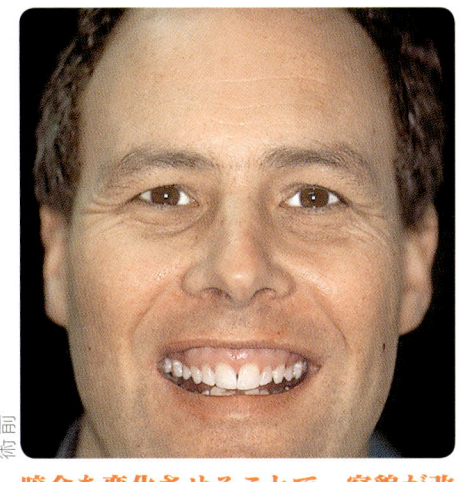

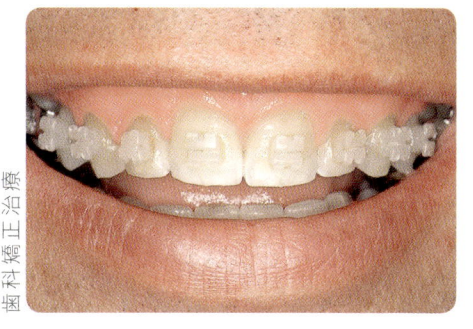

咬合を変化させることで，容貌が改善できる≫この歯科医は，歯茎が見える笑ったときの口元や，歯の摩耗を気にしていました．これらは過蓋咬合によるものでありました．治療にはおよそ2年かけて，歯科矯正治療と，その後に審美的歯肉整形術と漂白を行いました．この治療を経験したことで，歯科医自身が希望していたスマイルが得られただけでなく，スマイルを改善したいと希望する患者の気持ちを理解するのにも役立ちました．

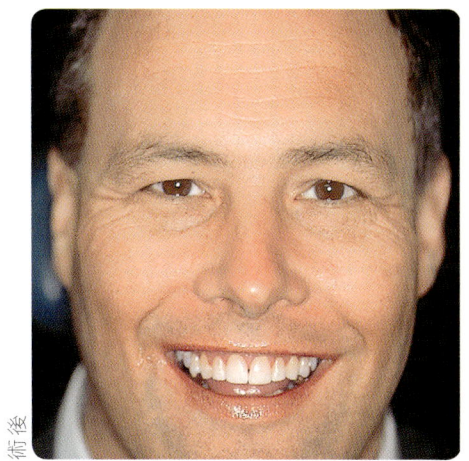

123

クローズドバイト

クローズドバイトとは何か？

多少の歯の摩耗は加齢による自然の作用です．咬合に変化が生じなければ，機能障害を引き起こすことはありません．しかし，まれに歯が摩耗するとクローズドバイトとなることがあり，重篤な疾患となる場合があります．たとえば，臼歯が大きく摩耗すると，下顔面組織の部分的崩壊が生じることがあります．そうなると，歯がないかのような高齢者の容貌になるおそれがあります．若い人々でもこの問題が生じることがあります．

最良の治療法は何？

クローズドバイトがそれほど重篤でない場合は，臼歯にクラウンやアンレー（52～53ページを参照）処置を行って，前歯をボンディング，ベニア，クラウンで伸ばすことができます．しかし，多くの場合は，歯科矯正治療が最良の治療法です．ブリッジ，ボンディング，ベニアなどの補綴処置は，歯科矯正治療を終了した後に行うことができます．下顎の位置を改善する必要があれば，外科的矯正治療も必要となるかもしれません．

歯の摩耗はクローズドバイトを招くことがある≫この30歳のビジネスマンは，歯の見栄えが悪いと訴えました．彼にはクレンチングやブラキシズムの癖があり，歯がかなり摩耗していました．また，左側犬歯より奥の歯がすべて欠如しており，臼歯の咬合崩壊，唇の落ち込み，緊張した表情になっていました．この患者さんの治療では，可撤性プラスチックバイト装置を3か月装着し，下顎をもとの咬合位まで回復させ，その後に固定ブリッジとフルクラウンを装着しました．新しいクラウンと咬合関係を改善したことで，よりリラックスしたリップラインが得られました．

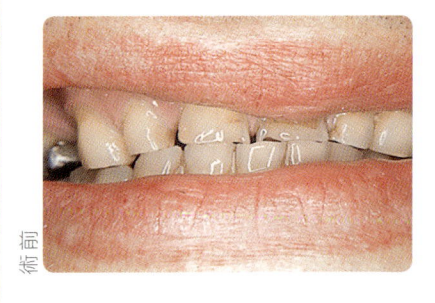

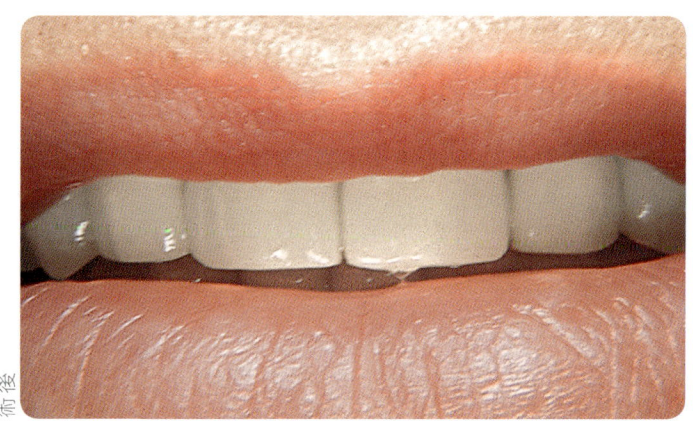

術前

術後

反対咬合

最良の治療法は何か？

　フルクラウンやコンポジットレジンボンディングは，上顎歯列を「盛り上げる」のに使うことができますが，この治療法では，審美的改善はわずかしか得られません．反対咬合を改善させる最良の方法は歯科矯正治療です．反対咬合が部分的に重篤であれば，歯科矯正治療に加えて外科的矯正治療が必要となるかもしれません．その結果，顔面容貌が劇的に改善できる場合があります．もっとも良いことに，歯科矯正治療後の歯列は，新しい位置関係に安定する傾向が高いです．

早期治療で最良の結果を≫この少年は，上顎前歯が，下顎前歯の後方に咬合している反対咬合でした．この状態の最良の治療法は歯科矯正治療です．二段階の歯科矯正治療の最初の治療は，良好な顎顔面発育を得ることを目的としました．第二段階の治療は10代に行い，歯と同色のポーセレンブラケットを用いて，歯を配列しました．この少年にとって幸運なことに，治療が早期に行われたことによって，顎顔面が正常に発育するのを助け，良好な歯列になるよう誘導され，スマイルラインが向上しました．

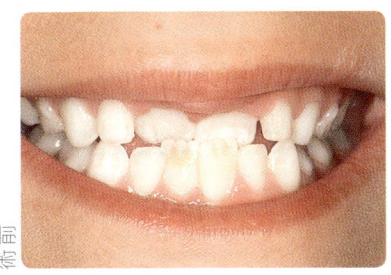

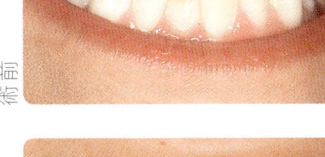

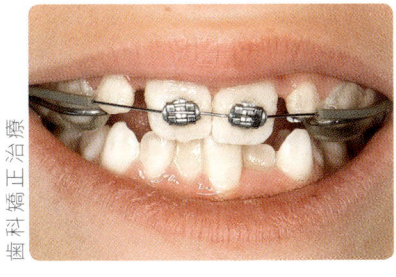

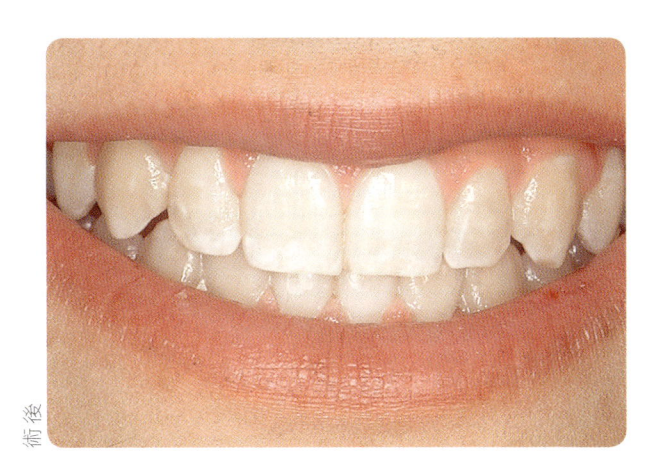

術前

歯科矯正治療

術後

反対咬合とは何か？

　正常咬合では，上顎歯列は，下顎歯列にわずかに覆いかぶさるような位置になります．この逆の場合が反対咬合です．下顎歯列が，上顎歯列に覆いかぶさります．前歯と臼歯の両方で生じることがあります．前歯に反対咬合が生じると，下顎が前突します．

開咬

開咬とは何か？

まれに臼歯が接触しても，上顎前歯と下顎前歯が閉じないことがあります．この状態を一般に，開咬と呼んでいます．遺伝により開咬が生じることもありますが，舌の突出や指しゃぶり，鉛筆を咬むなどの癖によっても開咬が生じます．開咬の人々は，問題に気づいていないこともありますが，明確な症状の一つは，前歯で食物を噛むのが困難であることです．開咬により上唇に前突が生じ，開咬患者では，努力しないと，唇を閉じるのが困難です．

最良の治療法は何？

歯科矯正治療，ならびに場合によっては外科的矯正治療を組み合わせた治療法が，開咬の最良の治療法です．歯列の変形を是正するだけでなく，顎骨も内側に移動させ，唇が適切に閉じられるようになります．

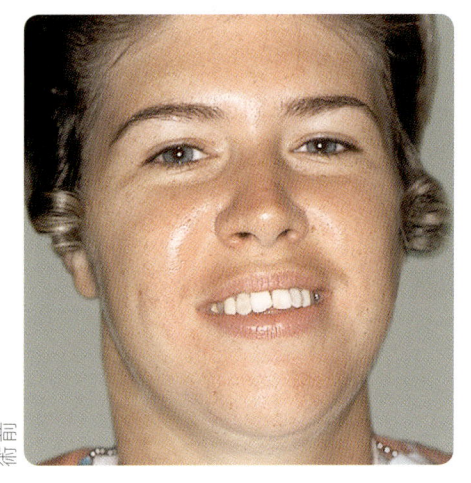

術前

歯科矯正治療

長期に維持される開咬の解決法≫
この女性は，開咬による審美的問題と機能障害に悩まされていました．筋肉を緊張させないと，唇を閉じることがほぼ不可能であり，前歯で食物を噛むのも困難でした．歯科矯正治療で開咬を改善し，歯列をより正常な関係に回復させました．この新しい歯列の位置で，より女性的なスマイルが得られます．

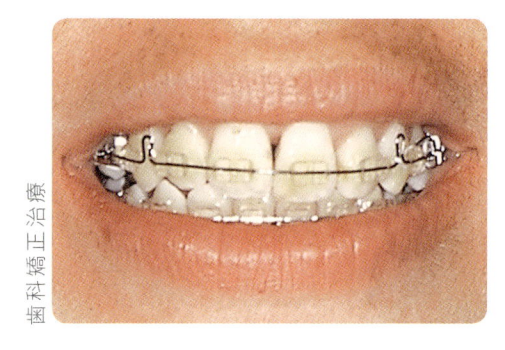

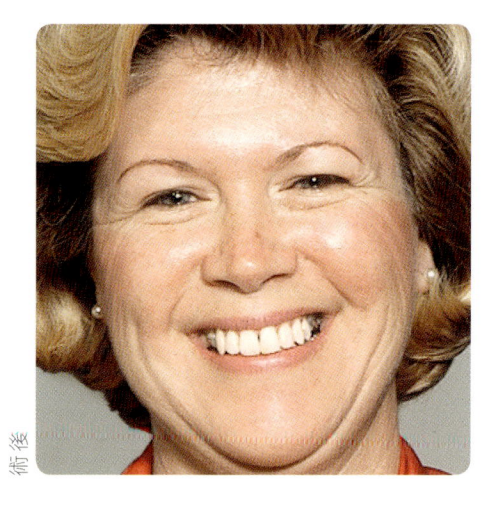

術後

8

126

前突

最良の治療法は何？

歯科矯正治療が前突を改善する最良の方法であり，重症例では外科的矯正治療を組み合わせて用います．一部の症例では，2～4本の歯を抜歯して，良好な結果を達成できることがあります．しかし，抜歯すると，改善が過度となってしまうことが大きく懸念されることに留意しておく必要があります．前歯が後方に移動しすぎると，くぼんだような容貌となります．前突が重症でも，上顎歯を抜歯してブリッジで補綴してはいけません．この方法では歯槽部の変形を改善することにはならず，咀嚼能力を著しく損なう結果となります．

前突とは何か？

"出っ歯"と呼ばれることがしばしばある上顎前歯が前突していることで，スマイルを損なう場合があります．重症例では前突によって顔面が変形し，唇を閉じることができなくなります．

前突した歯の即時的結果≫このプリマのバレリーナは，前突と歯の着色を気にしていました．歯科矯正治療のほうが理想的であったと思われましたが，上顎歯列と下顎歯列にコンポジットレジンボンディングを行って，即時的な結果を得る方法のほうを彼女は選択しました．2回の予約診療で，この魅力的な結果となりました．前突はまだ残っていましたが，歯列の見かけははるかに良くなりました．現在では彼女のスマイルが，美しい容貌の重要な部分となっています．

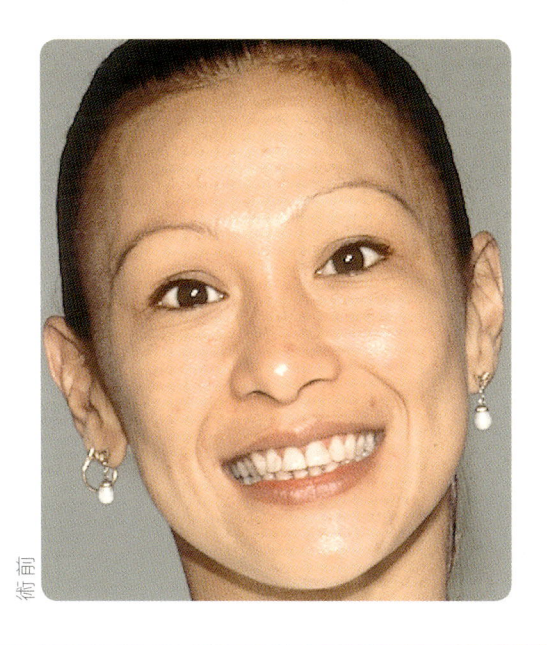

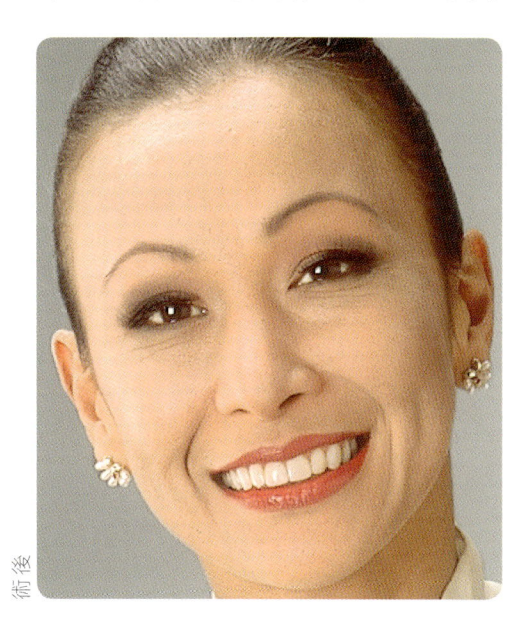

術前 / 術後

どの解決策があなたの咬合異常には最良？

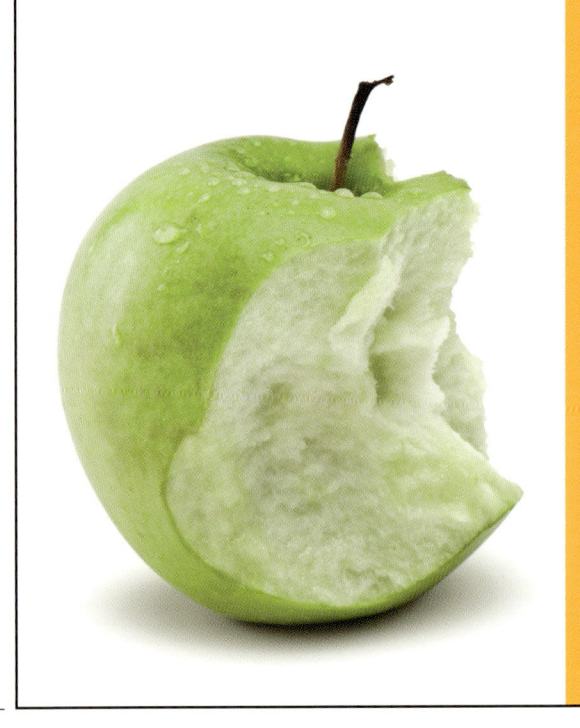

	歯科矯正治療	審美的歯冠形態修正
過蓋咬合や クローズドバイト	長所 ・過蓋咬合の最良の選択法 ・治療効果が長期間持続する ・顎関節痛の治療あるいは予防が可能 ・早期に治療できれば，過剰な摩耗を防止できる 短所 ・6〜24か月かかる ・通常，保定装置を生涯装着する必要がある	長所 ・仕上げとして，歯にきれいな形状を与えるのによい ・1回の受診で終了 短所 ・問題を改善していない
反対咬合	長所 ・もっとも効果的 ・効果が長期間持続する 短所 ・1歯，2歯の場合であっても4〜6か月かかる ・3歯以上であれば，6〜24か月かかる ・外科的矯正治療と併用する必要がある場合がある	長所 ・対合歯列の歯の修正を行い，咬合を改善できる ・1回の受診で終了 ・効果が持続する ・低費用 短所 ・問題を改善しているわけではない
開咬	長所 ・咬合機能を改善させる ・唇の位置や審美性を高められる ・外科的矯正治療と併用して，治療時間を短縮し，顔貌を改善できる 短所 ・時間がかかる ・咬合障害と習癖によっては，保定が問題となる ・通常，保定装置を生涯装着する必要がある	長所 ・最終仕上げとして，歯にきれいな形状を与えるのによい ・1回の受診で終了 短所 ・問題を改善していない
前突	長所 ・もっとも効果的 ・効果がもっとも持続する ・重症例では外科的矯正治療と組み合わせることで治療期間を短縮 短所 ・6〜24か月かかる ・咬合障害と習癖によっては，保定が問題となる ・通常，保定装置を生涯装着する必要がある	長所 ・まっすぐになっているという擬似的な見た目を作れる ・前突を最小限の修復で済む場合がある ・1回の受診で終了 短所 ・問題を改善していない

ボンディング（レジン充填）	ポーセレンベニア	クラウン
長所 ・歯の色と形状を改善 ・1回の受診で終了 短所 ・咬合障害を改善していない ・欠けや着色が生じることがある ・3〜8年ごとに交換する必要があろう	長所 ・歯の色と形状を改善 短所 ・咬合障害を改善していない ・欠けや破損のおそれがある ・5〜12年ごとに交換する必要があろう	長所 ・クローズドバイトの改善には良い選択肢である場合がある ・一部の症例では，臼歯をクラウンとすることで，前歯により自然な空間を作り，咬合や顔貌が改善できる 短所 ・開咬症例では困難になることがある ・歯の切削が必要 ・5〜15年ごとに交換する必要があろう ・麻酔が必要
長所 ・上顎歯を盛り上げ，歯列を拡げることができる ・1回の受診で終了 短所 ・欠けや着色が生じることがある ・3〜8年ごとに交換する必要があろう ・咬合障害を改善しているわけではない ・軽症のみ適応	長所 ・上顎歯を盛り上げ，歯列を拡げることができる 短所 ・重篤な反対咬合では破損しやすい	長所 ・歯の形状や色を変えることができる ・まれではあるが，上顎歯列と下顎歯列の両方をクラウンにすることで，反対咬合を改善，あるいはある程度改善できる場合もある 短所 ・麻酔が必要 ・歯の切削が必要 ・障害を改善しているわけではない ・5〜15年ごとに交換する必要があろう
長所 ・軽症では，上顎歯を伸ばすことができる ・歯の色と形状を改善 ・1回の受診で終了 短所 ・改善が限定的 ・口唇位置が改善しない ・欠けや着色が生じることがある ・3〜8年ごとに交換する必要があろう	長所 ・軽症では，歯を伸ばすことができる ・歯の色と形状を改善 短所 ・改善が限定的 ・口唇位置が改善しない ・欠けや破損が生じることがある ・5〜12年ごとに交換する必要があろう	長所 ・軽症では，歯を伸ばすことができる ・歯の色と形状を改善 短所 ・ベネフィットが限定的 ・歯の切削が必要 ・5〜15年ごとに交換する必要があろう ・麻酔が必要
長所 ・1回の受診で終了 ・配列がわずかに改善される 短所 ・歯が厚くなった外見や触感が生じる ・欠けや着色が生じることがある ・3〜8年ごとに交換する必要があろう	長所 ・配列がわずかに改善される 短所 ・歯が厚くなった外見や触感が生じる ・欠けや破損が生じることがある ・5〜12年ごとに交換する必要があろう	長所 ・歯の角度を改善でき，色や形状も改善できる 短所 ・上下顎骨の位置関係の相違を補償できない ・5〜15年ごとに交換する必要があろう ・歯の切削が必要 ・歯の神経を除去する場合がある ・麻酔が必要

解決策1　歯科矯正治療

歯列矯正は必要？

　歯科矯正治療では，歯の位置を変えて，適切に並ぶようにします．これが，ほとんどの咬合異常におけるもっとも適した治療法です．歯科矯正治療は，結果が持続し，もっとも保存的な治療法ですが，かなりの時間がかかります．外科的矯正治療を歯科矯正治療と組み合わせて，より迅速に，より見栄えの良い結果を達成できる場合があります．

> どのように治療するか？
> 231ページを参照

自然の歯が最高≫このテレビ番組のパーソナリティーは，スマイルを改善したいと希望していました．歯列を歯科矯正治療により拡大し，歯列の配置を変えることで，顔貌とも調和する良好なスマイルが達成されました．

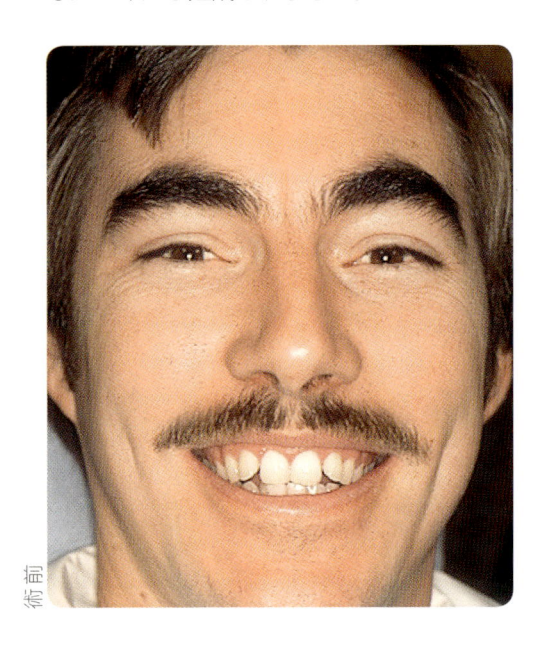

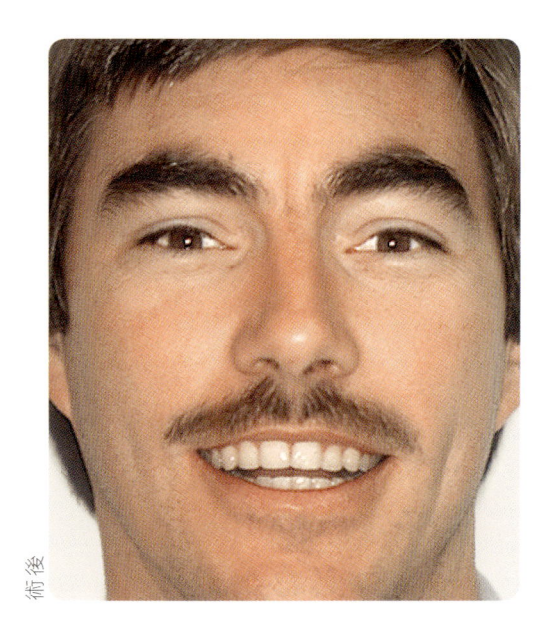

術前　　　術後

専門家の助言　安全に行える

　従来のブラケットを使う場合でも透明な取り外し可能な装置（インビザラインなど）を使う場合でも，歯科矯正治療は歯科治療の中でもっとも経済性に優れた治療法の一つです．加えて，審美歯科医が，次の段階で，ボンディング，ベニア，あるいはオールセラミッククラウンなど，どのような治療法を用いる場合でも，審美的，機能的に最良の結果をもたらすのに役立つ方法です．

どの角度から見ても美しい ≫ この13歳の少女は，前突のため口を閉じることができませんでした．歯科矯正治療を2年間実施し，歯がよりまっすぐに改善されただけでなく，側貌も大幅に改善されました．

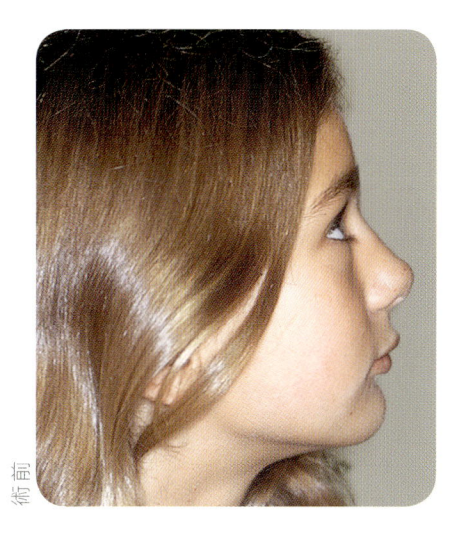

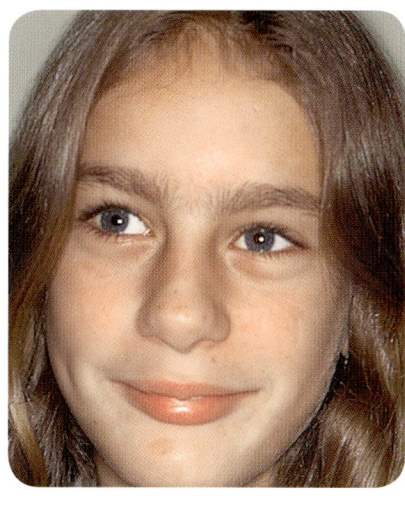

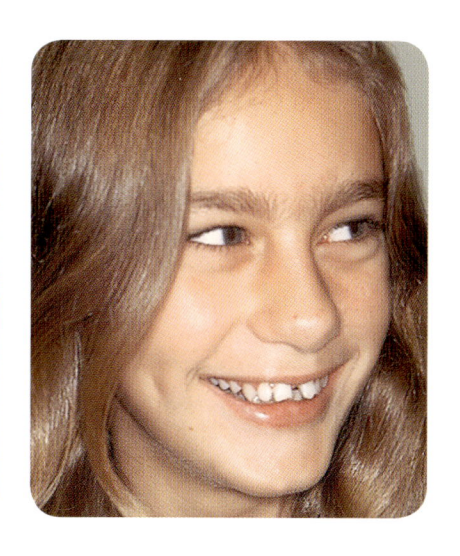

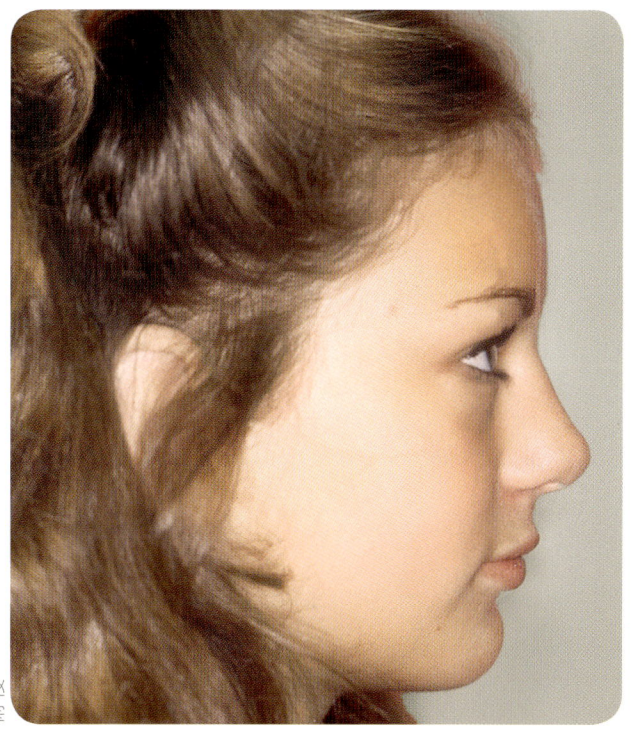

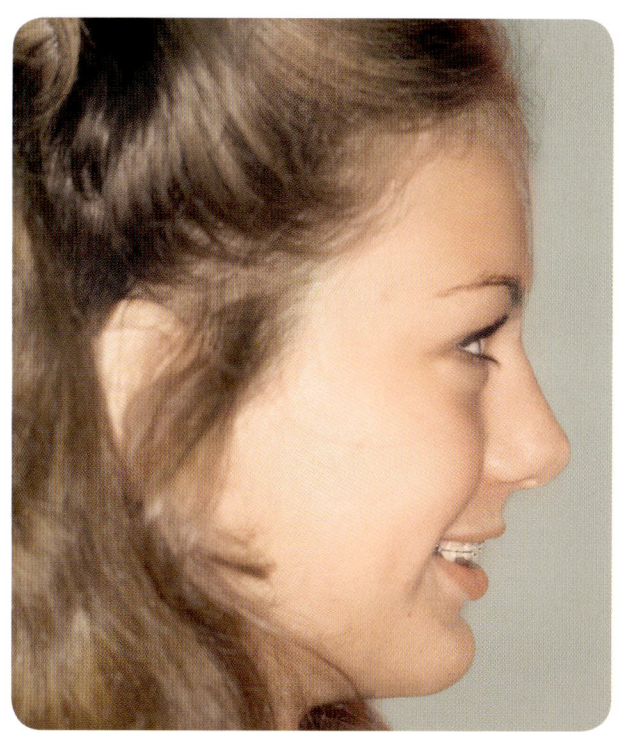

解決策 2　審美的歯冠形態修正

最終仕上げを求めて

　まっすぐと錯覚するように審美的形態修正を行ったり，あるいは新形態に作られた天然歯は，不正咬合，とりわけ，軽度な叢生や均等に並んでいない場合に伴う問題を是正できる最良の方法となる場合があります．しかし，審美的歯冠形態修正自体は，咬合障害を改善できません．他の治療を終えた後に，歯の形状を改善させるための，最終仕上げと考えるのがベストでしょう．

さらにスマイルの改善を》 この31歳の州のビューティーコンテストの優勝者は，犬歯がとても長い状態でした．1時間の審美的歯冠形態修正を行い，犬歯の形態修正を行った後，患者のスマイルラインが改善されました．

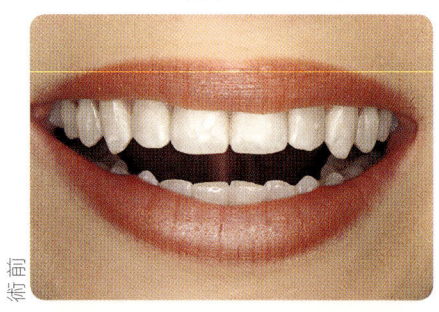

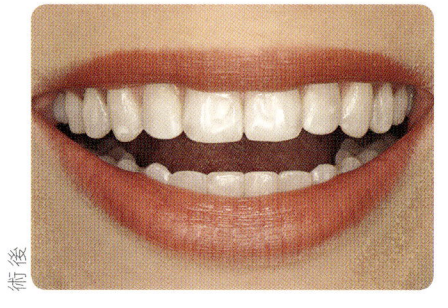

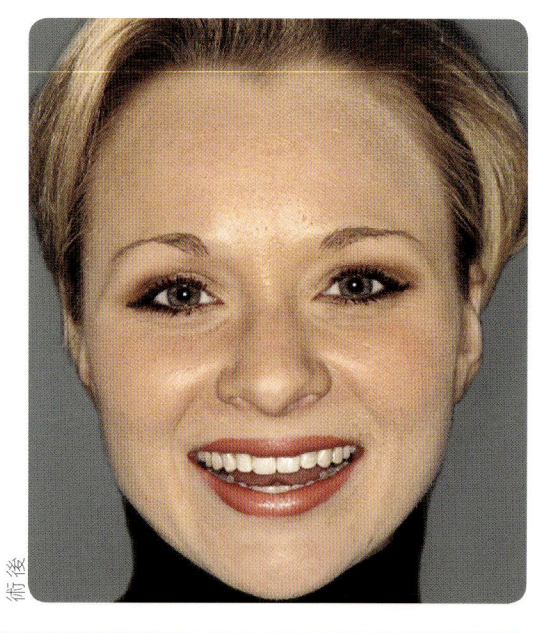

術前

術後

術後

わずかな変化で大きな違い》 この歯科衛生士は，前歯が大きく重なっており，上顎前突がそのため目立っていました．歯科矯正治療が理想的な治療法ではありましたが，この患者は，2本の前歯の審美的歯冠形態修正を選択し，それにより，歯がそろい，より薄くなっている印象をつけ，前突の容貌を緩和させるのに役立ちました．

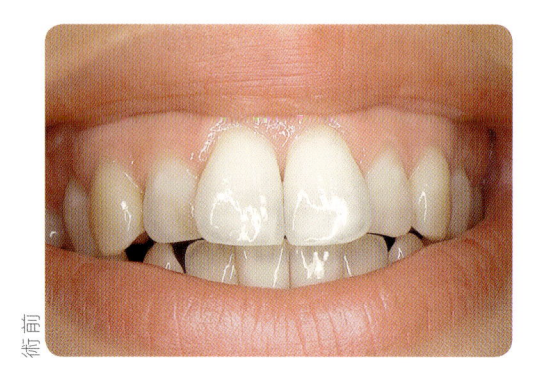

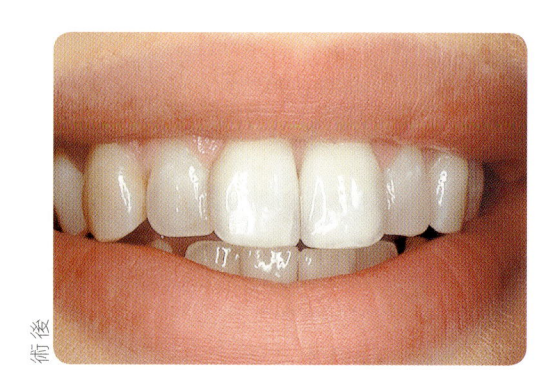

術前

術後

解決策3　ボンディング(レジン充填)

ウイニングスマイル ≫ 不正咬合があると，非対称のスマイルラインとなることがあります．このビューティーコンテストの参加者は，次の大会に合わせて，スマイルを改善したいと希望されました．コンポジットレジンによるボンディングと審美的歯冠形態修正を実施しました．最終的に得られたスマイルが，顔貌の総合的な調和と人生においての成功にどれほど寄与できるかを示しています（彼女は，数日後の大会で優勝しました）．

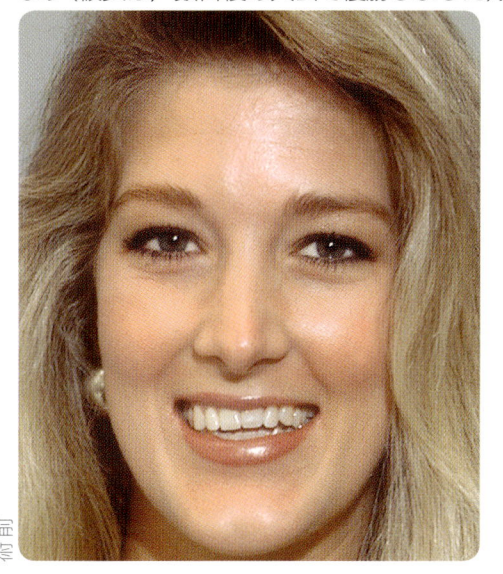

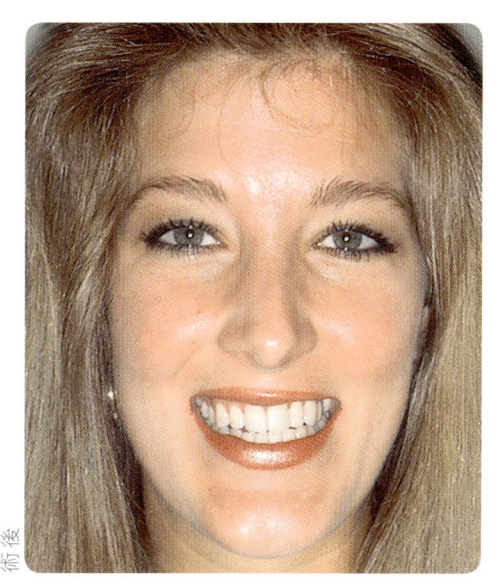

スマイルを増築 ≫ 顔が陥凹したような容貌以外はハンサムな45歳のビジネスマンのスマイルを損ねていました．歯が内側方向に植立していることで，実際よりも短く見え，また右側の輝くアマルガムも好きではなかったようです．コンポジットレジンによるボンディングを上顎10歯に用いて，1回の予約診療だけで新しいスマイルを作製しました．

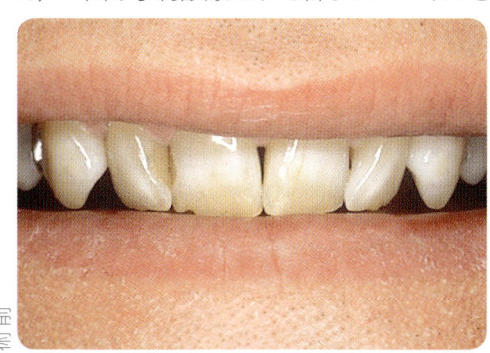

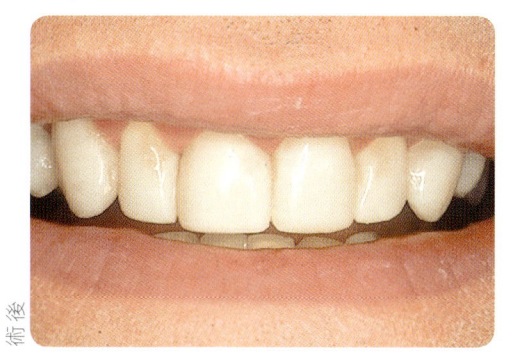

ボンディングで咬合異常を改善できるか？

　ボンディングと審美的歯冠形態修正と組み合わせて，ある種の反対咬合に用い，上顎の歯を盛り上げ，下顎の歯を形態修正して，咬合関係を改善させることができます．一部の症例では，ボンディングを使って下顎前歯の盛り上げが可能であり，上顎前突の容貌を軽減させるのに役立ちます．しかし，ボンディングは，ほとんどの咬合障害では，わずかに改善させるにすぎません．着色した，破損した，凹凸した，摩耗した，あるいは，歯と歯の間がふぞろいな歯列を，既存の咬合関係の中でより良く見せるのにより効果的な方法です．

> どのように治療するか？
> 217ページを参照

133

解決策4 ポーセレンベニア

より豊かなスマイルを

ポーセレンベニアは歯列が狭い場合のより良い解決法です．歯列が健康であれば，容易に盛り上げができ，より魅力的なスマイルを達成できます．ポーセレンに明るめのシェードを用いることでも，より魅力的なスマイルが得られたという印象を与えるのに役立ちます．しかし，歯に多くの欠損修復がある場合には，クラウンがより良好な選択肢となります．

> どのように治療するか？
> 218，219を参照

魅力的なスマイルは雄弁に語る ≫ この牧師は，説教の際の外見を改善させたいと希望されました．現状では，ゆがんだスマイルのため，外見が大きく損なわれていました．まず既存の歯列の形態修正を行い，次にポーセレンベニアで修復することで，スマイルラインが大きく改善されました．この新しく得られたスマイルによって，よりハンサムな外見になりました．

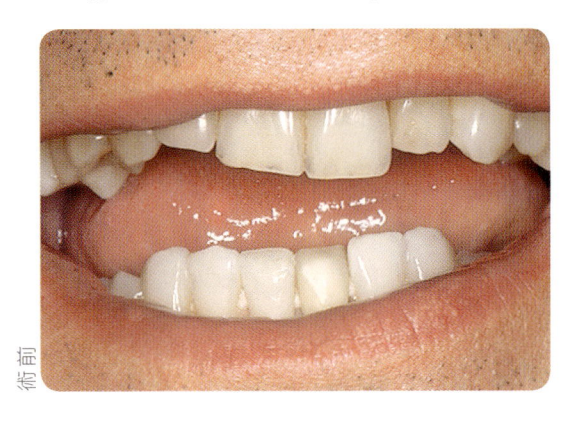

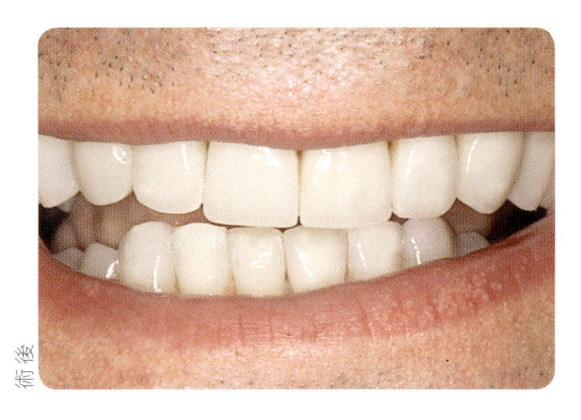

術前　術後

グラインディングが良いスマイルを損ねることがある ≫ この男性は，歯と歯の間に隙間があることが気になっていました．加えて彼にはグラインディングの癖があり，歯は短く，歯列が不規則になっていました．彼は歯列をよりよく見せたいと希望していましたが，あまり白すぎない自然な歯列を希望し，天然歯をできるだけ温存することを望んでいたので，わずかに明るいシェードの極めて薄いベニアを選択しました．結果は患者を満足させ，現在では，自分のスマイルに満足しています．

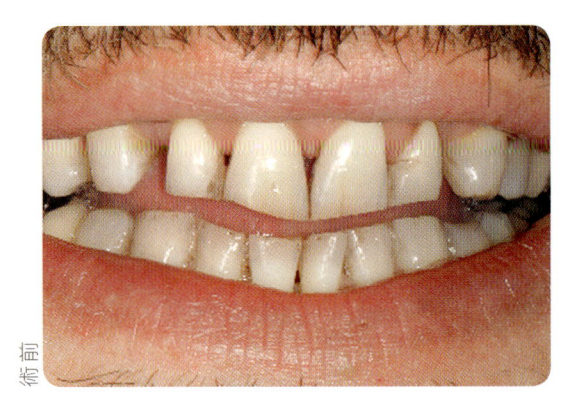

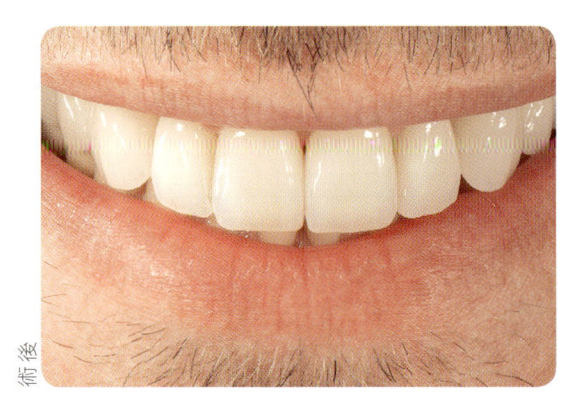

術前　術後

8

134

より明るく大きなスマイル≫この女優は，笑うと口の両側にできる暗い部分（彼女はそれを「洞窟」と呼んでいた）ができるのを気にしていました．この問題の解決法は，前歯と臼歯の両方を，明るい色のポーセレンベニアにすることでした．明るい色の歯は，前突したように見えますが，暗く色付けされた歯は後退しているように見えます．

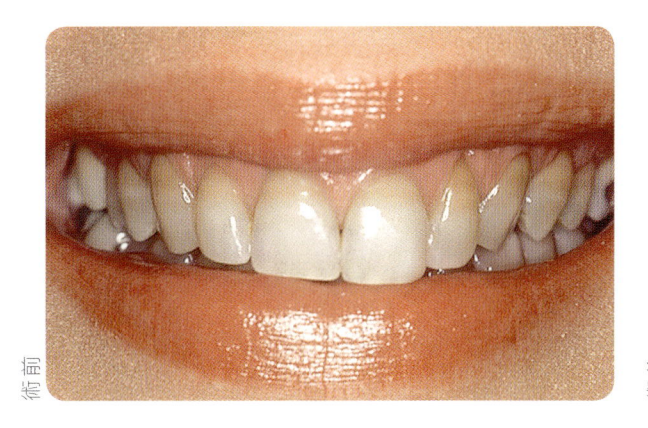

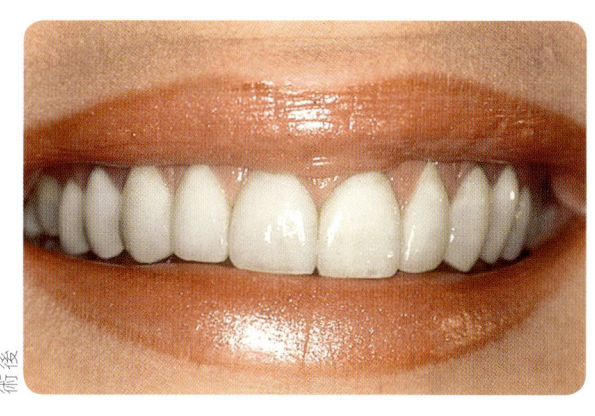

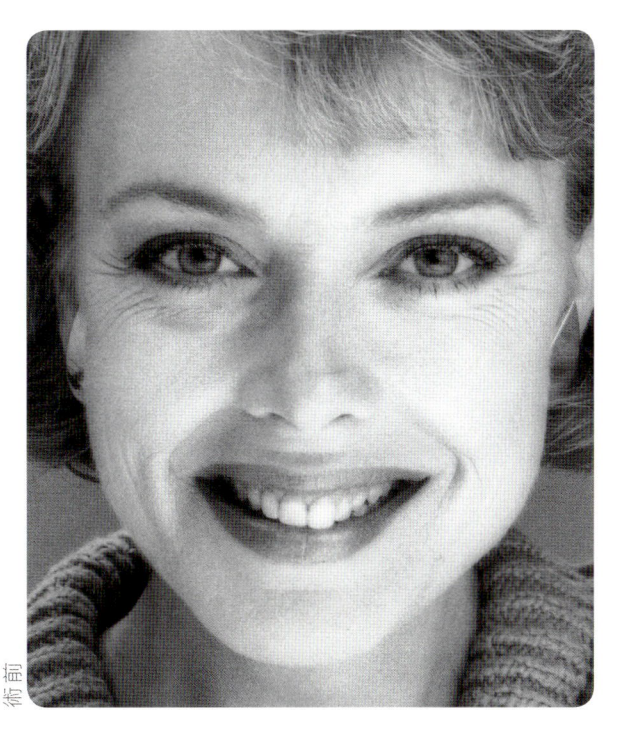

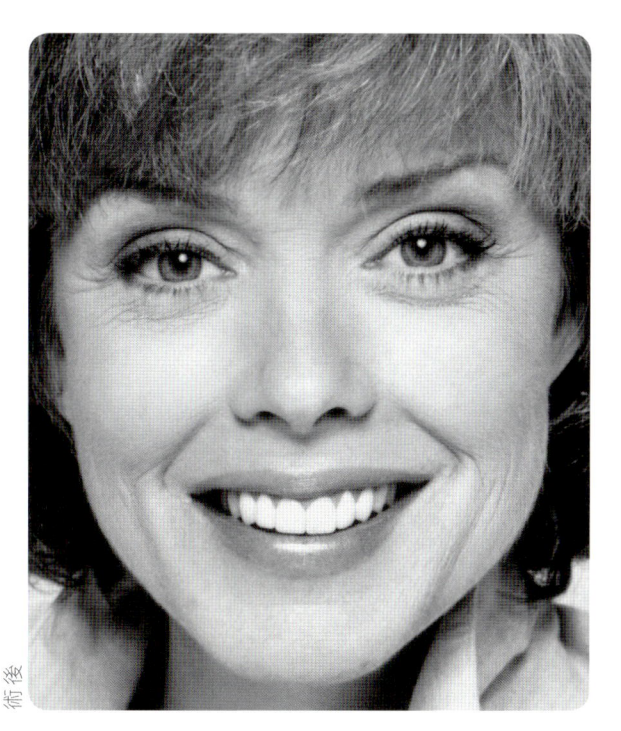

術前

術後

術前

術後

解決策5　クラウン

クラウンで咬合を取り戻せるのか？

加齢あるいはブラキシズムによって，歯列が極端に摩耗している場合には，歯科矯正治療よりもクラウンのほうが選択すべき治療法となるかもしれません．クラウンはまた，歯科矯正治療とともに用いて，下顎歯を後ろに下げたり，上顎前突を改善することができます．

スマイルが平坦になった？ ≫この61歳の経営者の前歯と臼歯は，ほぼ平坦で，顔面と比較すると小さくなりすぎるまで摩耗していました．すべての歯をクラウンにすることで，失われた歯の構造を回復させ，より若く，よりハンサムなスマイルになるのに役立ちました．

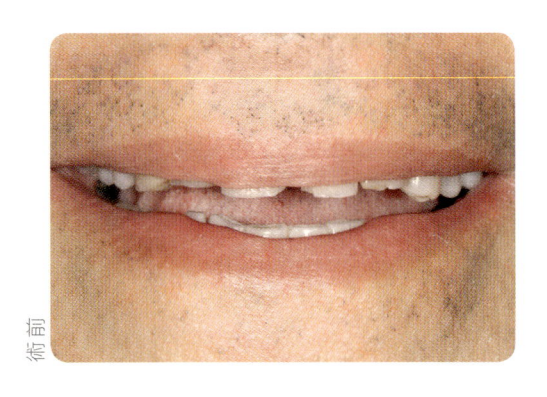

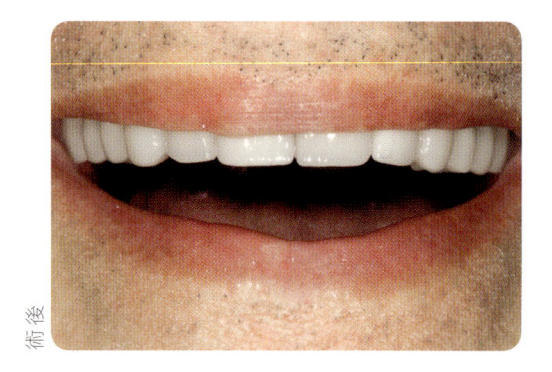

術前　　術後

スマイルで老けて見えないようにする ≫この25歳の男性モデルは，犬歯が他の前歯よりも長かったため，老けた笑い（"リバースライン"）になっていました．4本の上顎前歯をクラウンにしました．2本の前歯が長くなったことで，より若々しく魅力的なスマイルラインになったことに注目してください．

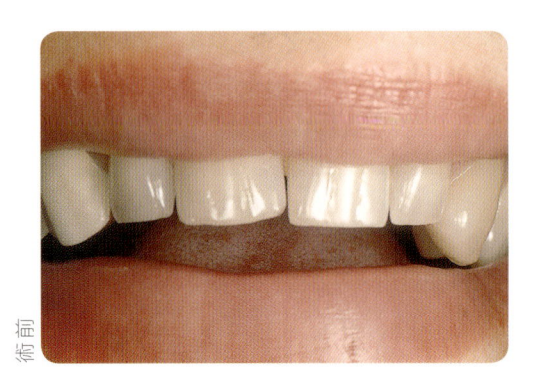

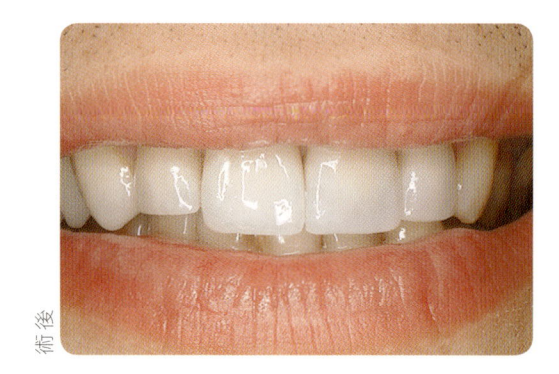

術前　　術後

なぜ上顎歯を延長させるのか？

以下に示したダイヤグラムは，より魅力的なスマイルラインにするのに，どのようにすれば上顎歯を延長できるか（ボンディング，ポーセレンベニア，あるいはクラウン）を示しています．

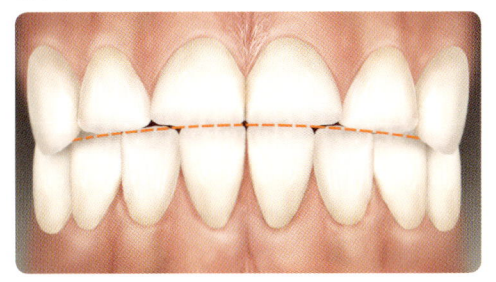

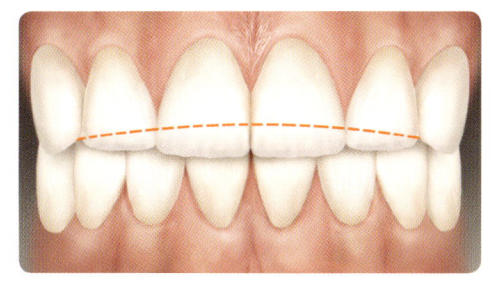

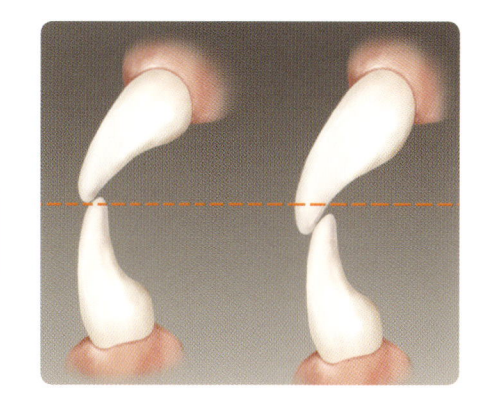

より長く，かわいらしい歯を達成するための複合的アプローチ≫この57歳の女性は，臼歯が大きく摩耗し，前歯も摩耗し始めていました．第一段階として可撤式装置を作製し，咬合がわずかに挙上され，前歯を延長させ，顎の筋肉を弛緩させ，患者さんがより快適に感じることができるかどうか調べました．およそ3か月経過し，歯列は，新しい関係を再構築する準備が整いました．臼歯のすべてを，メタルボンドクラウンで修復し，前歯をコンポジットレジンでボンディングしました．これにより，よりかわいらしい色と形状になり，歯も延長しました．複合的アプローチによって，患者さんのスマイルが改善し，また全体の容貌も改善しました．

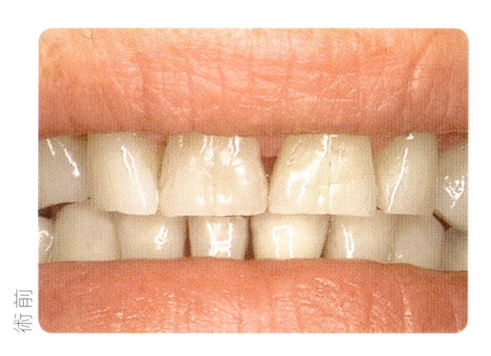

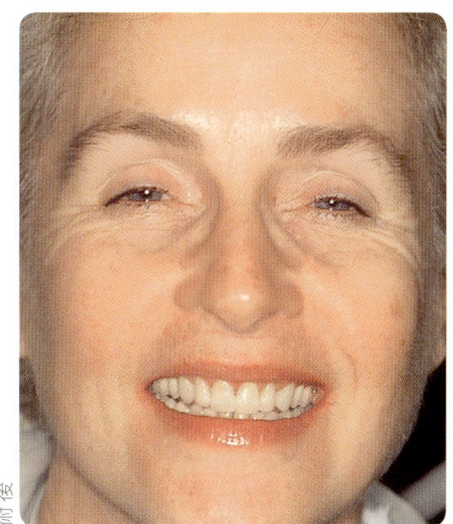

術前

術後

137

どの解決策が**あなた**には最良？

	歯科矯正治療	審美的歯冠形態修正
治療期間	多くの場合6〜24か月	1時間
メインテナンス	・歯ブラシとフロスを毎日行い，スペシャルケアを行う ・改善後は，年間2〜4回，検査のため来診 ・保定装置を生涯，週のうち2〜3晩以上は装着する必要がある	・毎日歯ブラシとフロスを使用する ・年に2〜4回，専門家によるクリーニングを受ける
結果	適切に咬合するようにして歯を再配列することで，咬合の問題が通常は改善できる	軽微な咬合異常であれば，数分間で改善でき，不正咬合に伴う頭痛やその他の障害を予防できる場合がある
治療の寿命*	保定装置を生涯，週のうち2〜3晩以上装着すれば，一般に効果は生涯続く	生涯
費用†	1,500〜7,500ドル	1歯列あたり250〜2,500ドル
長所	・保定装置を装着すれば，ほとんどの患者で永続的な結果が得られる ・顎関節痛の治癒あるいは予防に役立つ ・咬合能力を改善できる ・口唇位置を改善できる	・最終仕上げとして，歯を形態修正するのに適している ・1回の受診で終了 ・反対歯列の形態修正を行って，咬合を改善するのに役立つ ・歯がよりまっすぐに見える
短所	・時間がかかる ・通常は保定装置を生涯装着する必要がある ・完全な効果を達成させるには，外科的矯正治療と組み合わせる必要が生じる場合がある ・咬合障害や習癖によっては保定に問題が生じることがある	・咬合異常を改善しているわけではない

*この推計は3歯学部での研究と保険会社の試算とともに著者の臨床経験を基にしています．治療の寿命は多くの原因によって異なってきますが，その原因の中には，あなたと歯科医師によってコントロールすることができるものもあります

†費用は，治療の難易度と歯科的および医科的既往歴，患者さんの要求と期待度，そして歯科医師の技量によって異なります．なお，記載金額はアメリカでの治療費用です．

‡審美的な仮歯の作製のためには，さらに費用がかかります．

ボンディング（レジン充填）	ポーセレンベニア	クラウン
1歯あたりおよそ1時間未満	2回の受診；10本の歯までは，多くの場合，それぞれの受診で4〜6時間．	通常は，2回受診；4本までの歯なら1回の受診で1〜4時間（治療する歯の本数が多かったり，より広範な治療には，時間が多くかかる）
・着色の程度によるが，年に2〜4回，専門家によるクリーニングを受ける ・毎日歯ブラシとフロスを使用する ・注意深く咬合させて，トルクが発生しないようにする	・着色の程度によるが，年に2〜4回，専門家によるクリーニングを受ける ・毎日歯ブラシとフロスを使用する ・注意深く咬合させて，トルクが発生しないようにする	・毎日歯ブラシとフロスを使用する ・年に2〜4回，専門家によるクリーニングを受ける ・硬い食物や氷を噛み砕かないようにする ・年に1回以上，フッ素治療を受ける
一部の症例では，良好かつ迅速に改善される	問題の重篤度によるが，実際の咬合異常は改善されていなくても，より審美的なスマイルが形成できる	不正咬合の原因となっている配列のずれた歯列を改善．数週間で達成できることがある
5〜8年間（破損，組織障害，摩耗，および患者の自宅でのケアの状況によって異なる）	5〜12年間（破損，組織障害，摩耗，および患者の自宅でのケアの状況によって異なる）	5〜15年間（破損，組織障害，摩耗，および患者の自宅でのケアの状況によって異なる）
1歯につき500〜1,750ドル	1歯につき950〜3,500ドル	1歯につき950〜3,500ドル[‡]
・歯の色と形状を改善できる ・1回の受診で終了 ・上顎歯列に盛り上げることで，より広い歯列の印象を与えることができる ・歯を延長できる ・配列がわずかに改善される ・ポーセレンベニアやクラウンよりも低コスト	・歯の色と形状を改善できる ・1回の受診で終了 ・上顎歯列に盛り上げることで，より広い歯列の印象を与えることができる ・歯を延長できる ・配列がわずかに改善される ・クラウンと比較して必要な歯の切削量が少ない	・歯の角度，形状，色を改善できる ・臼歯にクラウンを設置することで，咬合の再構成が可能で，顔面の容貌を改善できる ・歯を延長できる
・咬合障害を改善しているわけではない ・欠けや着色が生じる可能性がある ・3〜8年で交換する必要があろう ・軽度の場合にのみ適応 ・歯が厚くなった外見や触感が生じることがある	・咬合障害を改善しているわけではない ・欠けや破損が生じる可能性がある ・5〜12年で交換する必要があろう ・軽度の場合にのみ適応 ・歯が厚くなった外見や触感が生じることがある ・ボンディングよりも高コスト	・歯の形状を変化させる（エナメル質の多くを除去する） ・5〜15年で交換する必要があろう ・麻酔が必要 ・咬合障害を改善できないことがある ・歯の位置をより良いものにし，リップラインを改善させるのに，抜髄する必要があることがある ・ボンディングやベニアよりも高コスト

9

わかって…

- 美容整形に頼らず，より若く見せる方法は？
- 老けた笑顔に見せるものは？
- あなたの笑顔を美しく整えるのに遅すぎることはない理由は？

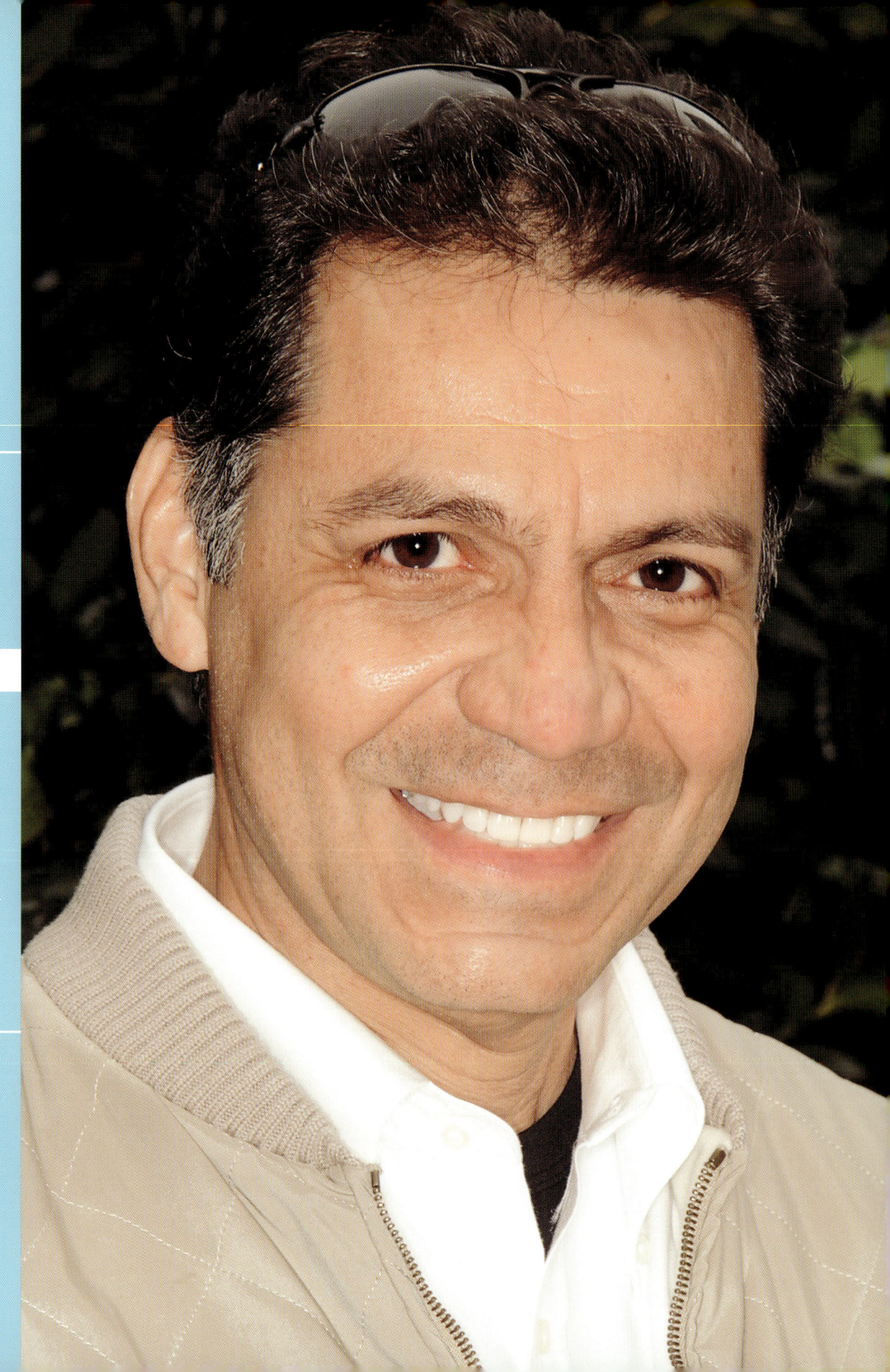

治療の時期について

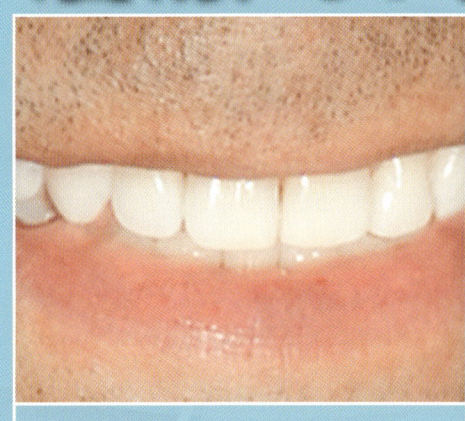

審美歯科で
あなたは若く見える！

　魅力的に見えるようになるためのサービスやデザイン作りに，消費者は毎年何十億ドルと費やしています．数えきれない女性が──そして男性の数も増加していますが──美しい容貌を手に入れるため，フェイスリフトやその他の外科処置を受け，依然としてより若い容貌を競い合っています．多くの患者が形成外科の恩恵を受けている一方，審美歯科の治療のみ受けている人もいます．なぜなら，笑顔は顔のもっとも重要な部分の一つだからです．あなたの笑顔が魅力的でそして健康的な容貌なら，あなたの姿から流れた月日を取り去ってしまうでしょう．一方，もしあなたが笑ったときに，すり減り，失色し，欠けている歯や歯がない部分が見えたならば，あなたは年齢よりも年老いて見えるでしょう．そして，それはどんな形成外科でも変えることはできません．

　もし，あなたの笑顔──そしてあなたの容貌全体──から老化を取り除きたいとしたら歯科医師に治療可能な審美的な処置について尋ねてみて下さい．あなたとより魅力的な姿の間に，年齢どおりの加齢は決して成り立つべきではないのです．

容貌と感覚が若返る方法？

　容貌を美しくする上で歯科医師の役割はしばしば誤解され，過小評価されます．たとえば多くの人々は，入れ歯のみが笑顔の見た目を変えることができると信じていますが，それは真実とはかけ離れています．

　審美的歯冠形態修正，漂白またはボンディングのような費用効果の高い技術が驚くべき良い結果をしばしばもたらします．一般的には1回の来院で！

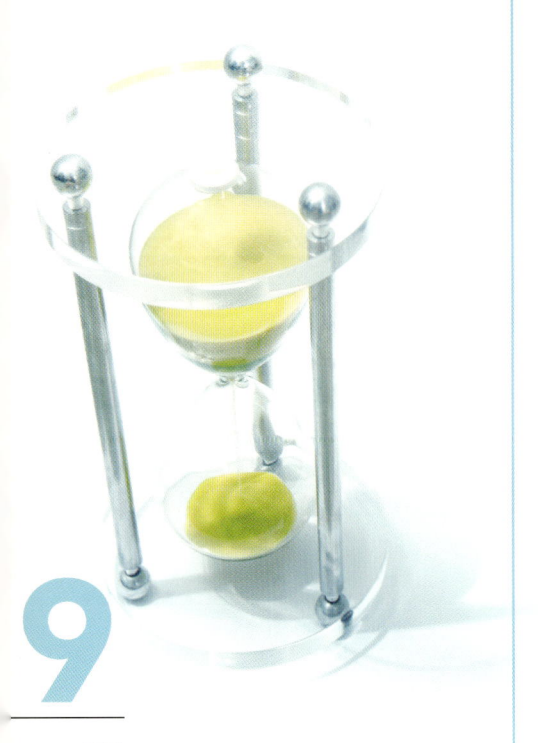

あなたの笑顔を保つ10の情報

1. 不自然に歯がすり減っていたら，歯ぎしりを避けてください．
2. 歯肉と骨の喪失を避けるため，真剣に口腔内の衛生状態を保ちましょう．
3. 問題が起こる前に欠陥のある充填物は取り替えてください．
4. ブリッジやクラウンがすり減っていたらやり直してください．
5. どんな変色歯も明るくしましょう．
6. 歯を失ってしまったら，可能な限り何かで置き換えてください．
7. 悪い咬み合わせは正しましょう．
8. 決して氷や飴を噛んだり，レモン汁を吸ってはいけません．
9. 歯科医師にビデオ撮影による口腔内検査を頼みましょう．
10. 強いブラッシングのような歯を削る習慣は避けてください．

スマイル101　何が笑顔を老けて見せる？

　わたしたちは加齢に伴い，前歯の端が他の歯と同じ長さになるまですり減ります．同時に上下の唇の筋肉の張りが失われます．上唇はたるみ，上顎の歯をより多く，またはすべてを覆うかもしれません．下唇もまた落ち，より下顎の歯が見えるようになります．歯の色は暗くなります．このような状態が笑顔を老けて見せるのです．

専門家の助言　すべては笑顔から始まる！

　より若い容貌を手に入れる方法は審美歯科，化粧品学，形成外科の良い点を順序正しく組み合わせることです．まずあなたの笑顔を美しくします．次にあなたの容貌を最新のものにするために第12章の専門的な美容とヘアスタイルの情報に従って試して下さい．もしまだあなたが，シワやたるんだ皮膚といったことで悩むのであれば，高い技術を持った形成外科医による形成外科手術の中に，あなたの選択肢を探してください（第11章参照）．

決して気づかいをやめないで！

　加齢に伴い，歯のことも含め自分自身への適切な気づかいをやめてしまう人がいます．ふたたび自分への気づかいを始めるのに，決して手遅れではないことを覚えておいてください．多くの年齢を重ねた大人たちが現在，歯の問題を正し，容貌をより良くするための治療を探しています．もし，あなたの友達や家族に自分の見た目に対して興味を失っている人がいたら，この本をその人たちと共有して下さい．彼らに笑顔を最新のものにすることがどんなに気持ち良いか知らせてあげましょう．あなたは彼らの容貌だけでなく，彼らの人生の見通しをも良くするすばらしい助けとなるに違いありません．

知っておくべきこと

予防：それは年齢と闘うもっとも良い方法

あなたは一生健全な笑顔を保つことができます．歯ブラシとフロスを使用し，定期的に歯科医を訪れ，口腔内の良い衛生状態を保つことは，歯，歯肉，骨の健康維持の助けとなるでしょう．

ここにあなたの歯を健康に保つための情報を載せます：

▶ もし正しいブラッシングの方法を知らなければ，歯科医師または歯科衛生士にあなたのブラッシング方法を見てもらいましょう．機械的にすり減ることで歯質の喪失を避けられない場合も，不適切なブラッシングをしていると，しばしばその現象を加速させます．

▶ 磨き残しのプラークを赤く染めだすタブレットを買いましょう．

▶ 歯科医師の助言に基づき，特殊な回転式の清掃器具の購入を検討して下さい．研究では多くの人が電動歯ブラシで歯の清掃効率を改善できたと示されています．

▶ 予防的なメインテナンスに積極的に取り組んでいる歯科医師を選んでください．それは年に3～4回の専門家によるクリーニング，適切なホームケア，プラークコントロールの観察，歯周組織のプロービング，そして必要ならば歯周病専門医などへの紹介を含むべきです．

解決策1　審美的歯冠形態修正

なぜ大金をかける？

単にすり減った歯を審美的歯冠形態修正により正すことはもっとも経済的です．上顎の歯は実際より長く見えるようにふたたび形が整えられます．

スマイル101　歯のすり減る原因は何でしょう？

歯はしばしば加齢以外の要素により必要以上に早くすり減ります．不適切な咬み合わせと歯ぎしりの習慣，あるいはそのどちらか一方が，歯の組織をすり減らせるのです．あなたの歯がすり減っているなら，その問題を修正する方法がいくつかあります．上顎の前歯は接着とポーセレンベニアで長くすることができ，下顎の前歯は短くすることができます．あるいは，上顎の歯を削って実際よりも2本の前歯が長く見える錯覚を起こすこともできます．夜間の歯ぎしりがある場合は，バイトプレートもまた適応となります．

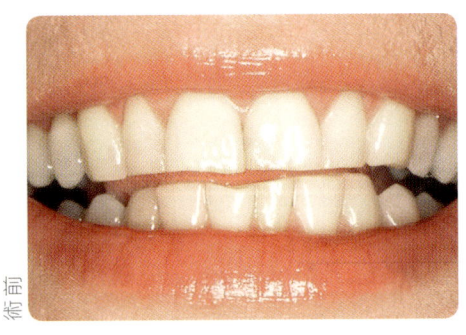

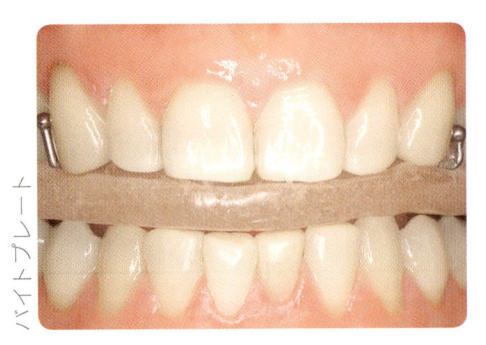

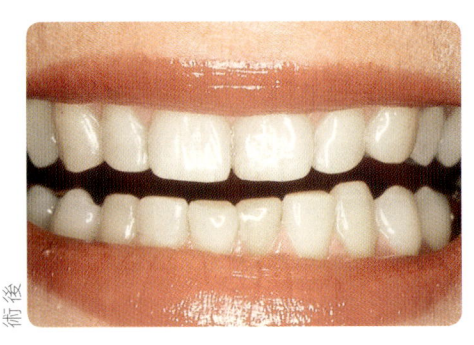

すり減った歯であなたを老けさせない！ ≫歯ぎしりまたはグラインディングはこの31歳の重役の歯が削れる主な原因でした．加えて，審美性も乏しく，彼女は常に頭痛と首や背中の不快感に苦しんでいました．診断は顎関節症（TMD）でした．バイトプレートでTMDを修正し，さらに歯がすり減ることを予防しました．TMDの症状を軽減させ筋肉をリラックスさせる治療を行って3か月後，四角く男性的な外見をしていた上下顎の歯は，かわいらしくなるような審美的な形態修正を行い，より女性らしい笑顔へと変わりました．

解決策 2　ボンディング(レジン充填)

若く見えるために着色と左右非対称を取り除きましょう≫この女性は着色とでこぼこした歯が彼女の笑顔を老化させていることをはっきりと理解しました．上下顎の歯のコンポジットレジンによるボンディングと審美的歯冠形態修正によって彼女の歯は明るくなり，よりなめらかになって，彼女の笑顔は若々しくなりました．

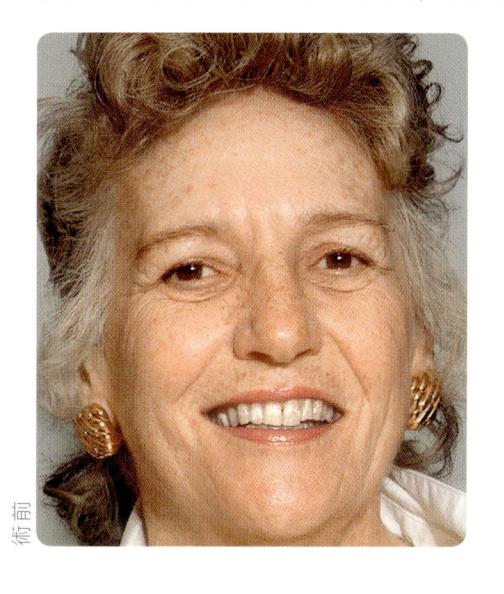

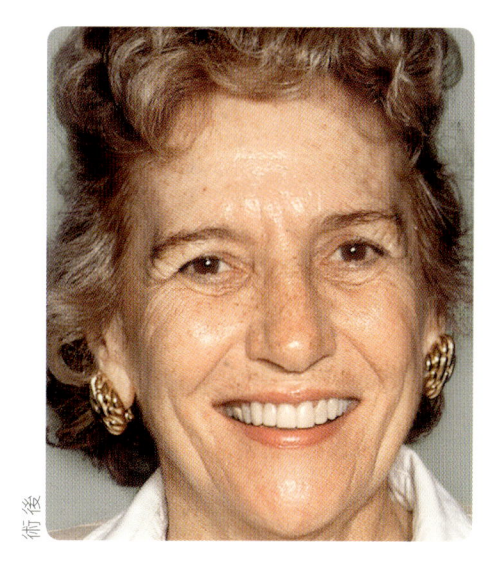

数時間でより若い笑顔を手に入れる！

すり減った前歯表面にボンディングを用いると，笑顔はより若くそして健康的に見えます．やがてボンディングはふたたびやり直さなければなりませんが，その方法はポーセレンベニアまたはクラウンと比較して費用がかかりません．

> どのように治療するか？
> 217ページを参照

自然な感じを保ちましょう≫この女性のすり減って変色した歯は修復物が欠けていて，彼女の魅力的な笑顔を台無しにしていました．しかし，彼女は可能ならば，彼女の"良い"歯にクラウンを被せたくありませんでした．彼女の6本の上顎の前歯は，コンポジットレジンで長さを伸ばしました．不自然に見えるまで歯の色を明るくしすぎたら，それは間違いでしょう．6～12か月に一度，表面を磨いただけで，このボンディングは9年間美しい状態を保ちました．

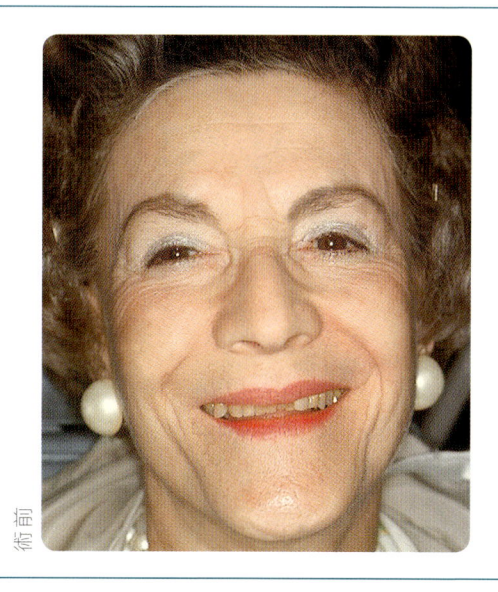

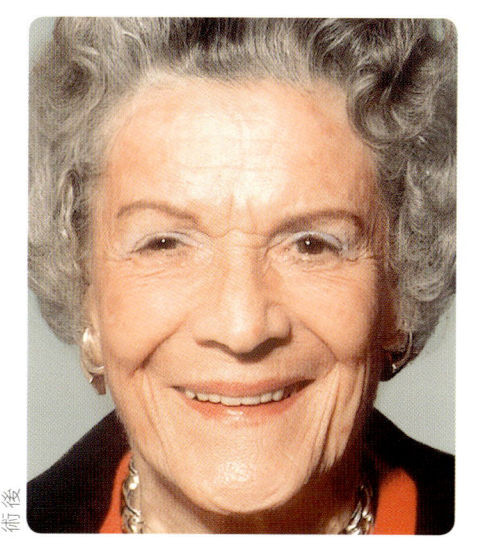

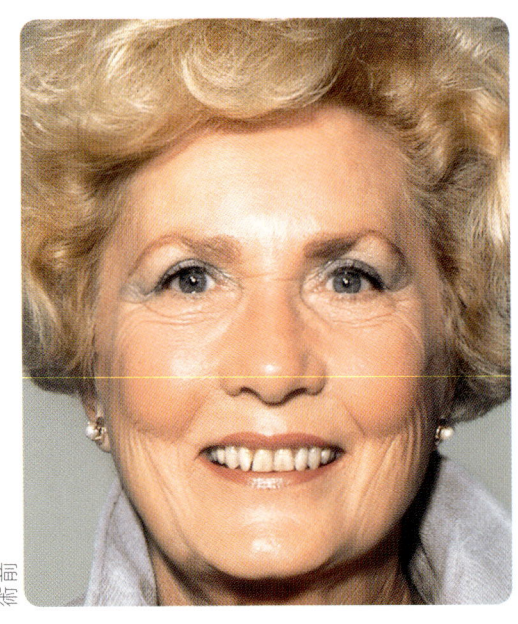

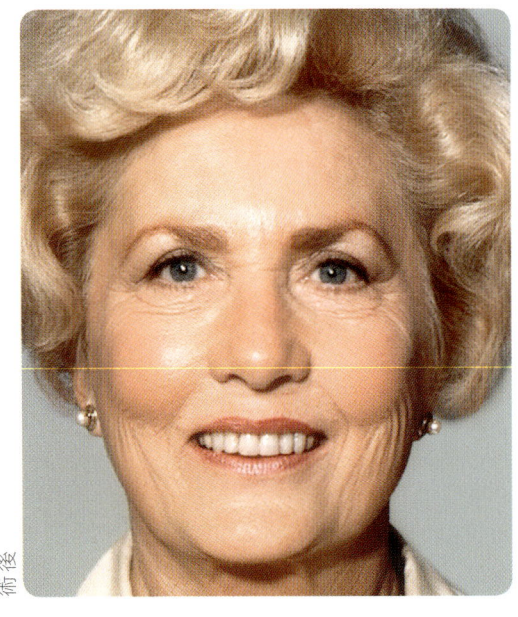

あなたの笑顔をやわらかく≫この女性は，変色しねじれている自分の歯に不満をもっていました．さらに彼女は歯の先端が尖っていて牙のように見えると感じていました．彼女の6本の前歯は最初，形態修正を行い，次にボンディングによってまっすぐに並べました．形態修正をして接着を行うだけでどんなにやわらかな印象になったか注目してください．

術前 / 術後

予定に合わせて若くなる≫この男性は，変色してすり減った空隙のある歯が自分を年齢より年老いて見せていることに急に気づき始め，ある特別な行事のためにできる限り早く修正することを望みました．コンポジットレジンによるダイレクトボンディングが当座の解決法として選ばれました．1回の来院でしかも歯を削ることなく完了するからです．治療は上顎の歯にのみに絞り，その上下顎の隙間を閉じました．それは患者さんに，より若い新しい容貌を与え大きな満足をもたらしました．7か月後さらなる強度と長い耐久性を得るために，ボンディングはポーセレンベニアとオールセラミッククラウンに置き換わりました．

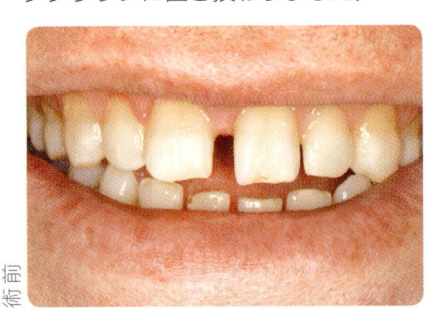

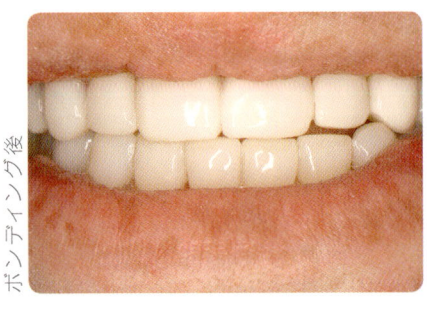

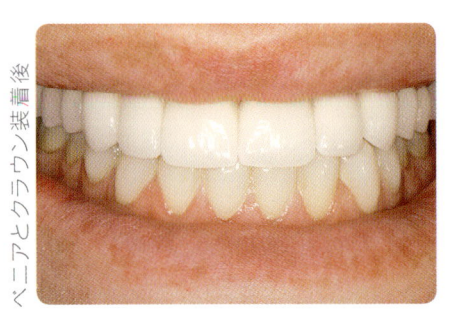

術前 / ボンディング後 / ベニアとクラウン装着後

解決策3　ポーセレンベニア

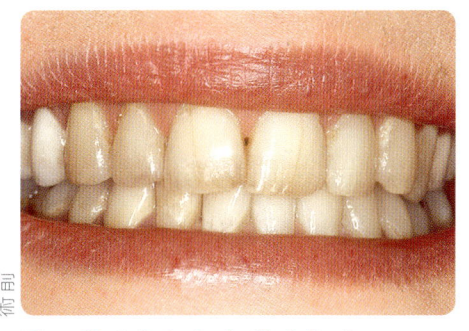

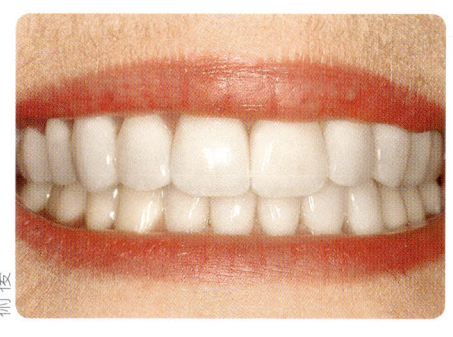

いつもあなたが望む歯に！

前歯の変色とすり減りは加齢の隠しきれない2つのサインです．もし歯が健康な状態とかけ離れていたら，ポーセレンベニアは，あなたに若い容貌をもたらすすばらしい治療法となります．あなたの咬み合わせが，ベニアかセラミッククラウンのどちらがもっとも良い解決法か決める要因となるでしょう．下顎の歯を審美的に形態修正することで，上顎の歯のポーセレンベニアが長くすることができて，あなたは何倍も若く見えるでしょう．

> どのように治療するか？
> 218, 219ページを参照

暗い歯はあなたを老けさせる ≫ この58歳の女性は，年齢よりもっと若いと自分で感じていました．しかし，彼女の歯には暗い着色があり，それは彼女を非常に老けた印象にしていました．今までよりとても明るい色のポーセレンベニアは奥歯のオールセラミッククラウンと一体化して，彼女のかわいらしい顔にぴったりの笑顔を手に入れました．

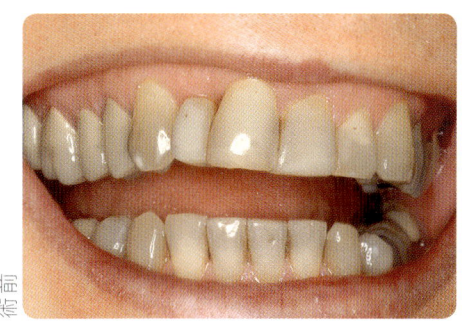

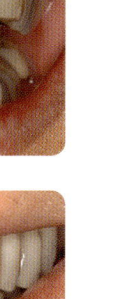

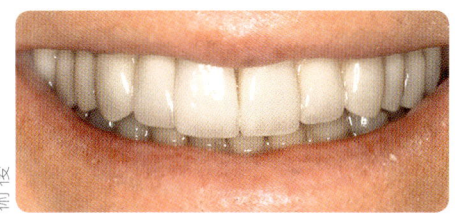

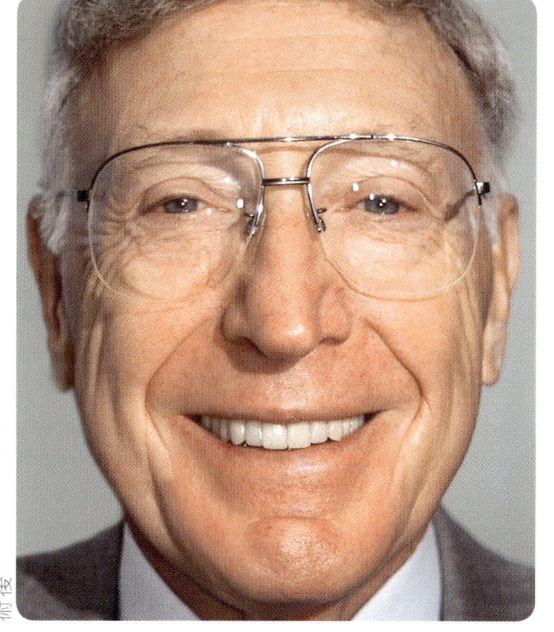

良い笑顔に宿るパワー ≫ この高官は変色してすり減った歯と不整な歯肉の外見により，笑顔が年老いて見えました．歯肉が審美的そして機能的に改善された後，奥歯のクラウンとインレーに加えて5本のポーセレンベニアを装着しました．その結果，歯の色は明るくなり，歯の形や並び方も改善されました．もっとも重要なことは，患者さんが望んでいたのと同じくらい見た目が若返った，ということです．

解決策 4　クラウン

完璧な笑顔のイメージチェンジを求めますか？

歯が広範囲にすり減っている患者―原因については言及しませんが―にとって，通常クラウンは最大限効果を発揮します．それはあなたの咬み合わせを前の状態へと戻すことさえ可能でしょう．さらにオールセラミッククラウンは，完全に着色を隠すことのできる美しい材料から作られ，すり減った歯をいっせいにまっすぐな歯に置き換えることができます．

> どのように治療するか？
> 220〜225ページを参照

予想されること

あなたの咬み合わせの再建

- もしあなたの咬み合わせが崩壊していたら，まず第一歩としてアクリルレジンまたはコンポジットレジン製のバイトプレートを装置するでしょう．その装置に耐えることができたなら，クラウンやブリッジによってあなたの咬み合わせを再建することができるすばらしいチャンスです．
- つづいて，プラスチックの暫間的なクラウンやブリッジが，咬み合わせの装置にかわり装着されます（バイトプレートを使わずこの段階に直接進む歯科医師もいます）．
- 最後の段階として，それらの暫間的な回復はより長持ちする最終的なクラウンやブリッジに置き換わります．

すてきな笑顔はすばらしい快適をもたらす ≫ この69歳の退職した会社役員は健康状態が乏しいにもかかわらず，彼は見た目と同じくらい機能の改善も望みました．病弱の患者さんに対しては，最小の時間と費用で彼らの笑顔をより良くする治療計画を立てます．残っているすべての歯の暫間的なクラウンやブリッジは以前より明るい色で作られ，彼の歯を再建し，彼の容貌は改善されました．この患者さんはすぐに自分のかっこいい笑顔に満足しました．

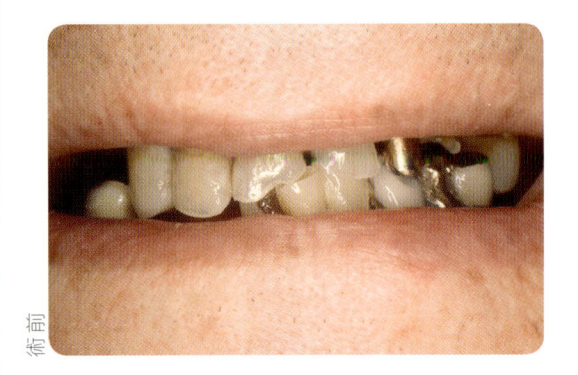

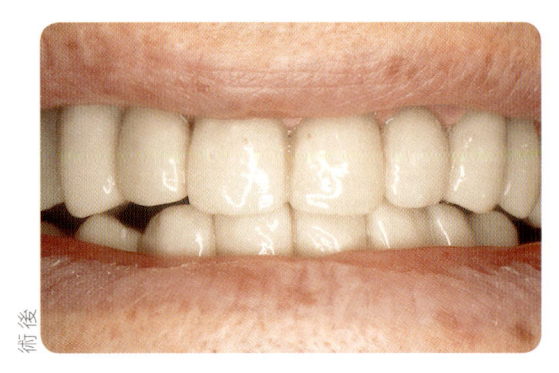

術前　　　術後

> **専門家の助言** **健康な歯を抜かない！**
>
> あなたの歯を守るために十分な骨がある限り，歯の根しか残ってないときでさえ決して歯を抜いていけません．しかし，もしあなたの骨が減少したら歯を守るために歯周外科が必要となるでしょう．良い歯の根が，通常はインプラントよりもよく機能するので，外科治療は無駄ではありません．

あなたの笑顔がすてきなとき，あなたもすてきです！ ≫このビジネスマンは，前歯のクラウンがあまりに多くすり減っていたので，右側側切歯のアクリル製のベニアの下にあるゴールドが見えていました．他のアクリル製のベニアクラウンは変色し，実年齢より彼をおじいさんに見せていたのです．より明るく若々しく見える新しいポーセレンクラウンは魅力的な笑顔を作りました．

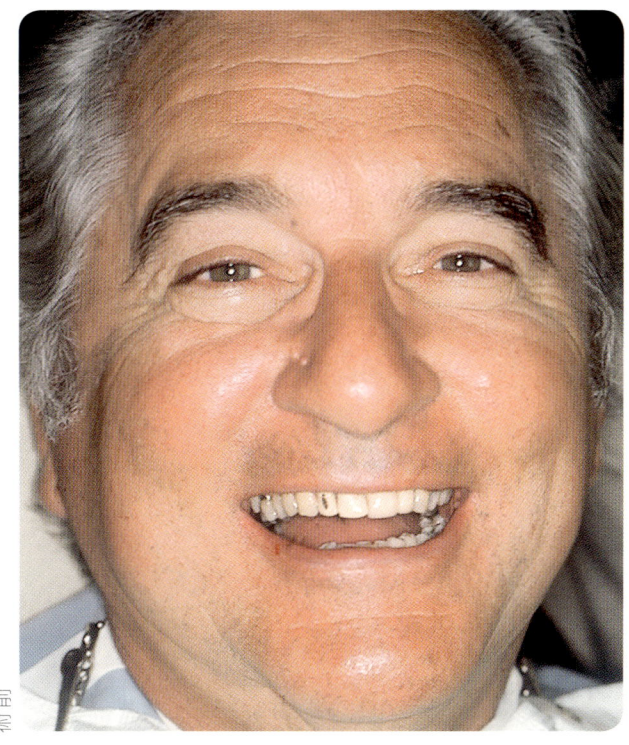

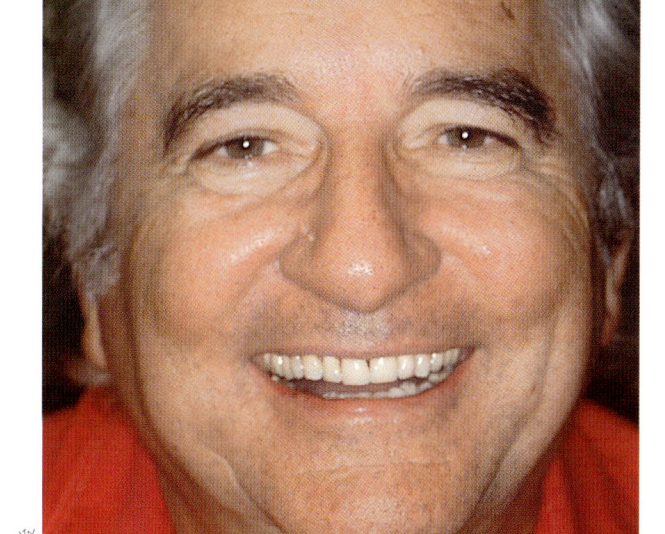

術前　　術後

解決策5　歯科矯正治療

行動を起こすとき？

アメリカ矯正歯科学会によると，歯科矯正治療の患者の5人に1人以上が成人です．透明のセラミックブラケットやプラスチックマトリックスの使用により，昔よりも歯科矯正治療が受け入れやすい選択肢となりました．もし，歯科矯正治療による歯の並び替えであなたの笑顔がよりすてきになるのなら，できるときに実行してください．歯を動かすのにあなたが年をとりすぎているということは決してありません．あなたの咬み合わせも改善され，より良い外見になるでしょう．

> どのように治療するか？
> 231ページを参照

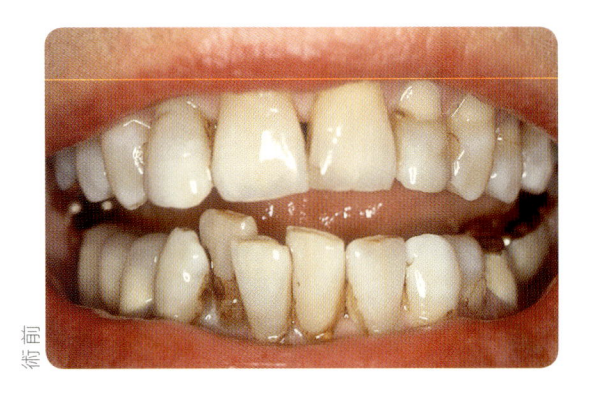

術前

歯科矯正治療

術後

決して遅すぎることはない≫この65歳の女性は歯並びがでこぼこで歯は変色していました．それは，彼女が感じているよりも彼女を老けて見せていました．10か月の歯科矯正治療で彼女の前歯は元の位置に並び，そしてコンポジットレジンによるボンディングによって明るい色になり着色している充填物を隠す一助となりました．歯を並び替えるのに年をとりすぎた人など誰一人としていません．

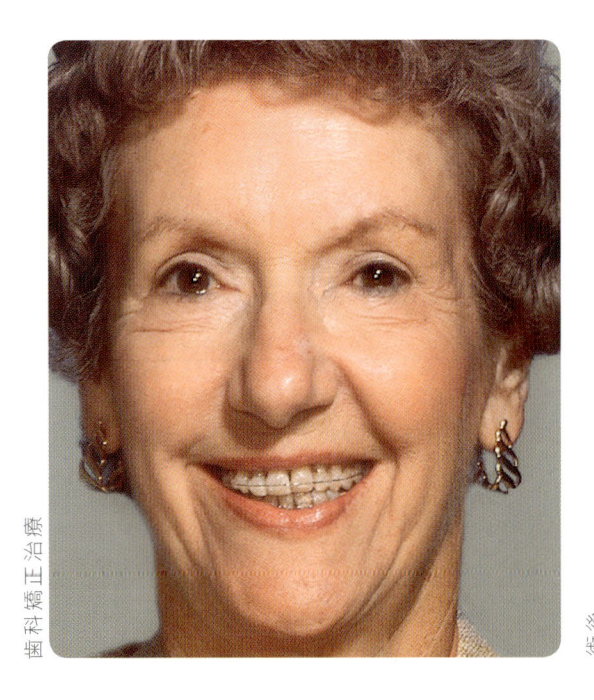

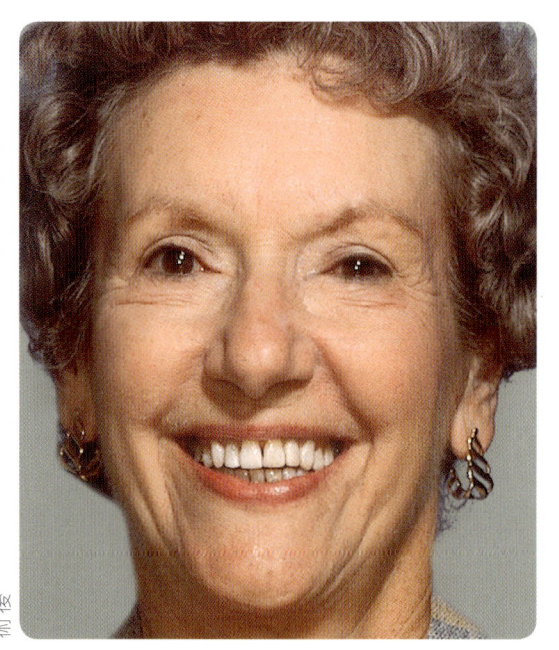

人生を生き抜くためのより良い笑顔≫この65歳の健康に気をつかっている女性は彼女の悪い咬み合わせを適切に修正したいと望みました．彼女は歯の色をしたブラケットを用いる歯科矯正治療を選び，18か月で彼女の歯は並び替えられました．最後にコンポジットレジンによるボンディングによって彼女の笑顔はより美しくなりました．歯科矯正治療後24年が経ち，彼女の笑顔は今なおすばらしいままです．ボンディングは，このような長い寿命を達成するためにはとくに注意を払い，メインテナンスを必要としますが，歯を並び替えることは永久的な解決法となりました．

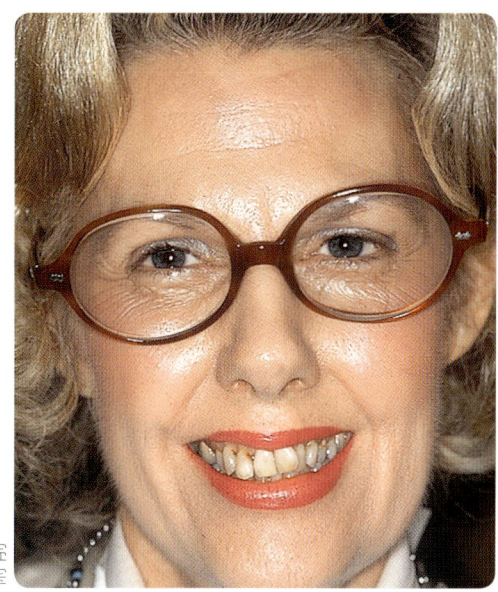

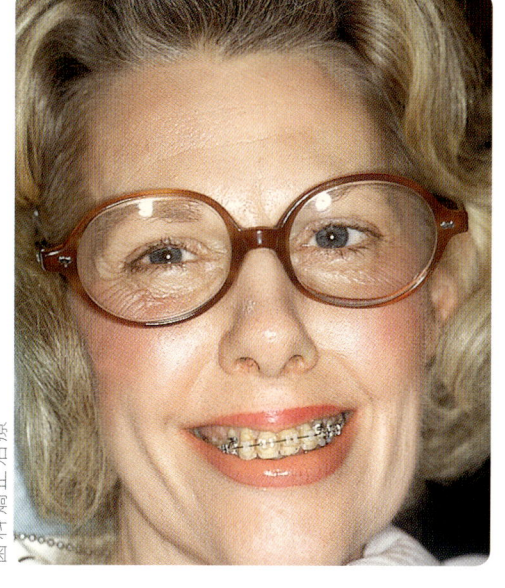

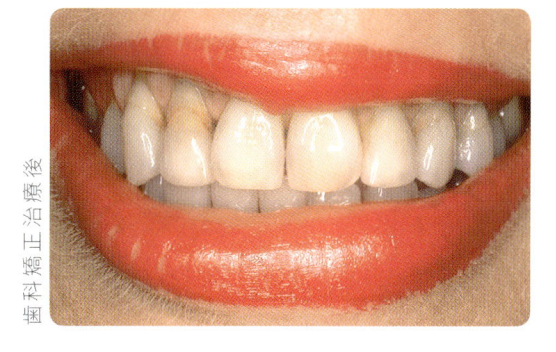

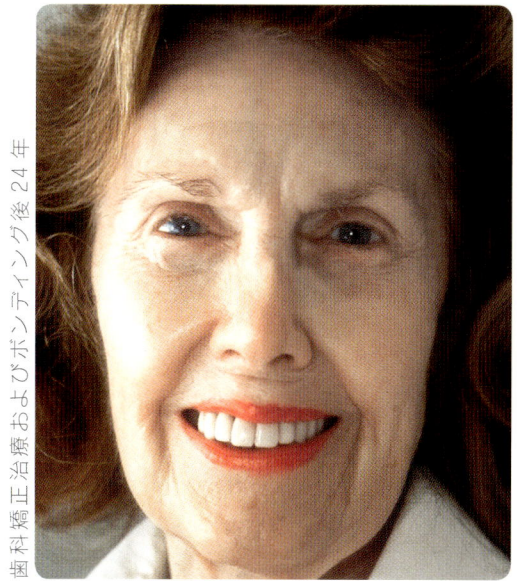

術前

歯科矯正治療

歯科矯正治療後

歯科矯正治療およびボンディング後24年

解決策6　入れ歯

歯の喪失があなたの笑顔を老化させる？

　もしあなたの歯の何本かあるいはすべてが喪失している，または修復できず抜く必要があるとしたら，歯を失ってから何かで置き換えるまで時間差があってはなりません．歯を失うと顔が衰弱し，唇が垂れ下がります．その衰弱した顔に深い線が入りしわを形作り始め，顔を老化させます．入れ歯はこれらすべての問題を回避する助けとなりえ，あなたに新たな笑顔を与えるにちがいありません．

専門家の助言　入れ歯は永久ではない！

　入れ歯は天然の歯より非常に簡単に割れたり欠けたりするので，とくに旅が多いのならば，あなたはスペアのセットを持ちたいと思うかもしれません．修理が必要となったときは自分の歯より余計に費用をかける価値があります．それは高価にちがいないのですが，あなたがいつでも完璧な笑顔を必要としているのであれば，元の入れ歯を正確に複製したものを手に入れたいと望むでしょう．歯はアクリル製であり，ほとんどの場合それらは3〜6年ですり減るということもまた覚えていてください．もしあなたが歯ぎしりするのであれば，その半分の期間ですり減ると予想できます．あなたの魅力的で機能的な笑顔を保つために，あなたの入れ歯にすり減っている兆候がみられたら必ずリベースかリライニング，あるいは作り変えてください．

あなたの古い入れ歯は使えますか？≫上唇の張りを適切に支えていない上顎の入れ歯を装着することで，この女性は，48歳という実年齢より年老いて見えます．新しい総入れ歯は唇をしっかりと支持し，より若々しいスマイルラインをもたらしました．

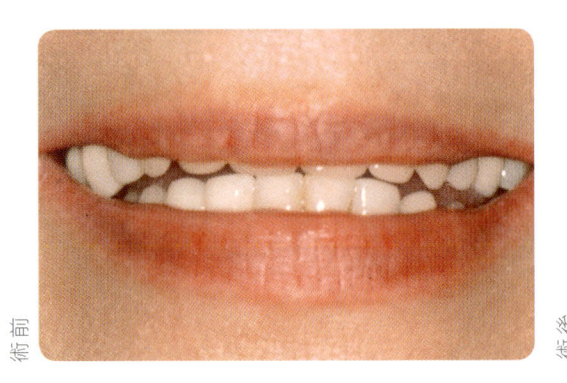

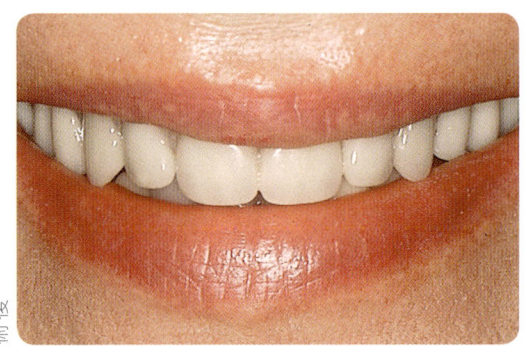

術前　　　　術後

知っておくべきこと

あなたはどのタイプの入れ歯を必要としますか？

即時義歯

　即時義歯とは処置前の天然の歯の大きさを測り，あなたの残っている歯を抜くのと同日に装着します．このタイプの入れ歯は，他のタイプの入れ歯が適合を試すステップを飛ばします．歯肉や骨は歯を抜いた後に小さくなる傾向があるので，それらの入れ歯はゆるくなるでしょう．しかし，追加して内側を裏打ちすることで入れ歯内面を組織にぴったりと沿わせることができます．即時義歯の装着する時間が，従来型の入れ歯と比較してしばしば短いということです．それはまた，調整と裏打ちのための追加の費用がかかるということを意味します．

従来の入れ歯

　典型的な従来の入れ歯の適合には，すべての歯が取り除かれ，その組織の治癒後に3～6回の通院が必要です．それらの通院の間，適合と入れ歯を入れたときの外見を確かめることができるでしょう．あなたの歯科医師は色，形の種類，唇の位置について助言してくるでしょう．色を白くしたいと気にしすぎるとその入れ歯は人工的になってしまうでしょう．従来型の入れ歯は即時義歯と費用は同じくらいです．料金の中に後からの処置を含んでいる歯科医師もいます．

特注義歯

　特注の入れ歯はとくに歯や歯肉の色やその特徴，ときには金や銀の詰め物でさえ本物の歯のように複製されます．そのためもっとも審美的ですがもっとも高価な種類の入れ歯です．

解決策7　インプラント

インプラント それが答え？

　もしあなたが外傷や歯周病で歯を失っていても，歯科用インプラントにより回復することはまだ可能です．あなたの失った歯のうち1本でもあるいはすべてをインプラントで回復することは多くの利点があるので，治療法として選ばれてきました．骨の支えを失ってしまったとしても時間をかけて，骨を回復させるための骨づくりをし，その後インプラントを入れることが可能です．

▶ どのように治療するか？
228〜230ページを参照

恐れることは何もない≫自称歯科恐怖症のこのおばあちゃんは歯がだんだんと変色し，歯を失っていました．専門的な看護チームと鎮静法が助けとなり6時間にも及ぶインプラント手術の間，彼女は治療への恐怖を克服しました．外科手術によって彼女は6本のインプラントに支えられた魅力的な可撤式のブリッジが装着されました．彼女は自身のすばらしい笑顔を知ることで新しく自信に満ちた姿勢を手に入れ，それは大きな価値のある経験となりました．

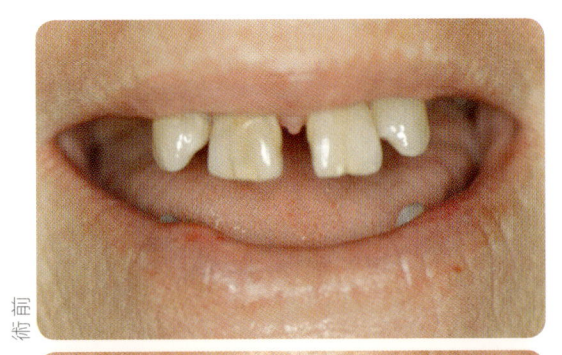

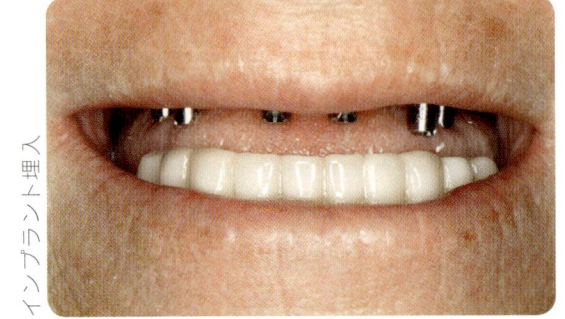

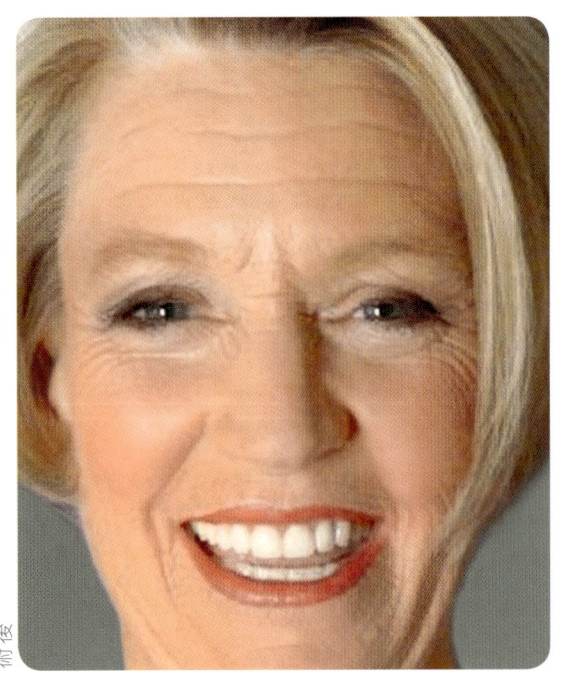

術前

インプラント埋入

術後

術前

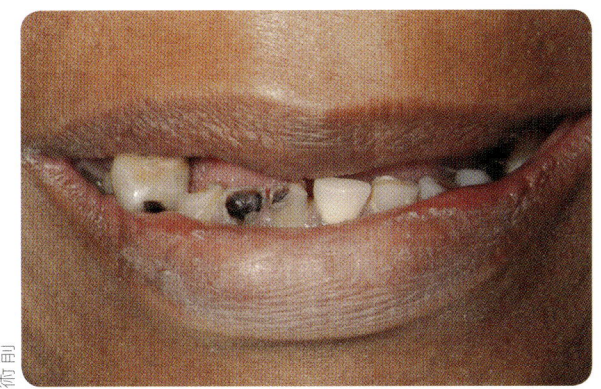

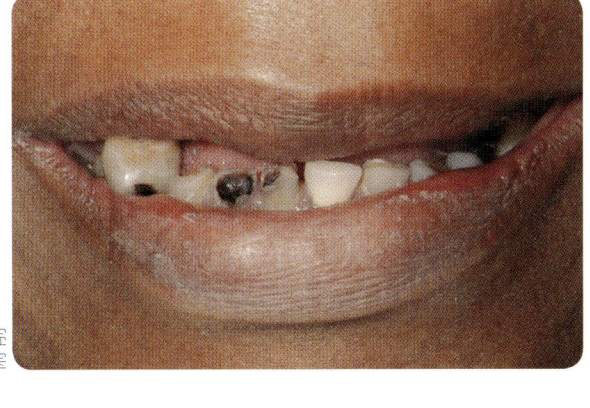

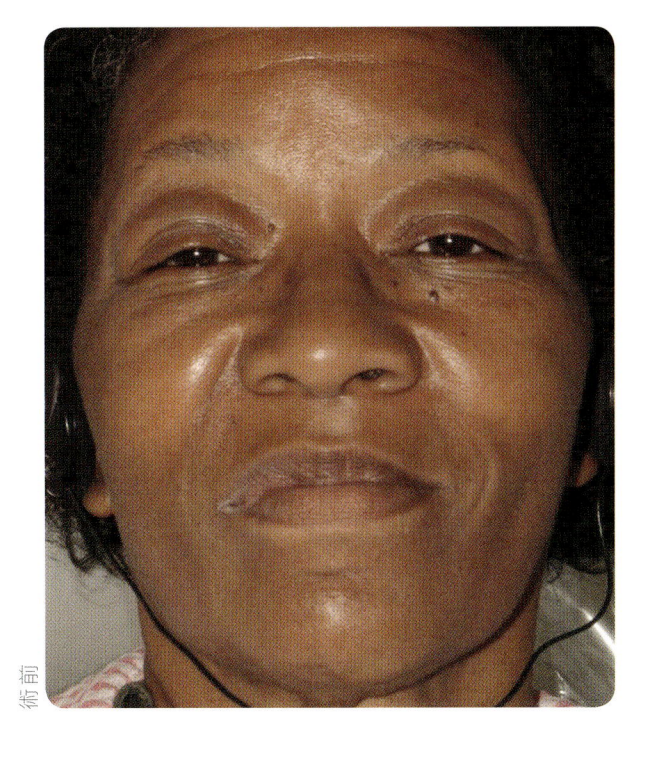

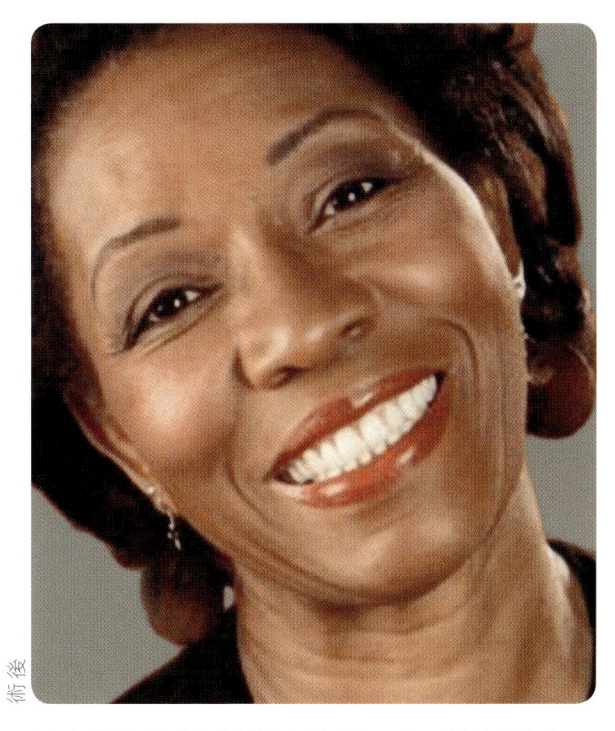

術後

術前

忘れ去られた笑顔は自尊心の低下を招く！》
この61歳の芸術家は歯にとても悩まされていて，いつも笑顔を手で覆い隠してきたのでしょう．歯を治すのにあたってインプラントが支えとなる入れ歯を治療法として選びました．そして望みのない歯は抜いて新しい入れ歯が適合するように外科的に骨を追加しました．より若々しく，そして健康的に見える笑顔は，下顎の歯列上に入れた４本のインプラントと上顎の可撤式の入れ歯とでデザインされました．現在彼女の友達たちは彼女のルックスに驚嘆し，彼女の絵もまた同じように若返ったと言っています．

どの解決策があなたには最良？

	審美的歯冠形態修正	ボンディング（レジン充填）	ベニアまたはクラウン
治療期間	約1時間	1歯につき約1時間	ベニア：2回の通院，それぞれ4時間 クラウン：2〜3回の通院，1歯につき1〜2時間
メインテナンス	毎日歯ブラシとフロスを使用する	・年に3〜4回，専門家によるクリーニングを受ける ・ボンディングが施された歯は欠けやすいので賢く食べるようにする ・フロスはポンっとはじかず入れたら引き抜くように歯に通す ・必要に応じて修理に歯科医院を受診する	・年に3〜4回，専門家によるクリーニングを受ける ・硬い食べ物や氷を噛み砕くのは避ける ・毎日歯ブラシとフロスを使用する ・毎年フッ化物塗布を受ける
結果	特定の患者においてはより若々しい笑顔を作ることができる	より若々しい笑顔を作るために前歯を長くしたり，悩まされていた欠けたところと変色を改善できる	ベニア：より若々しいスマイルラインを作るために前歯を長くできる クラウン：より若々しい笑顔を作るための最高の方法かもしれない
治療の寿命*	不明	5〜8年	5〜15年
費用†	1歯につき350〜2,500ドル	1歯につき250〜2,500ドル	1歯につき950〜3,500
長所	・特定の患者，とくに歯がすり減っている場合，もっとも迅速な選択肢 ・もっとも安価な選択肢 ・永久的な結果が得られる	若く見える笑顔を作るのと同時に歯を長くしたり，色を明るくできる	ベニア ・同時に歯を長くしたり，色を明るくできる ・長持ちする ・ボンディングよりメインテナンスが必要ない クラウン ・最高の解決策．とくに調和のとれた笑顔を作るために ・咬み合わせを高くするのならば良い解決法
短所	・問題を是正しないかもしれない ・通常，理想的な選択ではなく妥協策である	・問題を是正できないかもしれない ・通常，理想的な選択ではなく妥協策である ・修理やメインテナンスが必要 ・噛むときに注意が必要	ベニア ・問題の是正にはならないかもしれない ・通常，理想的な選択ではなく妥協策である クラウン ・歯の削除を必要とする ・形態修正やボンディングよりも高価

* この推計は 3 歯学部での研究と保険会社の試算とともに著者の臨床経験を基にしています．治療の寿命は多くの原因によって異なってきますが，その原因の中には，あなたと歯科医師によってコントロールすることができるものもあります．

† 費用は，治療の難易度と歯科的および医科的既往歴，患者さんの要求と期待度，そして歯科医師の技量によって異なります．なお，記載金額はアメリカでの治療費用です．

‡ 審美的な仮歯の作製のためには，さらに費用がかかります．

歯科矯正治療	入れ歯	インプラント
6 か月〜3 年	2〜5 回の通院	2 回法のインプラント：外科処置に 1 回来院し，3 か月後インプラントを露出しクラウンを製作する 即時インプラント：外科処置に 1 回来院し，仮歯を作って 3 か月後最終的なクラウンを製作する
・とくに注意深く毎日歯ブラシとフロスを使用する ・歯の移動が完了後，1 年に 2〜4 回は健診を受ける ・無期限に少なくとも 1 週間に 2〜3 晩はリテーナーをつける	・適合や歯のすり減りと組織を観察するための 1 年に 2 回の健診を受ける ・入れ歯も専門家によるクリーニングを受ける	・1 年に 4 回の予防処置の予約を取る ・特別に作られた自宅でのケアの計画に従う ・禁煙する
歯並びを整えることでよりまっすぐで若々しい容貌を得る大きな助けとなる	簡単にひじょうに若返る	歯を失ってしまった患者さんにとっては有益で，インプラントは彼らに自分の歯が戻ってきたと同じような感覚を与える
リテーナーを少なくとも 1 週間に 2〜3 晩つけていたらおおむね永久的	良い初期治療であるが，歯がアクリル製の場合すり減りが起こることもある	不明
3,500〜9,000 ドル	即時：上下で 575〜2,500 ドルと必要に応じて外科費用が追加される 特注：上下それぞれ 1,500〜6,000 ドル	インプラントとクラウンで 2,000〜7,000 ドル
顎の変形，歯のでこぼこ，大きな空隙，あるいは咬み合わせの問題があれば最高の方法	もしすべての歯がなければ，新しくより若々しい笑顔を作る最速の選択肢	・失った歯を回復し，自然で若い笑顔を作るために最高の方法 ・周囲の歯に損傷を与えない ・骨を保存する ・歯や組織が支えるブリッジを長持ちさせる
通常無期限にリテーナーが必要	・上顎の入れ歯は上顎全体を覆う ・より大きな力で噛めるようにするには，可能ならばインプラントのほうが良い	・前歯のインプラントは重度に骨が喪失していると問題となる ・喫煙者，あるいはビスフォスホネート服用者のような治癒のゆっくりした患者には禁忌

10

わかって…

・歯肉の健康は笑顔にどのように影響するの？

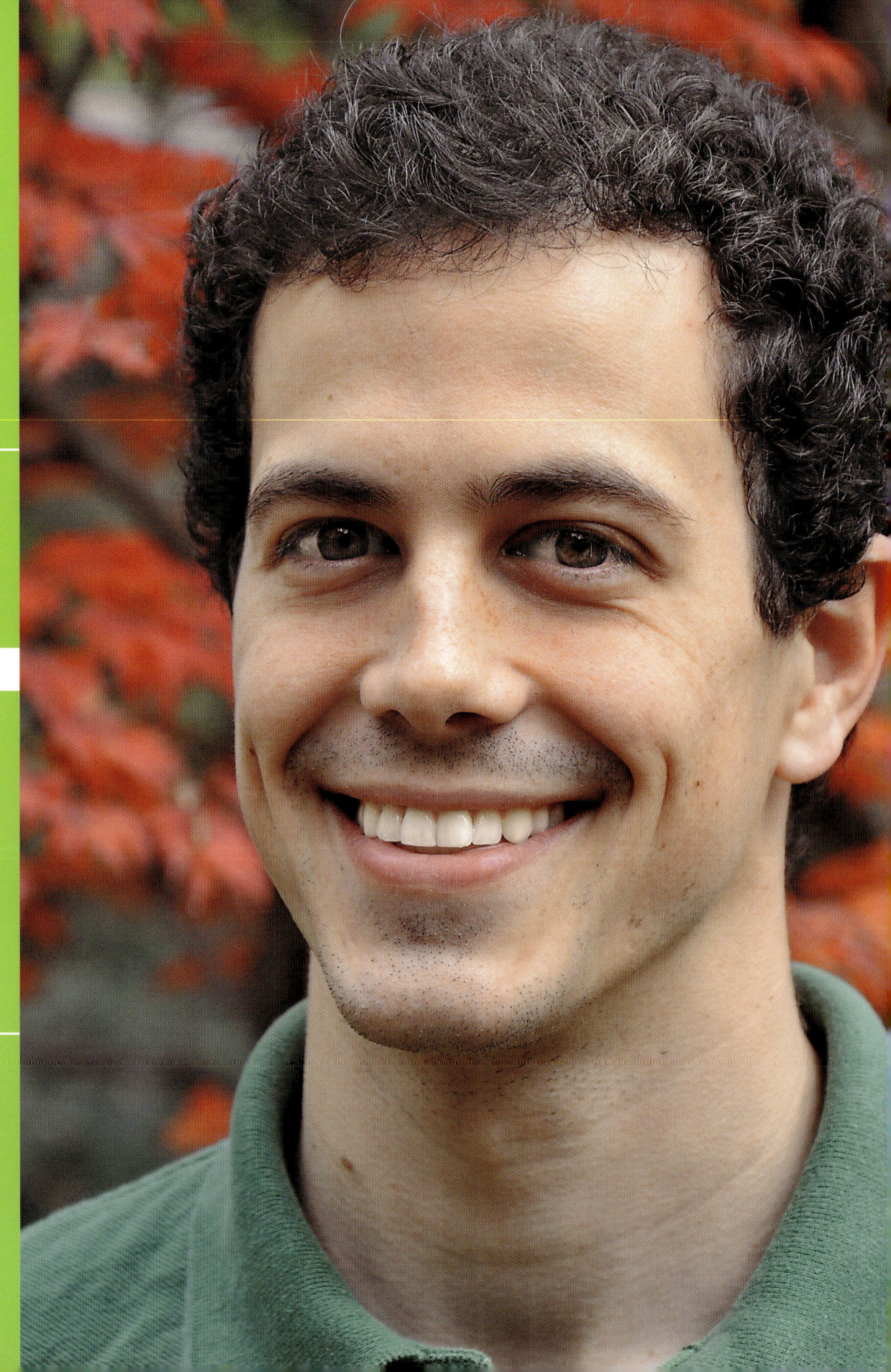

・歯肉の過不足があったらどうしたらいいの？

・歯槽骨が十分なければならない理由は？

歯肉がすべて

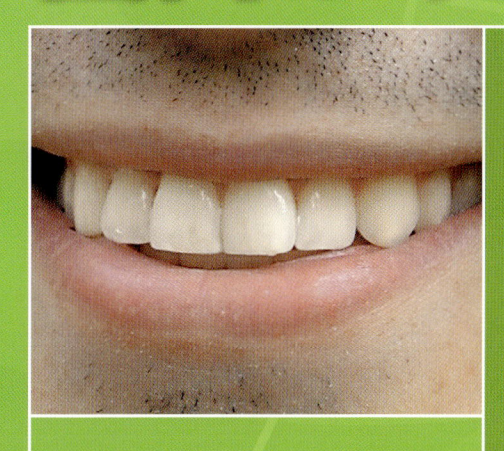

**すてきな笑顔を
台無しにしていませんか**

　もしあなたの歯が絵画のキャンバスだとしたら，歯肉はキャンバスの周りの額縁のようなものだとイメージして下さい．したがって，歯肉は笑顔を作ることも壊すこともできます．とても魅力的な天然歯やコンポジットレジンによるボンディング，ポーセレンラミネートベニアやクラウンだとしても，歯肉が赤かったり，腫れていたり，出血していては笑顔に魅力がなくなります．もし修復・補綴された歯から歯肉が退縮すると，ブラックトライアングルができるので，それによって老けて見え，審美的でない笑顔になります．

　この章では，歯肉を健康に保つべきこと，また笑顔の中に歯肉のピンク色が多過ぎる，または少な過ぎるときになすべきことを説明します．

歯肉の病気とは何か？

歯肉の病気は歯周病とも呼ばれていて，口腔内の細菌の過度な増殖によって引き起こされます．歯肉に認められる初期の症状は，易出血性，発赤，接触痛，軟化および軽度の腫脹です．

最終的には歯肉が退縮し，骨が破壊され，歯が動揺して，最後は歯が抜けてしまいます．

さらに歯周病は重要な健康上のリスクと関連することがあります．心臓病，肺疾患，糖尿病および他の全身疾患と強い関係があることが研究からわかっています．

スマイル101　プラークと歯石とは何か？

歯面に形成された細菌とその生成物をプラークと呼んでいます．プラークが長い時間口腔内に存在して唾液由来のミネラルによって石灰化して硬くなったものを歯石と呼びます．プラークや歯石の沈着によって歯肉の病気が起こります．そのため，プラークを歯に沈着させないように定期的に取り除くことが重要です．

専門家の助言　あなたのリスクを知ること！

ある種の全身的な変化によって歯周病になる機会が増加します．妊娠やホルモンの変化，精神的なストレス，特定の薬剤の服用などが含まれます．

歯肉の病気は，成人の歯の喪失の最大の原因となります．

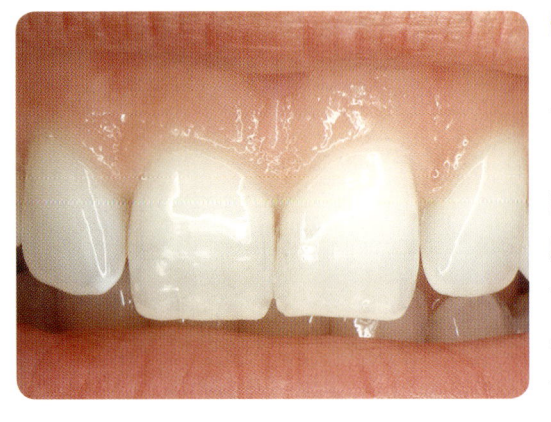

健康な歯肉の写真≫健康な歯肉は通常ピンク色で，歯に密着し，その表面にはオレンジの皮にみられるような小窩（スティップリング）があります．絵画の額縁のように歯頸部を湾曲を描きながら取り囲んでいます．健康な歯肉の色はピンク色ですが，その程度はさまざまで，個人の人種的背景と肌の色によって決まる特徴と考えられます．また，スティップリングは年齢と性別によってさまざまです．

予想
されること

歯周病治療

■歯科医師から指示されたブラッシング，フロッシングおよびさまざまな方法で丁寧にホームケアをして，定期的に通院して，歯科医師や歯科衛生士による専門的なクリーニングを受けることで，プラークを除去すれば，歯周病の予防や初期段階の場合では進行を停止することができます．

■歯周病がさらに進行している場合は，専門的なルートプレーニングとキュレッタージ（搔爬）が必要となります．スケーリングやルートプレーニングは歯冠と歯根表面からプラークと歯石を除去することです．キュレッタージは病的な歯肉を除去することです．歯周病の重症度にもよりますが，適切なホームケアと組み合わせれば，スケーリングとルートプレーニングで十分治療できます．

■歯周病の進行期では，しばしば歯周外科治療が必要になります．歯科医師は手術部位の歯肉を外科的にめくり上げて（剥離し），プラークや歯石を取り除き，歯槽骨欠損の形態を修正します．それにより歯肉は効果的に清掃できるようになります．治療はだいたい局所麻酔で行うことができます．

■歯周外科治療時に進行した歯槽骨欠損のある場合では，骨移植術か骨再生誘導法（GBR）が必要になることがあります．これらの治療はだいたい何回かのアポイントメントの後に行われますが，ケースによっては入院か外来で静脈内鎮静法や全身麻酔を施して行われることがあります．

健康でない歯肉は笑顔を台無しにします≫この患者さんに必要な治療は，数回の通院で，通常歯科衛生士によって行われます．最初に，歯周病の進行度を診断する測定が行われます．大体局所麻酔下でのディープスケーリングが数回のアポイントメントに分けて行われます．健康な笑顔を維持するために，適切で十分なブラッシングとフロッシングによるホームケアが不可欠です．

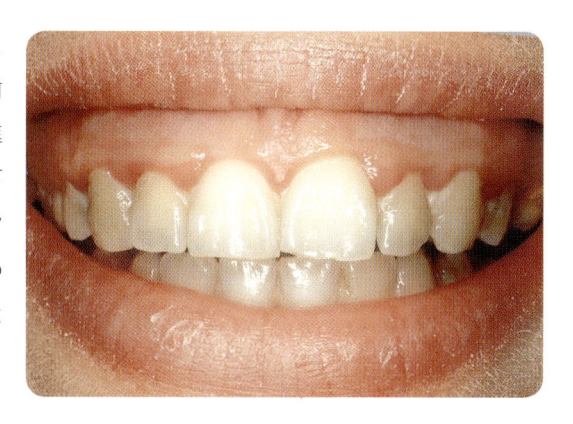

どのように歯周病の治療をするの？

重症化した歯周病の治療は困難なので，早期に見つけることが最善の方法です．治療の目的はできるだけ早急に進行を停止させ，効果的に行うことです．そのためには，症状を継続してみてくれるかかりつけの歯科医師か歯周病専門医が必要です．

専門家の助言　予防が最善の方法である

歯周病を予防する最善の方法は，注意深く十分にホームケアを行うことです．これには日常のブラッシング，フロッシング，口内洗浄および歯肉のマッサージが含まれます．言い換えると，細菌を増殖させないようにできるだけ口腔内を清潔に保つことです．

歯を動揺させる原因は何か？

歯が動揺するのは必ずしも歯周病が原因であるとは限りませんが，歯を押して歯肉の中に歯が動くようであれば，おそらく歯周病が原因です．もし歯周病が現在それほど進行していなくて歯の過度な動揺がない場合は，炎症があって感染した歯肉の治療によって歯肉は通常，改善してきます．

専門家の助言：動揺歯を固定する！

歯が動揺している場合は，歯科医師が歯肉と歯槽骨が治癒するまで，歯が咀嚼圧に耐えられるように接着材料で歯を固定します．動揺歯が安定する時間をみるための効果的な暫間的な治療法となります．もしこれで成功すれば，動揺歯の隣在歯を固定源とし，クラウンなどの歯冠補綴物によって連結します．この治療によって天然歯の歯質を維持することが可能で動揺歯を保存することができます．

笑顔のために強度と美しさを増す ≫ この55歳の女性は歯周病に罹患していて，歯を保存するために歯周外科治療を受けました．しかし，歯はまだ動揺しており術後の歯間部の魅力的でない空隙を心配していました．製作されたフルクラウンは空隙を隠すためにポーセレンを築盛し隣在歯とともに固定しました．最終的には白い歯で固定され，空隙のない新しい笑顔を得ることができました．

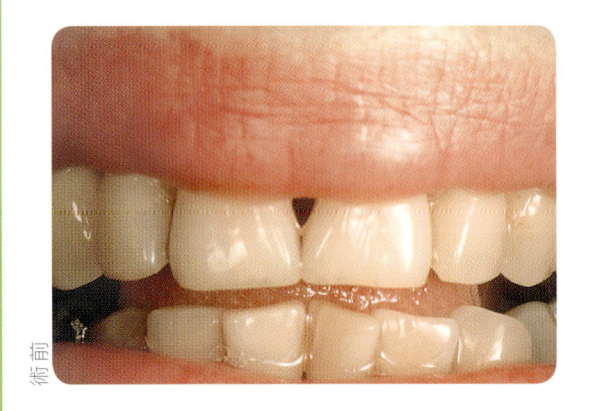

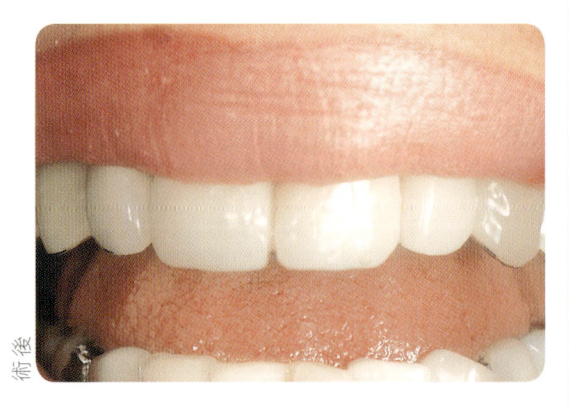

術前　　術後

10

162

歯が長く見えますか？ ≫この女性はリップラインが高く，右側犬歯の歯肉が退縮して歯根が露出しています．審美的歯周外科手術によって移植片で露出歯根面を被覆することで，機能と審美の両方を改善することができます．

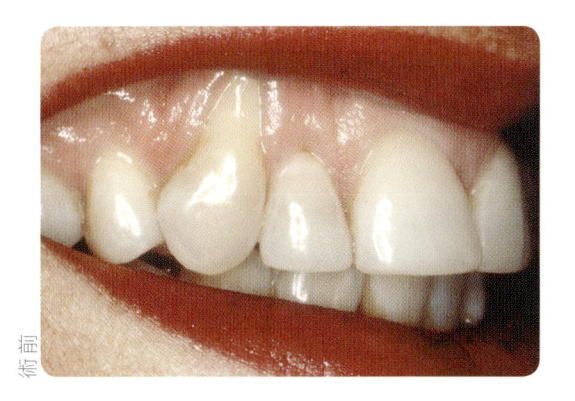

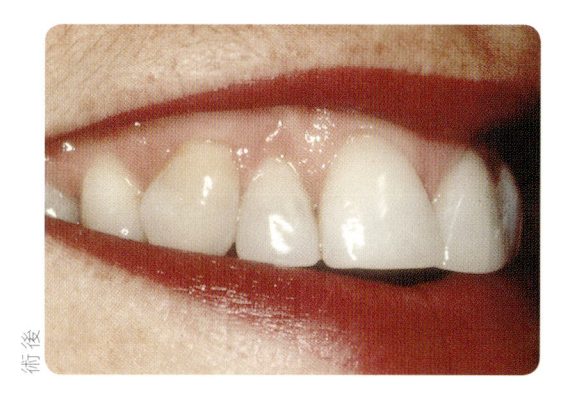

術前

術後

専門家の助言　歯肉を保つこと！

歯肉の退縮を防ぐ最善の方法は家庭での良好な口腔清掃の励行と1年に3～4回の専門家による清掃を受けることです．歯肉が少し痛んでもクラウンを装着したら直ちに適切な口腔清掃を開始します．細菌が歯肉の周囲に沈着すると，歯肉の退縮が生じる可能性があります．

歯肉退縮の原因は何か？

歯肉の退縮は，歯周病だけでなく重度の感染，外傷，抜歯などさまざまな原因によって起こります．歯から歯肉が退縮すると，歯が長く見えたり，歯間部に見苦しい空隙ができます．残念なことに歯肉は元に戻りません．したがって，歯肉移植術によって歯肉退縮を改善したり，退縮の悪化を防ぐことができます．

知っておくべきこと

歯肉退縮を改善する

フルクラウンやポーセレンベニアによる修復・補綴治療は，歯間部歯肉の退縮を改善するために適用されますが，歯自体を修復・補綴しなければならないので，一般的にはこれらの治療法は推奨されません．一方，コンポジットレジンによるボンディングは歯間の空隙を埋めるために築盛することができます．ボンディングは低コストで歯質の削除量も少ないことからクラウンよりも好まれます．しかし，コンポジットレジンによるボンディングは耐久性の問題や，着色しやすいことから数年後やり直さなければなりません．

予想されること

歯肉の退縮はクラウンのマージンを露出させる

クラウンが装着されている場合に歯肉が退縮すると，隠れていた歯とクラウンとの境界部であるマージンが露出してきます（224ページを参照）．一般的に，歯冠より歯根の色調は暗いので，あるいは金属やポーセレンのマージンが見えるようになるので，見栄えが悪くなります．金属マージンや露出歯根面をコンポジットレジンで修復するために通常，クラウンおよび歯根の一部を削除する必要があります．しかし，この方法で審美的に良い結果を得るのは非常に困難です．もっと良い方法はわずかにクラウンを曇らせるか，金属をより暗い色のコンポジットレジンで被覆することです．もし境界部がポーセレンであったり，歯根が暗い場合は，完全ではないまでもより色調がマッチすることが期待できます．しかし，理想的な方法はクラウンを再製作することです．

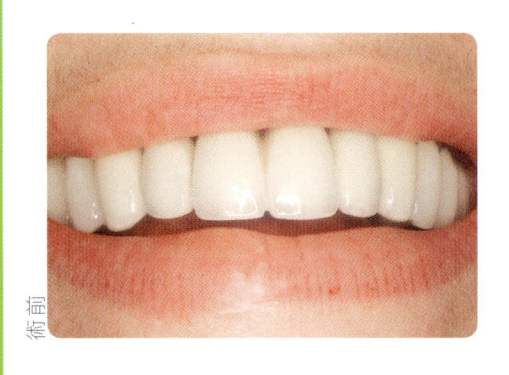

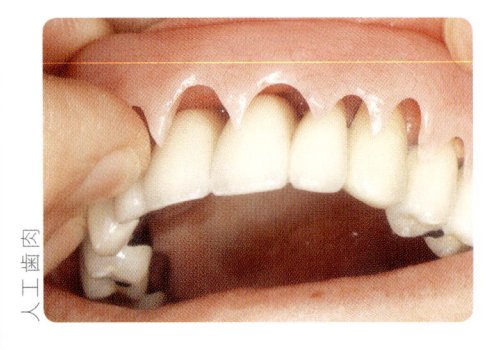

便宜的に美しさを回復する》 この患者さんは24歳の学生で交通事故によって上顎4前歯と同部の歯槽骨を喪失しました．固定性ブリッジで修復しましたが，彼女はリップラインが高いため笑うと歯間部に審美的でない隙間が見えました．この患者さんには可撤式人工歯肉を用いました．ピンク色のアクリル樹脂は歯肉の色とよく適合し，歯間部の隙間にはめ込むようにして装着します．着脱が容易で普通に食べたり話したりできます．

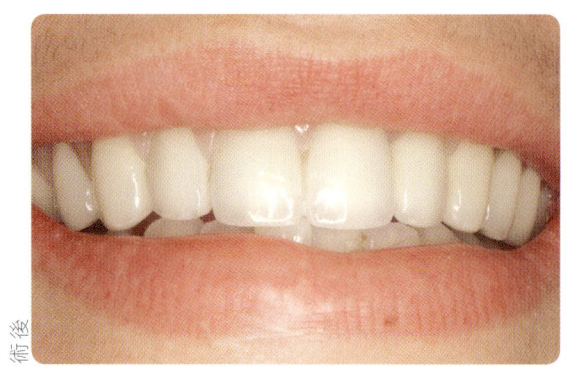

ギャップを充填する》 この患者さんは45歳のテレビレポーターで，歯周外科手術後歯肉が退縮して生じた審美的でない歯間部の隙間を隠すことを望んでいました．しかし，クラウンによる修復は希望しておりませんでした．古い充填物を除去し，隙間を隠すために6前歯の歯頸部に，コンポジットレジンを充填しました．空隙が隠されたうえ，ボンディング材料によって歯が白くなりました．

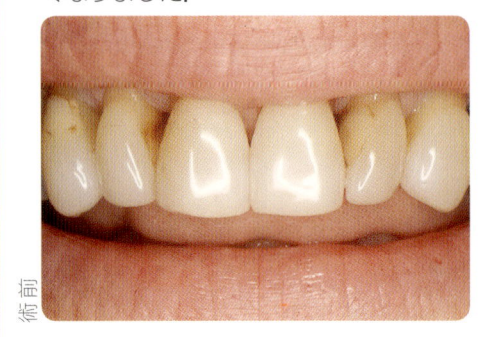

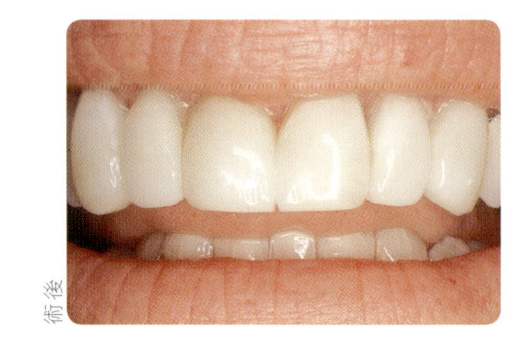

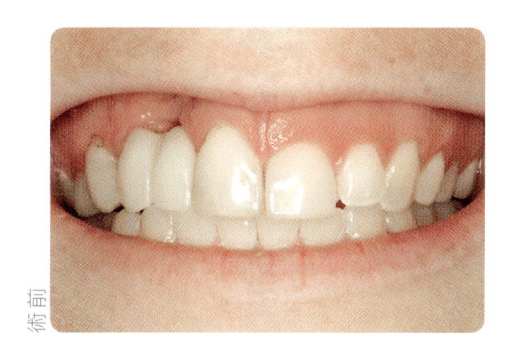

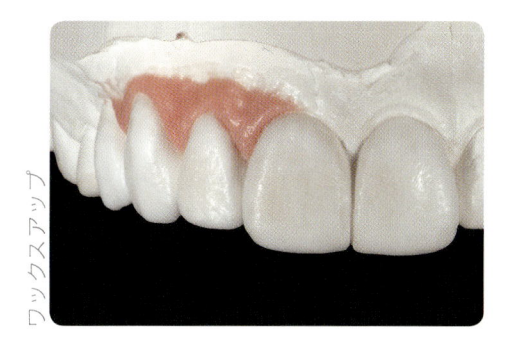

美しい笑顔に値段をつけることはできない≫この魅力のある女性は，歯が喪失した部位の骨欠損によって笑顔を作るのが困難になってしまいました．その治療は骨移植術と歯肉移植術を含み，歯冠長延長術，抜歯，インプラント治療，歯の漂白，ポーセレンベニア，インプラント支台のブリッジ，歯間部にはピンク色のポーセレンを築盛し，残存していた形態不正の部位を被覆しました．この女性は，多くのほかの患者さんと同様にすばらしい笑顔を得るためにかかった時間と努力は十分価値のあるものだと納得しています．

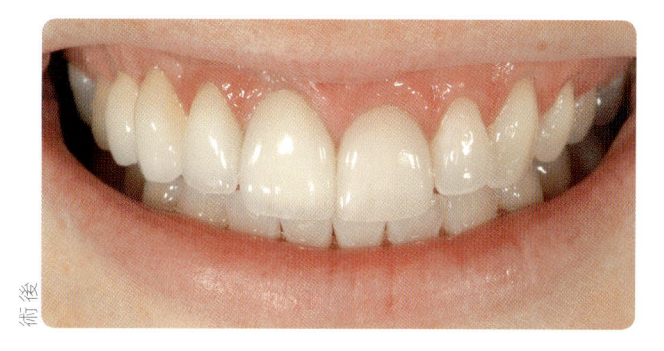

歯槽骨の吸収の原因は何か？

　歯周病や事故などによって歯を喪失した場合は，その歯の歯槽骨が治癒すると，歯肉は両隣在歯の歯肉の高さよりも少し低くなります．多くの場合，歯槽骨の欠損によって装着が不可能でない場合であっても，固定式ブリッジを装着するのは困難となります．もし，歯槽骨の欠損を何らかの処置で修復しないと歯はかなり長くなってしまいます．左に示したように，吸収した歯槽骨に適応する処置法は三通りあります．

スマイル101　あなたのオプションは何？

ポーセレンによる歯間部添加

　ポーセレンによる歯間部添加とは，修復・補綴物と歯肉との間隙を隠すためにブリッジに歯肉色のポーセレン（あるいはコンポジットレジン）を添加することです．ポーセレンの色調に種類が少ないため，ポーセレンで自然な色の適合を得ることが重要な問題となります．審美を得るためのこの特殊な処置の費用は通常より約25％高くなります．

可撤式人工歯肉

　喪失した歯肉を隠すための装置である人工歯肉は，もっとも簡単でもっとも安い方法です．しかし，柔軟性を持ったプラスチックで作製されているので，とても壊れやすいです．また，装置の管理も必要です．装置の費用は約450ドルから1,500ドルくらいです．

歯槽堤増大術

　歯槽堤増大術は自家骨や人工骨移植術によって吸収した歯槽骨を正常な高さに改善することです．この外科手術法を用いると，より審美性に富んだ適合の良い固定性ブリッジを装着することが可能になります．

165

予想されること

歯槽堤増大術

- **治療期間**：最低1時間かそれ以上のアポイントを1～数回
- **メインテナンス**：規則的な毎日のブラッシングとフロッシングおよび定期的な専門的清掃
- **結果**：本来の歯肉のような外観で修復された歯が，空隙やギャップがなく歯肉から自然に萌出しているように見える．
- **治療の寿命**：不明または長期間持続
- **費用**：歯数により左右されるが，約985～4,000ドル

長所：
- より審美的な自然な仕上がりが得られる．
- ブリッジの下の歯肉を簡単に清掃できる．
- 発音がしやすくなる．
- 食物の迷入を予防できる．

短所：
- 治療期間が長くなる．
- 費用が増加する．

歯槽堤増大術は，歯肉辺縁に審美的でない隙間があるようなら，新しいブリッジを作る前に考えてみるとよいでしょう．

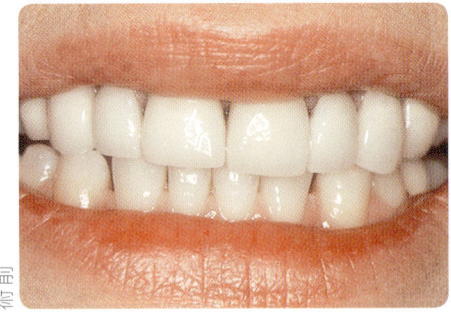

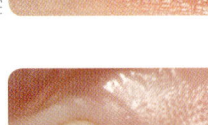

新しい歯を長持ちさせる ≫ この女性は笑ったときに見える審美的でない隙間を気にしていました．その隙間は，側切歯と犬歯を喪失したためにできたもので，長年経過するうちに喪失歯の間や周囲の歯槽骨と歯肉が吸収して生じました．暫間的なブリッジの装着により失われた歯周組織は回復してきました．歯槽堤増大術によって，より自然な外観の固定性ブリッジが装着され，患者さんは自信を持って笑えるようになりました．

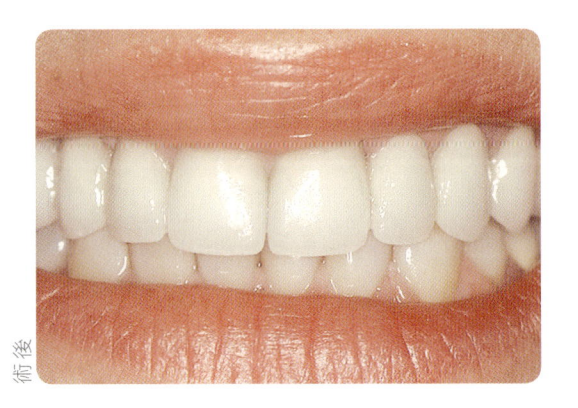

術前

暫間ブリッジ

術後

スマイル101 あなたのオプションは何？

歯肉切除術

歯肉切除術は，歯肉の一部を外科的に切除します．これは十分な付着歯肉がある場合に適応されます．

フラップ手術

フラップ手術は，歯肉の下にある歯槽骨や周囲組織の処置を行うために歯肉を外科的に剥離します．笑ったときに歯肉があまり見えないように，フラップを前よりも高い位置に戻して適合させます．

歯肉整形術

歯肉整形術は，歯肉の形態を整えます．歯の周囲の歯肉形態も改善できます．

外科的矯正治療

外科的矯正治療は，笑ったときに歯肉がまったく見えないように歯根の上で一度上顎骨を切り離し，歯列弓全体を上方へ移動させるものです．この方法は，外科手術の代替法の中ではもっとも侵襲性があり，費用もかかりますが，もし他の方法で，患者さんの希望どおりにならなかった場合，最善のオプションになるかもしれません．

笑ったときに歯肉が見えすぎることにうんざりしてないか？

人によっては，歯肉が病気や遺伝が原因で，過度に増殖していることがあります．もし，歯周病が原因の場合は，増殖した歯肉は肥厚し，腫脹を伴い出血します．炎症性の場合は，スケーリングやキュレタージで通常治癒します．しかし，遺伝的な場合や，ハイリップな場合では，歯肉切除術，歯肉整形術，フラップ手術あるいは外科的矯正治療が推奨されます．

良好な健康のためには良好な適合が不可欠 ≫ この若い女性に装着されているクラウンは不適合で，歯周病を引き起こし，腫脹も認められます．2本の新しい適合の良いクラウンの作製がこの女性の歯周病を治すために必要でした．

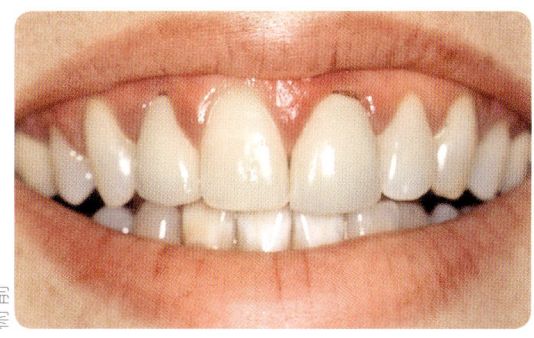

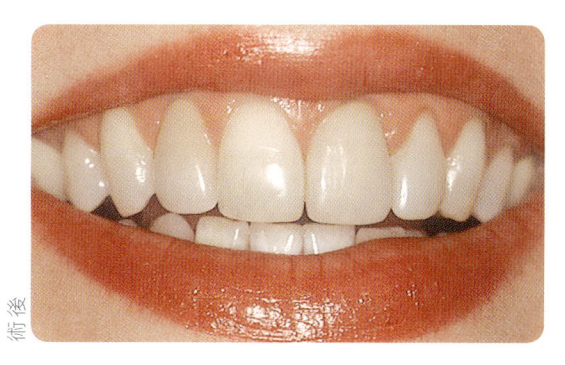

術前 / 術後

新しい笑顔に多くの投資が不可欠≫この女性は笑ったときに歯肉が肥大して見えることを気にしていました．前歯部のクラウンが不適切に作製されたことで，臼歯部が見えません．治療計画は，彼女の笑顔に合うように，形態的な比率を考慮し側方への張りをもたせるように作製するクラウンと組み合わせて歯肉の一部を外科的に切除することです．歯周外科手術と新しいクラウンを装着した2年後の笑顔の写真です．すばらしいセラミックスに対する投資は，常に自然な笑顔を作り出すために必要です．

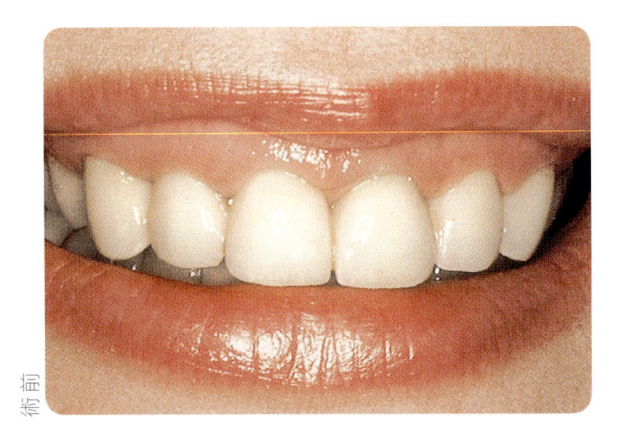

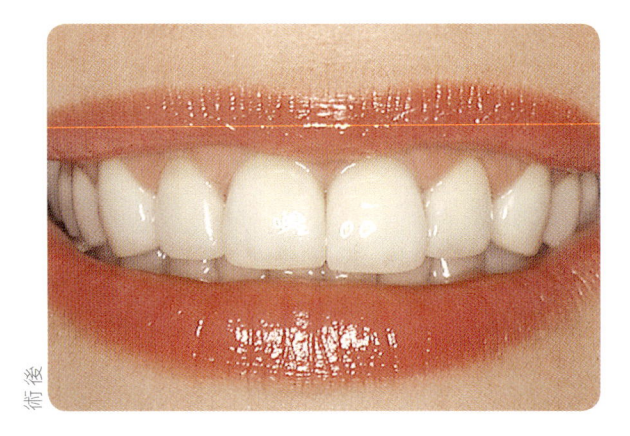

術前

術後

術前

あなたの夢の笑顔を達成する≫大きくて，きれいで白い歯がこの男性がもっとも望んでいたものです．彼は短くて，ずんぐりとして，変色していて歯肉に大部分が覆われた歯が嫌いでした．はじめに歯周外科手術が行われ，10週後に12本のポーセレンベニアが装着され，彼はいつも憧れていた明るくて白い歯をもった笑顔を手に入れました．

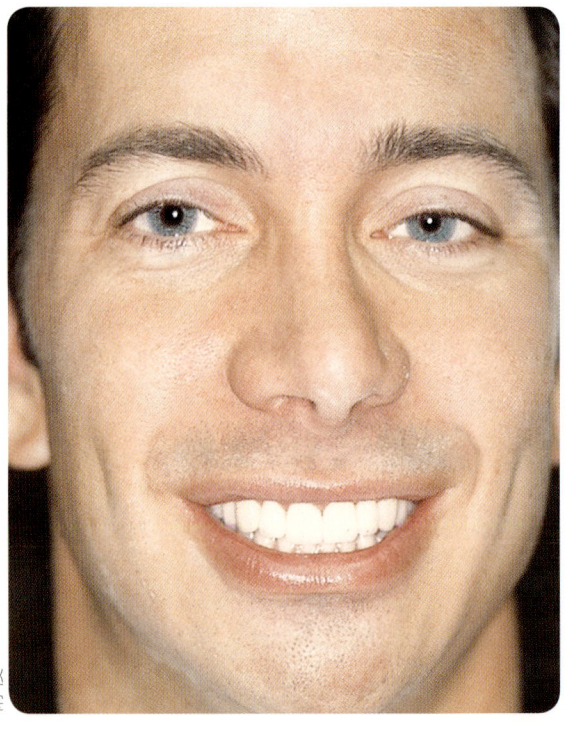

術後

10

168

1回の予約できれいな笑顔を手に入れる ≫ この19歳の学生はプラスチック製の歯が不満で，さらに笑ったときに歯肉がすべて見えるのが気に入りませんでした．そこで，歯肉の形態は上顎のリップラインと調和のとれるように改善され，ついで1回の予約で10歯に明るい色調のコンポジットレジンで修復しました．

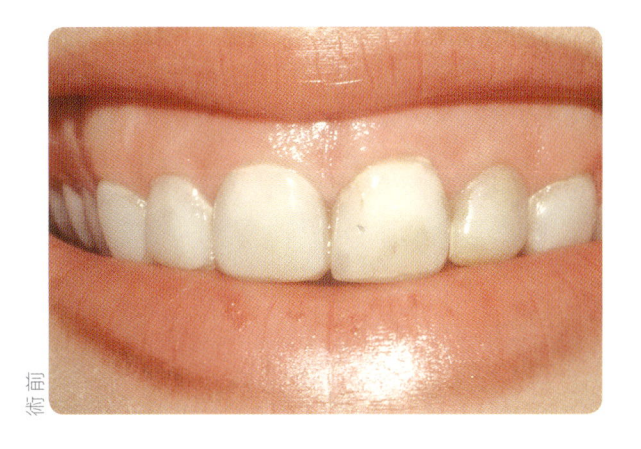

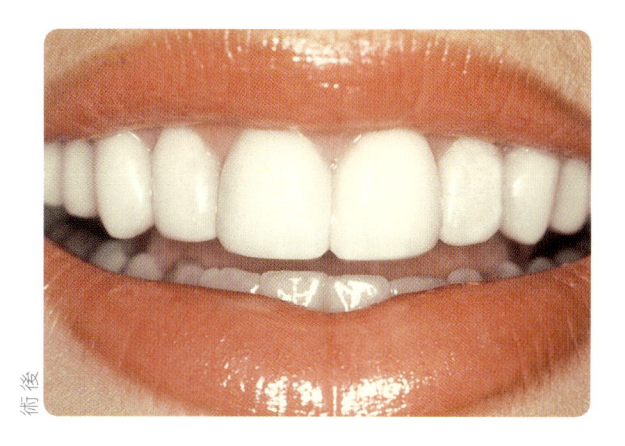

術前

術後

新しい笑顔のために歯肉と着色を取り除く ≫ この女優は黄色く見える歯とガミースマイルを気にしていました．スマイルラインは外科的に歯肉を剥離し，歯を漂白して審美的に形態を改善することで明るい笑顔を作り出すことができました．

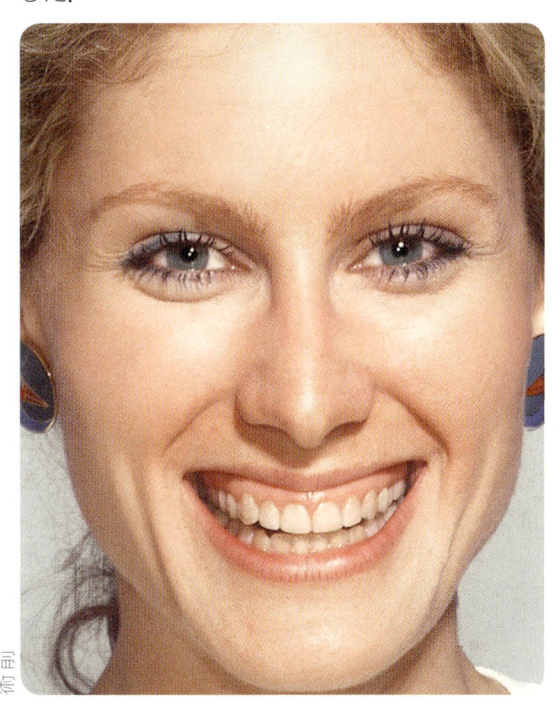

術前

術後

11

わかって…

・外科的矯正治療とは？

・形成外科手術に適した理由と不適切な理由は？

・担当外科医に聞いておく重要な質問とは？

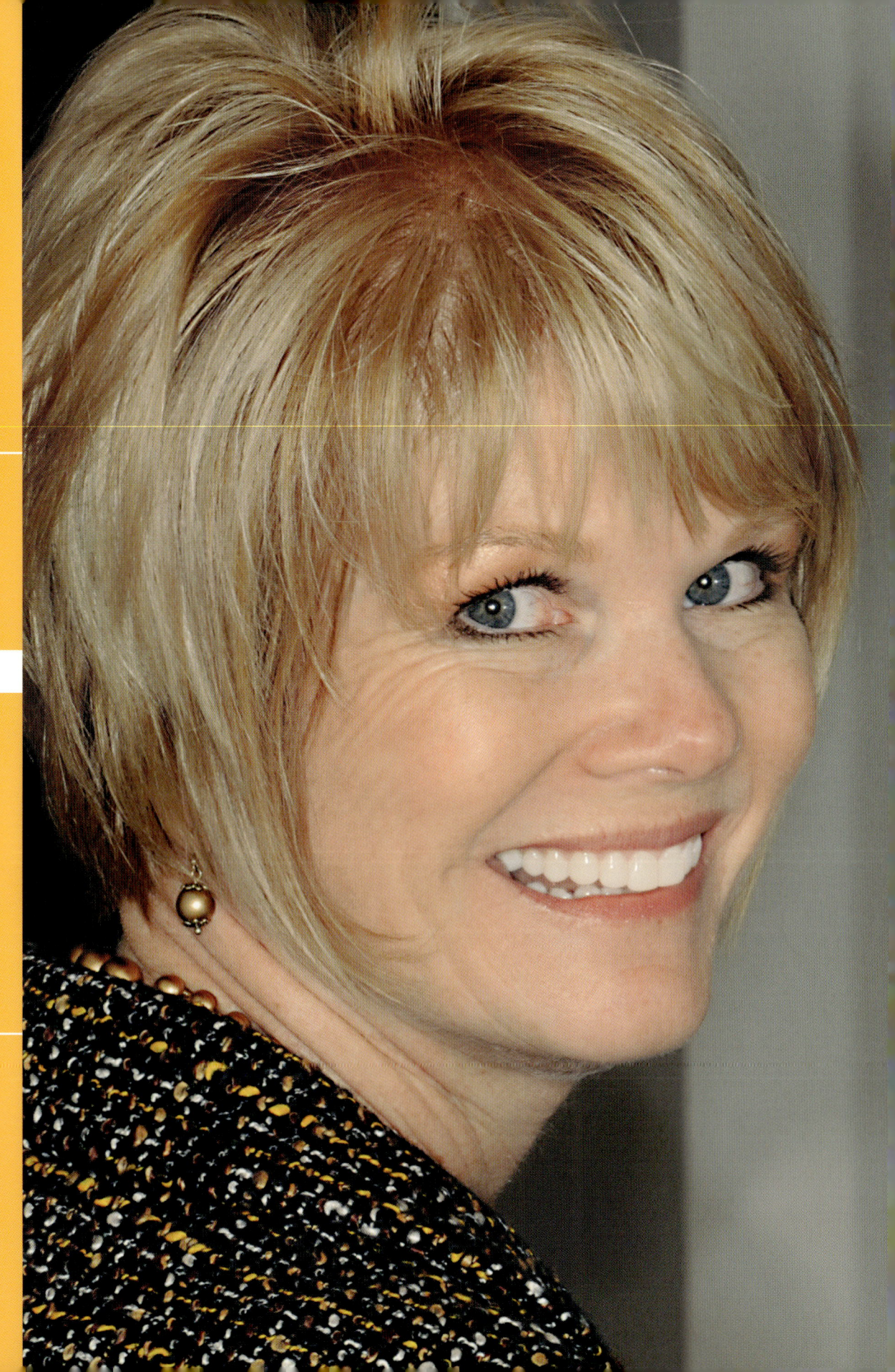

顔について

Louis S. Belinfante, DDS
Farzad R. Nahai, MD • Foad Nahai, MD

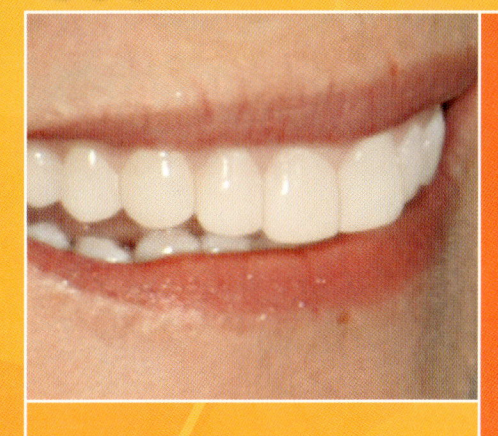

あなたをもっとも美しく見せるには新しい笑顔以外に手に入れる必要があるかもしれません

　あなたの容貌にかかわる他の要素がどうであれ，すばらしい笑顔を持つことは財産となることは疑う余地がありません．しかしながら，笑顔は顔の全要素の一部にすぎません．ひとたび笑顔を改善できるようになったら，自分をもっとも美しく見せるために他にもいくつか変えたいという衝動にかられるかもしれません．そして，それには歯科医以外の助けを求める必要があるかもしれません．

　容貌，皮膚状態，あるいは唇，鼻，顎といった顔の特徴にあなたが不満を感じているのなら，この章はあなたのためのものです．最初のセクションでは，顎の位置を変えると咬み合わせを改善できるだけでなく，顔全体の容貌，とくに横顔を改善することができることを口腔および顎顔面外科医が証明しています．次のセクションでは，顔の特徴を際立たせ全体をアピールできるようにするために，美容形成術をもっとも効果的に活用するための形成外科医の助言やヒントを数多く記載しています．

外科的矯正治療 | Louis S. Belinfante, DDS

外科的矯正治療って何？

外科的矯正治療とは顎骨の配置を良くするため顎骨を分割し再配置する手術です．これは歯科矯正治療だけでは直せない咬み合わせの問題を修正するのに使われる代表的な手術です．顔を審美的により良くするため，骨や軟組織を切除または増大することがしばしば行われます．外科的矯正治療を受けると，容貌，とくに横顔に著しい変化をもたらすことができます．

外科的矯正治療は自分に適していますか？

通常，外科的矯正治療は口腔および顎顔面外科医により行われ，顔が審美的に大きく改善されます．下記のような場合に，外科的矯正治療は最良策になり得ます．

- 外科医でなければ治療できない顎の問題を抱えている．
- 施術費を支払える余裕があるかまたは保険で十分カバーされる．
- 現在の症状が自身の成功や幸せを阻害していると強く感じている．
- 苦痛や不便さをいとわず甘受できる．
- 手術にリスクが伴うことを理解し受け入れることができる．

専門家の助言　成功させるにはコミュニケーションが大事！

- 矯正してほしいと思っていることをあなたの担当医に正確に伝えることが大切です．そうすることで医師はその問題に集中することができますし，その問題が自身の一番の関心事であることをあなたも確認しておく必要があります．
- 担当医は，あなたの歯型，写真，ビデオ映像，特殊なエックス線写真から得られた情報を基に，高い専門技術を要する治療計画を立てます．
- 治療を受けるとどのような結果が期待できるのかをあなたが知っておくことが大切です．手術後の状態をあなたがよく理解できるように，デジタル画像を用いて説明してくれる医師もいれば，エックス線写真にあなたの新しい横顔をトレースしてくれる医師もいるかもしれません．
- あなたが受けることになる手術手順の各段階を理解しておくことも必要です．主たるリスクと実現可能な結果について十分に説明を受けておく必要があるでしょう．その上でどの手技で施術してもらいたいかを自身の判断で決めてください．

外科的矯正治療で何ができるのか？

外科的矯正治療を用いて解決できる問題には以下のものがあります：

- 下顎や頤（おとがい）が後退しているかあるいは突出している
- 短すぎたり，長すぎたり，あるいは魅力に乏しい頤（おとがい）
- 開咬（歯が咬み合わない状態）
- 片側に偏っているかあるいは歯列弓が狭い下顎か，または上顎
- 上下の顔面高に相違がある（笑うと歯肉が見える，十分な歯がない，あるいは歯肉が見えている）

知っておくべきこと

口腔および顎顔面外科医は何をするのか？

　口腔および顎顔面外科医は歯を抜いたり，顎の手術をするだけではありません．もしあなたが顔や首の外見を改善する美容形成術に関心があれば，あなたの治療の全体計画にそうした手術も含めるよう担当医に話をしてください．

予想されること

手術に要する時間は？

　手術の複雑さにもよりますが，実際の手術には1時間から数時間を要します．2日または3日の入院を必要とする手術もありますが，たいていは1～2日の入院で終了します．外科的矯正治療の中には外来治療で行えるものもあります．顎を固定するのにワイヤーを使用した場合，ワイヤーは3～8週間後に取り外されます．プレートかまたはスクリューを使用した場合は，顎を開けるようになるまでの時間はずっと短くなります．外科医の指示により，手術後は一般歯科医および矯正歯科医のもとで最終治療を受けることになります．

入院中の食事は？

　入院が必要になった場合，初期には栄養剤が静脈から投与されることになりますが，処方された液体を飲めることが確認されしだい，静脈投与は減らされるか停止されます．はじめは体重が減少することになりますが，毎日あなたに合わせてカロリーが計算されますから，食事はビタミン剤とミネラルで補完されます．あなたがカロリーコントロールをしている場合は，減少した体重は元の水準に戻されます．

手術は痛いか？

　ある程度の腫れや痛みは想定されますが，薬剤を用いて痛みは十分にコントロールされます．口腔内や顔にはたくさんの神経がありますので，手術後に多少麻痺を感じることもあるかもしれませんが，たいていは数週間以内に通常の感覚に戻ります．ワイヤーを取り除いた場合は，顎を長期間閉じた状態にしてきたため，はじめは多少こわばりを感じることがありますが，数週間後には快適に噛めるようになるはずです．

手術後に瘢痕は残るか？

　通常，外科医は口腔内から頤（おとがい）や頬に切開を入れますので，顔の表面には傷は残りません．しかしながらスクリューやプレートを使用する場合には，小さな切開を皮膚に入れる必要のあることもあります．

形を整える≫30歳になるこの女性は鼻の形に不満を持っていました．頤（おとがい）も顔の大きさとバランスがとれていませんでした．そこで，インプラントを用いて鼻と頤（おとがい）の形を整える手術をしました．

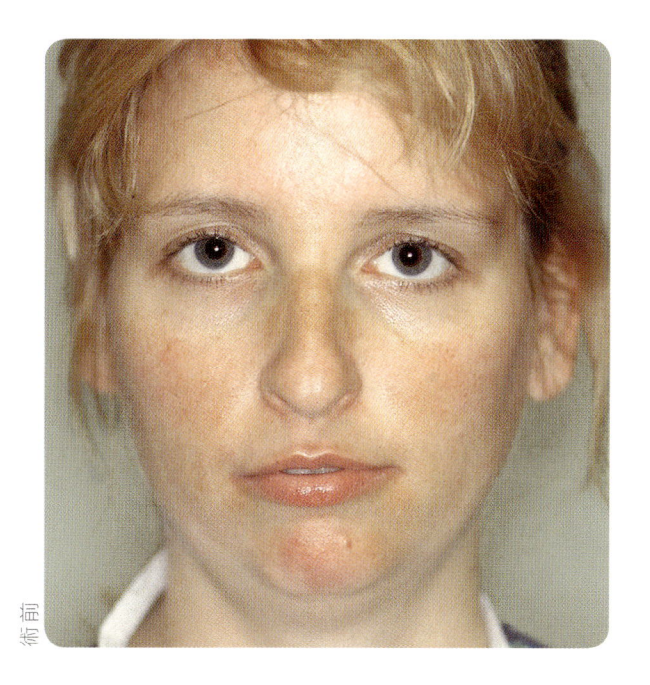

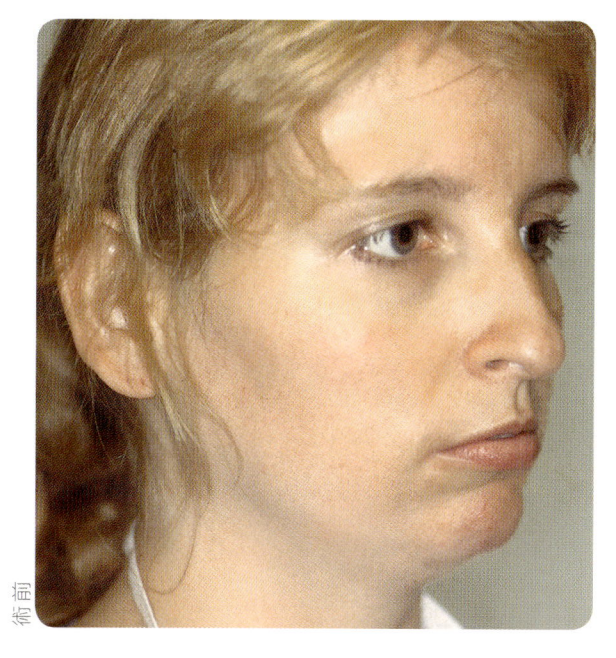

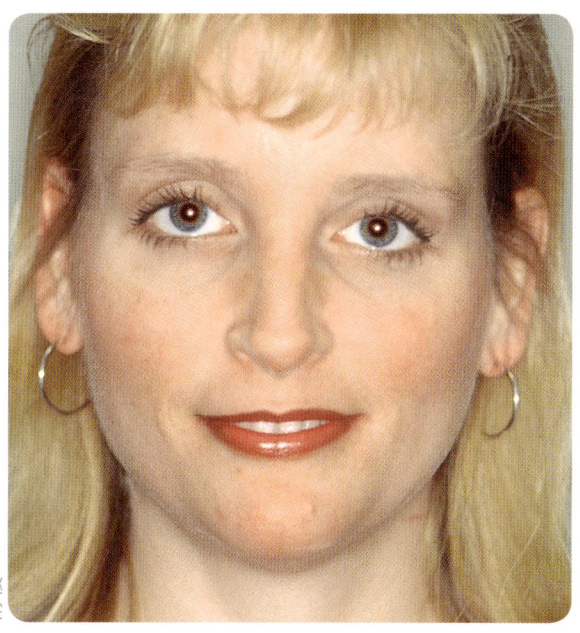

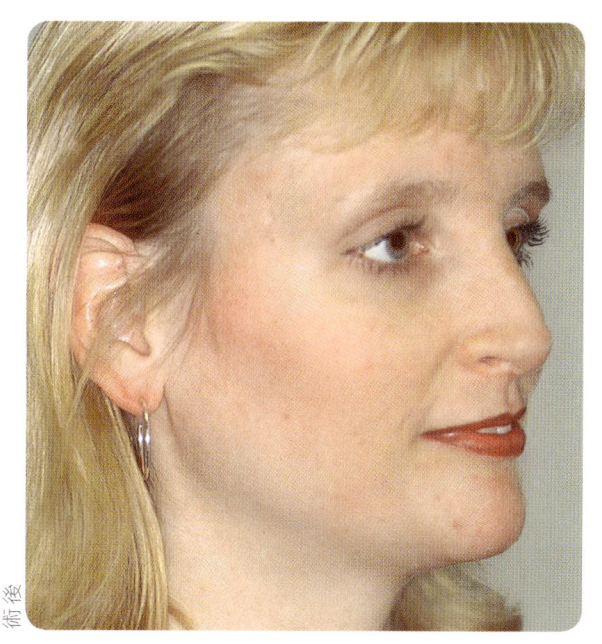

術前

術前

術後

術後

175

専門家の助言　担当外科医を調べましょう！

- 担当外科医が口腔および顎顔面の専門医であることを確かめましょう．米国口腔顎顔面外科学会より認定された医師で，米国口腔学顔面外科医師協会のような団体に所属する会員である必要があります．
- 担当外科医がどのような研修をこれまでに受けてきたか調べましょう．
- 他の患者さんか，または他のヘルスケアの専門家から推薦状をもらうようにしましょう．
- インターネットを利用して担当外科医を調べましょう．
- 担当外科医がどの病院で手術を行える権限を持っているか，そのいずれかの病院であなたが関心を持っている手術をしてもらえるかを確認しましょう．
- あなたが関心を持っている手術を担当外科医が定期的に行っているか確認しましょう．
- あなたが考慮している手術を以前に受けた担当外科医の患者さんの手術前後の写真を見せてもらうように依頼しましょう．
- あなたの治療計画について担当外科医と時間を取って話し合い，医師の提案する手術の個々の内容を理解しておくようにしましょう—ちゅうちょせず質問をしましょう．

知っておくべきこと

治療費と保険

▶ 外科的矯正治療の初期段階に要する治療費は数百から数千ドルのあたりです．外科手術を受ける前に治療費について相談しておく必要があります．

▶ その手術が機能回復のために行われるものであれば，多くの場合，担当外科医への支払費用の大部分と，入院費用やクリニックへの支払費用も保険の適応を受けられます．

▶ 担当医に依頼し，保険会社宛にあなたの病状説明，治療方法，治療費について記載した手紙を書いてもらいましょう．その手紙には保険でどの程度治療費をカバーしてもらえるのかについても聞いてもらいましょう．

歯科矯正治療が必要となる場合もある

　顎が変形している患者さんの多くは，外科手術の前後または両方で歯を再配置する歯科矯正治療も必要となります．実際のところ，手術前後に歯科矯正治療を行わないと理想的な結果を得ることは極めて難しいです．

歯列の調節≫25歳になるこの男性の上顎は下顎に対して後退していたため，中顔面が沈み，上顎の歯が下顎の歯より後に位置していました．加えて，上下顎の歯列の中心線が一直線になっていませんでした．さらに，この患者さんは鼻中隔の曲がった鼻に不満を感じていました．そこで，歯科矯正治療を終えた後に外科的矯正治療を行い，顎を再配列し咬み合わせを補正しました．鼻にも美容形成術を施しました．

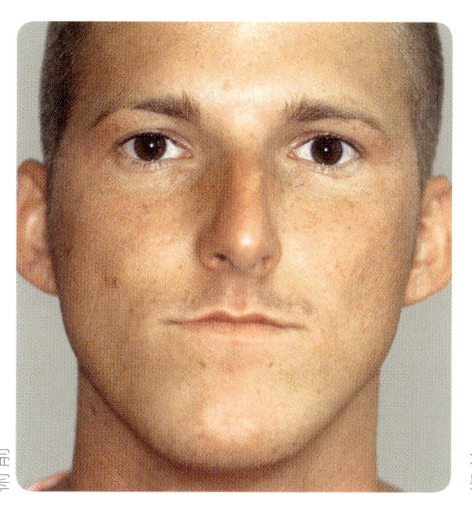

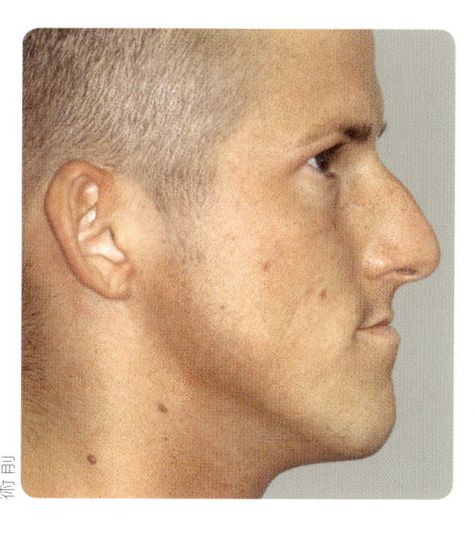

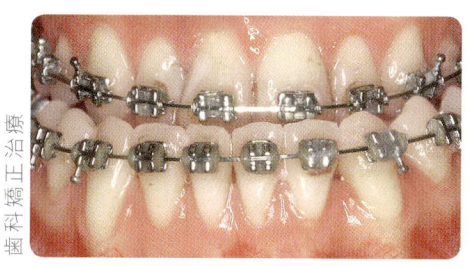

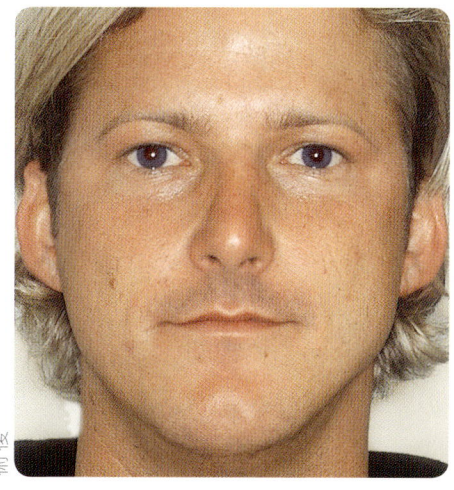

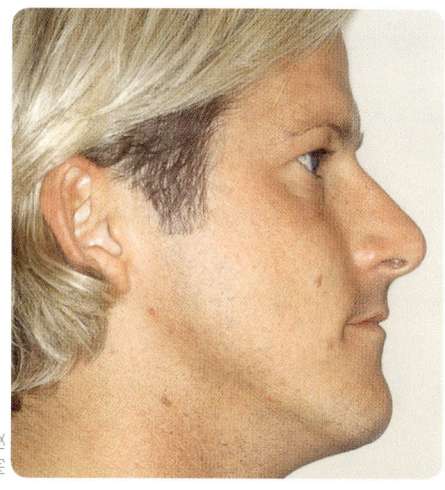

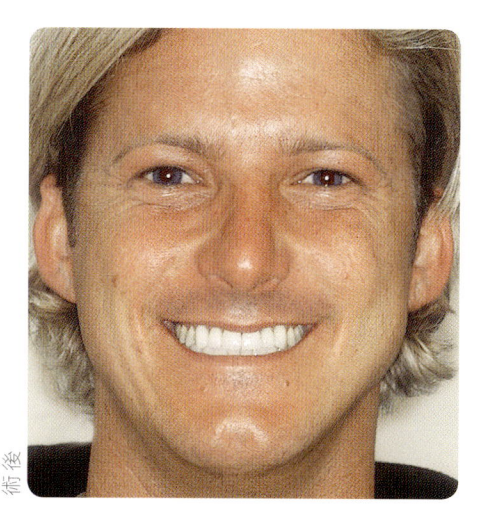

外科的矯正治療と美容形成術を行って美しくする ≫ 29歳になるこの女性は，歯が咬み合わず（開咬），上顎が狭く，下顎と頤（おとがい）が後退していました．さらに，この患者さんは鼻と瞼の形と，顔と首周囲の過剰な脂肪組織に不満を感じていました．そこで，外科的矯正治療を行い，口蓋を広げ，咬み合わせを修正し，下顎と頤（おとがい）を前に出すようにしました．加えて，鼻と瞼に美容形成術を行い，顔と首から脂肪を取り除きました．

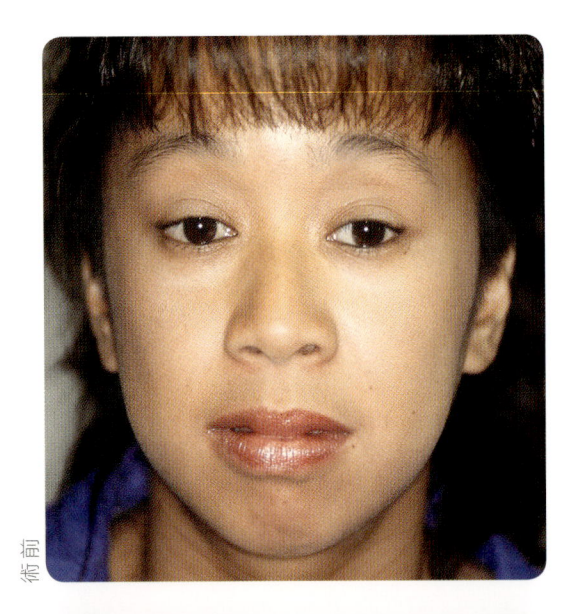

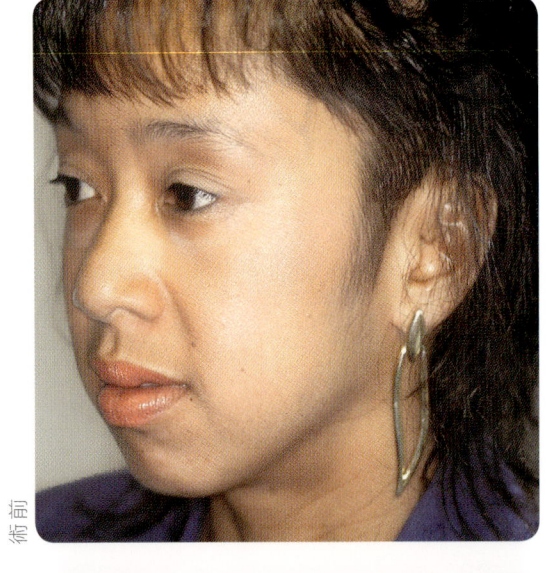

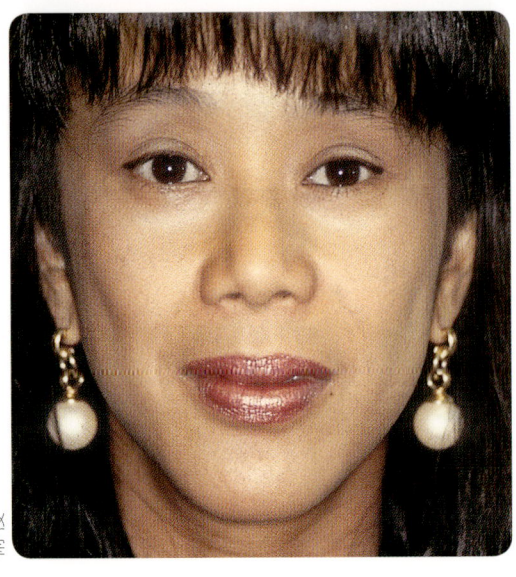

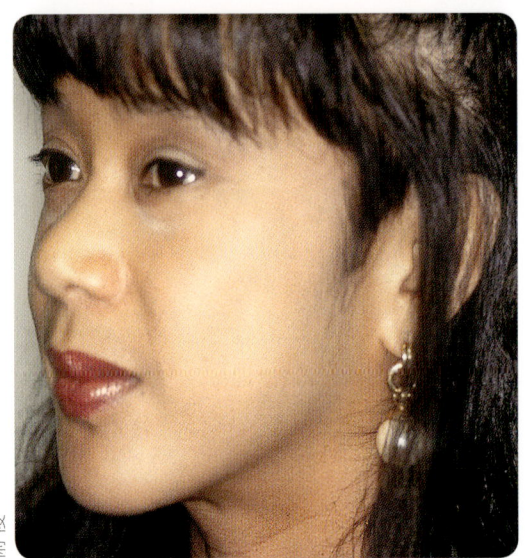

成長の悩み≫この16歳の少年の上顎は顔の大きさに比較して小さすぎ，下顎は過度に前に突き出し，頤（おとがい）も過度に短くなっていました．加えて，下顎左側第一乳臼歯と置換する永久歯が萌出していませんでした．そこで，矯正歯科，補綴歯科，口腔顎顔面外科治療を行い，上顎を前方に出すとともに高さを伸ばし，下顎は短くし，頤（おとがい）を縦横方向に長くしました．外科手術部位が癒えた後，乳歯を抜き歯科用インプラントに交換し，その上にブリッジを装着しました．

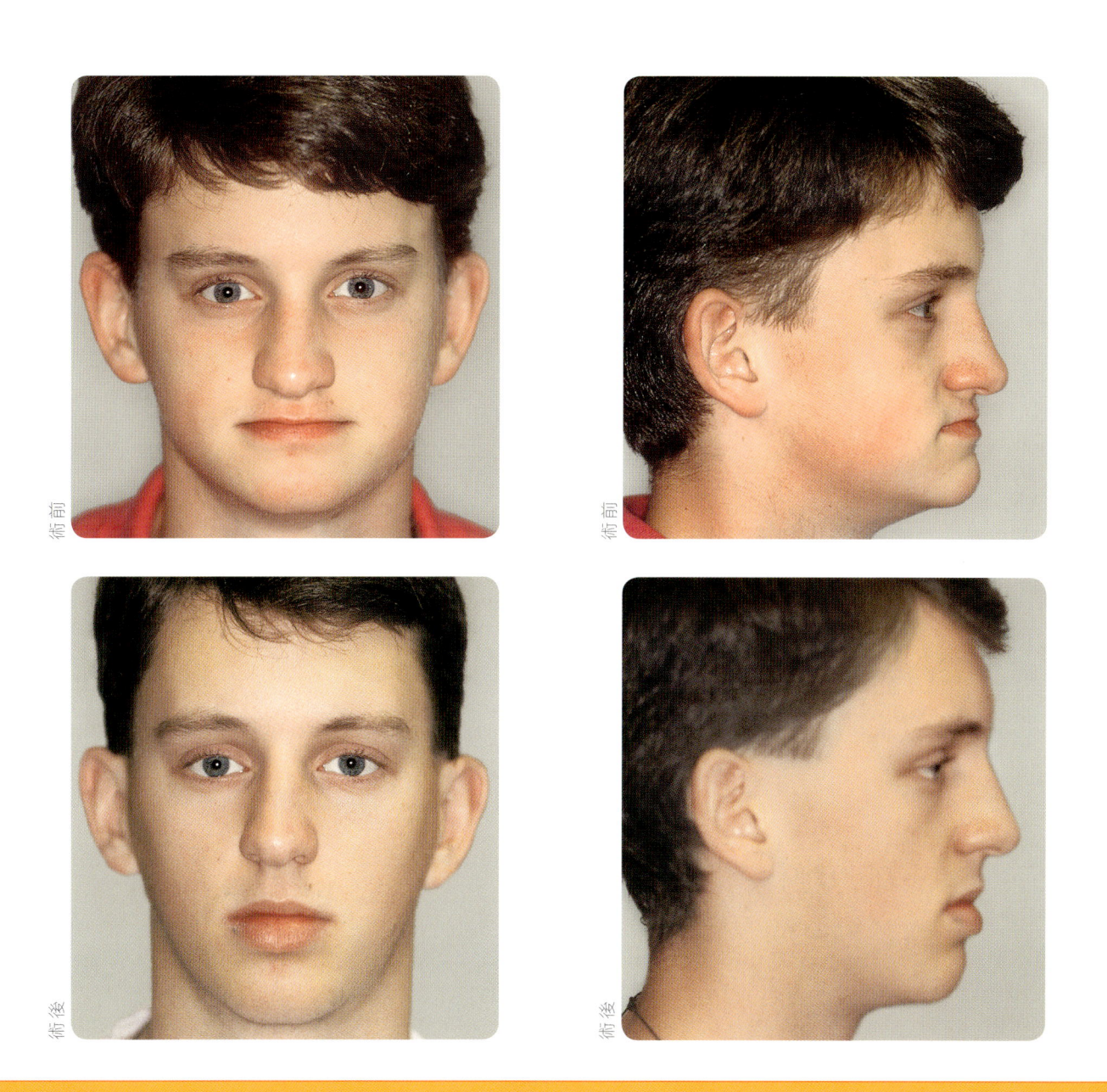

対称性の美しさ≫この24歳の女性は，顔の左下半分の骨が突き出ていることが原因で顔の左右が著しく非対称になっていました．さらに，この変形には上顎，下顎，頤（おとがい），咬合平面も関係していました．そこで上顎の傾きを矯正する手術を行い，下顎も外科治療で正しく咬み合うようにしました．

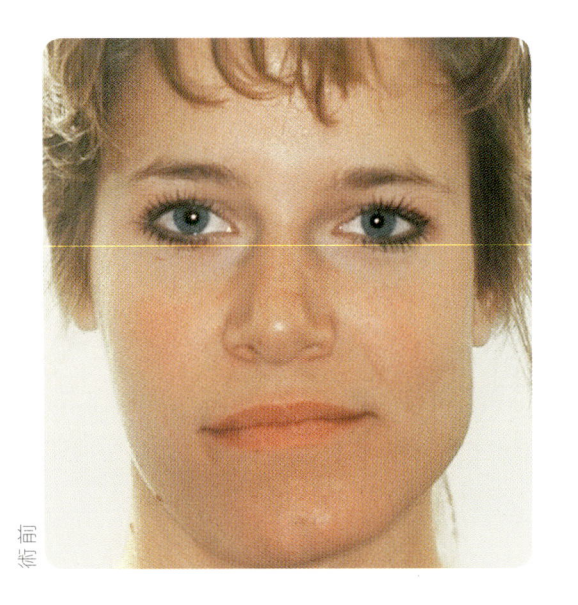

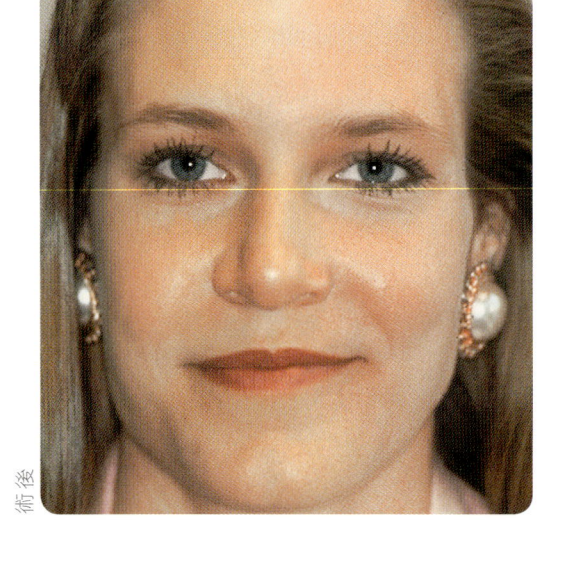

1回の手術で複数の問題を解決≫この13歳の少女は，下顎と頤（おとがい）が後退し，鼻尖が広く笑うと歯茎が見える問題を抱えていました．そこで歯科矯正治療後，1回の手術で下顎と頤（おとがい）を長くし，鼻先の幅を縮め上顎の高さを減らし笑っても歯茎が見えないようにしました．

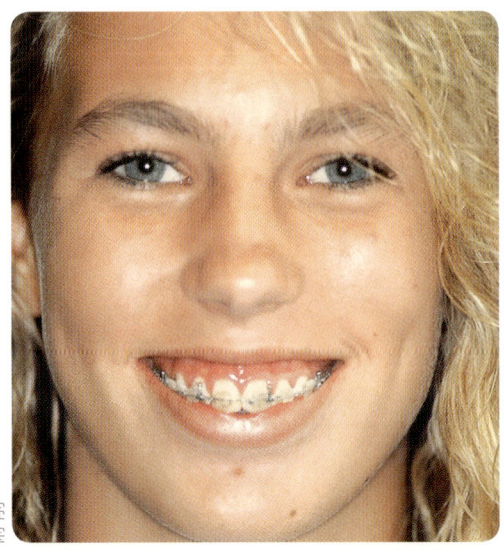

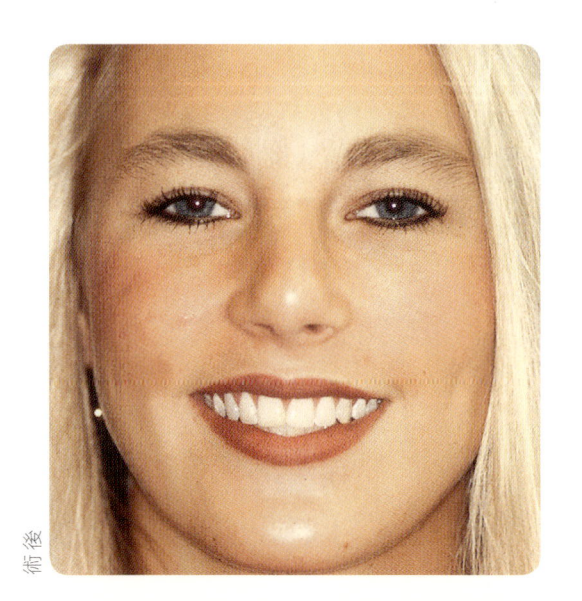

あなたが**変えたい**ところはどこですか？

　このチャートは，外科的矯正治療を行うことで多くの場合修正できる問題の解決策，それに関係したリスク，ならびに推定費用を示したものです．しかしながら，治療費は手術の困難度；患者さんの抱えている問題，病歴，期待している事柄；そして外科医の専門知識により変化します．回復に要する期間はほとんどの手術で数週間です．結果は通常は永続的です．

問題	解決策	リスク	費用
頤（おとがい）の差異	頤（おとがい）の高さを調節するとともに，または前後に移動する手術．インプラントを使用したりしないこともある	神経損傷，腫れ，出血，感染	3,000～5,000ドル
浅い頬	頬へのインプラント	対称，神経損傷，腫れ，感染	4,000ドル
突き出た下顎	顎の外科手術と歯科矯正治療	神経損傷，咬み合わせ変化，出血，腫れ	6,000～8,000ドル
開咬	顎の外科手術と歯科矯正治療	神経損傷，咬み合わせ変化，出血，腫れ	6,000～12,000ドル
顔の左右非対称	顎の外科手術と歯科矯正治療	神経損傷，咬み合わせ変化，出血，腫れ	6,000～12,000ドル
過度の上部顔面高	顎および歯周外科手術 歯科矯正治療との組み合わせ	神経損傷，咬み合わせ変化，出血，腫れ	6,000～12,000ドル
過小の上部顔面高	顎の外科手術と骨移植	神経損傷，咬み合わせ変化，出血，腫れ	6,000～12,000ドル

形成外科手術 | Farzad R. Nahai, MD and Foad Nahai, MD

考え抜く！

　形成外科手術を受ける理由として良いものと悪いものがあります．正しい理由で受けた外科手術は満足のいくものとなるでしょう．その一方，誤った理由で受けた場合には不満足で失望をもたらすでしょう．右のクイズに答えることで，あなたにとって形成外科手術は良い選択肢かどうか調べてみてください．

あなたは形成外科手術の対象ですか？

はい　いいえ

- □　□　1．形成外科手術はあなたの自信を増してくれると思いますか？
- □　□　2．あなたの顔の加齢変化が気になりますか？
- □　□　3．あなたの鼻が気になりますか？
- □　□　4．あなたの頤（おとがい）が気になりますか？
- □　□　5．より若々しい容貌はあなたの仕事の上で財産になると感じていますか？
- □　□　6．形成外科手術はあなたの人生に大きな変化をもたらすと思いますか？
- □　□　7．形成外科手術は職場での昇進に導くと思いますか？
- □　□　8．形成外科手術は個人的関係を変えると思いますか？
- □　□　9．形成外科手術は破局しつつある結婚生活を救えると思いますか？
- □　□　10．あなたが懸念されていることは，他の人々が考える一般的プロポーションから自分が外れているという問題ですか？
- □　□　11．あなたは完璧を求めていますか？

　　1から5の質問に「はい」と回答した場合，あなたは形成外科手術を受ける良い理由をお持ちです．
　　6から11の質問に「はい」と答えた場合，あなたは形成外科手術に非現実的な期待を抱いています．

知っておくべきこと

すべては良い外科医との出会いから始まる

資格のある外科医とは
▶ 米国形成外科学会（www.abplsurg.org）または米国顔面形成外科学会（www.abfprs.com）より認定されている．
▶ 国内の主要な形成外科学団体の少なくとも一つに所属する会員である：米国形成外科医師協会（ASPS），米国美容形成外科学会（ASAPS），または米国顔面形成外科学会（AAFPRS）
▶ 自身の資格についてのあなたの質問に進んで答える．
▶ あなたが関心を持っている手術を定期的に行い，良い成績を残している．

良い外科医を見つける方法は
▶ 美容形成外科領域で良い成績をあげてきた人に医師の名前を教えてもらう．
▶ かかりつけの歯科医または他の医師から推薦してもらう．
▶ ASPS（www.plasticsurgery.org），ASAPS（www.surgery.org），またはAAFPRS（www.aafprs.org）のウェブサイトにアクセスする．
▶ 必要に応じて別の外科医に相談する．
▶ 以前に同様の手術を受けた患者の手術前後の写真を見せてもらう．

安全性への考慮
▶ あなたの手術を担当する外科医は，米国外来手術施設適格認定協会（AAAASF），ヘルスケア団体適格認定合同委員会（JCAHO），外来通院医療適格認定協会（AAAHC），米国整骨協会（AOA），あるいは，カナダでは，カナダ外来手術施設適格認定協会（CAAASF）により認定された施設で診療を行っていること，そしてあなたの居住地域にある少なくとも一つの病院で治療を行える権限を有している必要があります．
▶ 手術を全身麻酔下（完全睡眠下）で受けることになっているなら，麻酔専門医が治療に加わる必要があります．

スマイル101　美容外科手術は女性のためだけのものではありません！

　現在のところ男性に施術される美容外科手術は全体の10％程度ですが，容貌を積極的に改善することを男性も受け入れるようになってきましたので，その数は増加しつつあります．男性に行う美容外科手術はより努力を必要とします．その理由の一部は，ショートヘアなので瘢痕を隠すのが難しいことと，化粧品を使用したがらないからです．しかしながら女性と同様に，手術を受けた男性の多くは結果に十分満足しており，手術後の精神の高揚に喜んでいます．

鼻周り≫この青年はスポーツをしていて鼻を骨折し外科手術を受けましたが，鼻が曲がったままの状態となり呼吸するのが困難になっていました．そこで，1回の外来手術（鼻中隔造鼻術）で患者さんの呼吸の問題を修正し，鼻の外観を改善しました．これは手術から1年後の写真です．鼻をまっすぐにしたことで全体のバランスと顔の外観が改善しました．

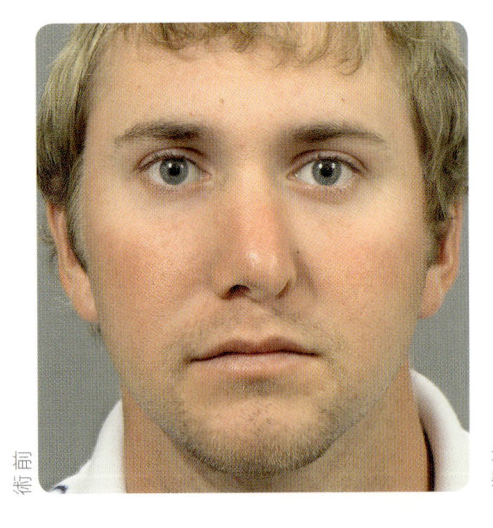

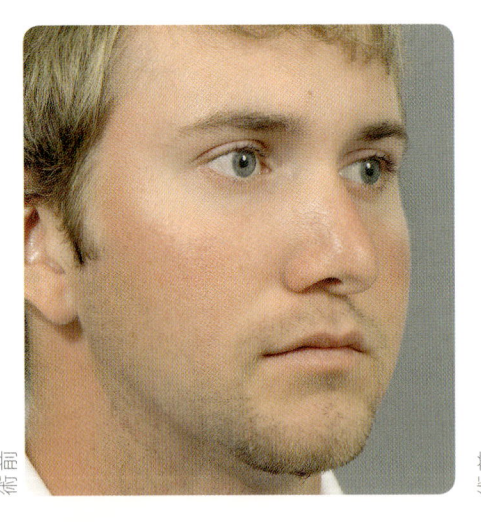

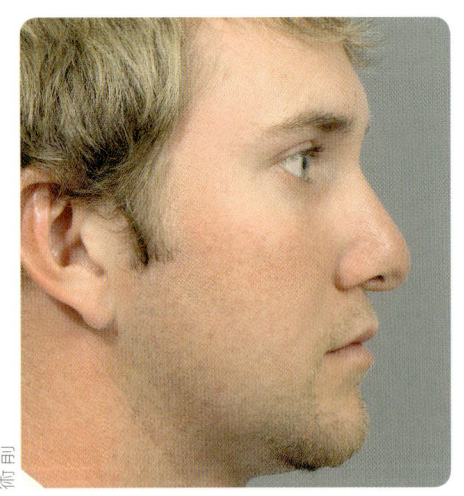

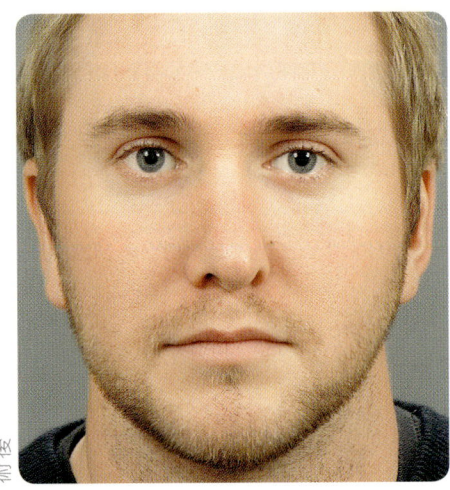

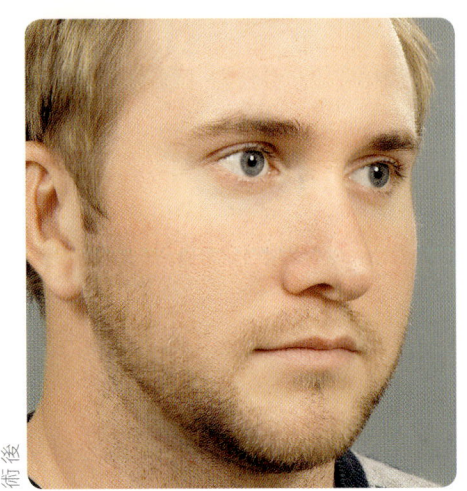

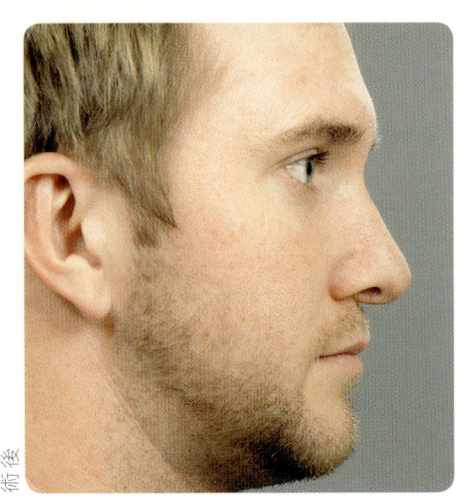

| スマイル 101 | 形成外科手術はいつ受けるのがよいか？ |

先天的な奇形の場合には年齢は必ずしも問題とはなりません．口唇裂や口蓋裂は幼児期に修正すべきです．極端に大きな鼻やその他の遺伝的な顔の造作は10代以降であればいつでも形成外科手術を受けることで修正できます．しかし，加齢による皮膚の衰え症状を減らすには，時間をかけてカスタマイズすることを勧めます．このことは必要に応じて小手術を時間をかけて，繰り返し受けることを意味します．手術を受けるたびに外観が少しずつ若返り，年齢に応じたもっとも美しい状態になります．「あのフェイスリフトを見て！」などとあなたは人から呼ばれたくはないですよね．ですから少しずつ徐々に美容外科手術を受けることで，「あなたはいつまでも若々しいわね」とか「あなた，ヘアスタイルを変えたの？」といったコメントが発せられるようにします．

| 専門家の助言 | やり過ぎないほうが良いこともあります！ |

もっとも望ましい結果は目立たない外科修正手術により得られます．たとえば隆鼻術では，最良の結果を得るためには鼻形を徹底的に改造する必要はありません．鼻の大きさと形は顔の大きさと骨の構造と調和している必要があります．ですから，顔の美容形成術では，まったく別人に見えるように徹底的に改造するのではなく，現在より「より若く」あるいは「改善して」見えるようにすることを最終目標とすることがしばしばです．

知っておくべきこと

極めて個人的決断

美の一般的基準からはずれた顔の造作をしているというのは，形成外科手術を求める十分な理由にはなりません．友人や恋人はあなたに形成外科手術を受けるよう勧めるかもしれませんが，最終決断をするのはあなたです．世界的な著名人の中には一般的ではない顔の特徴を持っている人もいますが，そうした人々は，美容形成外科手術を容易に受けられる余裕があるにもかかわらず，手術を受けない決断をしていることを覚えておいてください．反対に，あなたが形成外科手術をお望みで，適格な外科医からあなたの期待していることが妥当でかつ実現可能であるといわれたら，人から思いとどまるよう説得されるなということです．

| 専門家の助言 | **提案には耳を傾けましょう！** |

　多くの場合，形成外科手術で顔のどの部分が改善できるかについてのあなたの意見に担当外科医は同意されると思います．しかしながらより好ましい結果を得るために，あなたが心に描いていたのとは異なったアプローチの仕方をその医師が提案することもあるでしょう．あなたの笑顔や容貌を改善できる，術後に傷跡がほとんど目立たない外科的および非外科的治療法はいろいろあります．担当外科医があなたの要望を考慮し，最良の結果を生み出す手術法や技術を推奨するには，十分な診察と話し合いをする必要があります．

顔の価値を高める ≫ この若い女性は鼻の形を改善し口唇をよりふっくらさせることに関心がありました．そこでこの方は最初に外科手術（隆鼻術）を受け鼻の形を変えてもらい，次に短時間のオフィスでの治療により上下の口唇に充填剤を入れてもらいました．この写真は手術から1年後に撮影したものです．隆鼻術により全体的に顔のバランスが良くなり，眼が顔の中でもっとも目立つようになったことがおわかりいただけると思います．

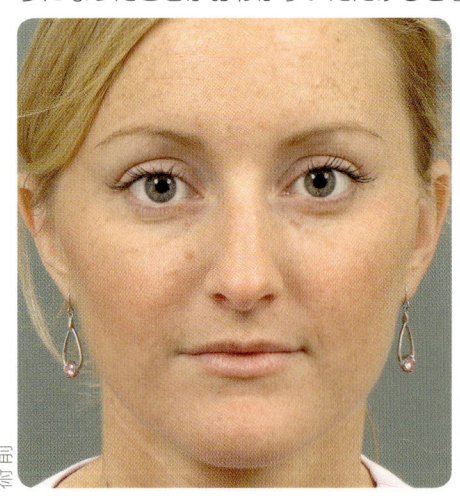

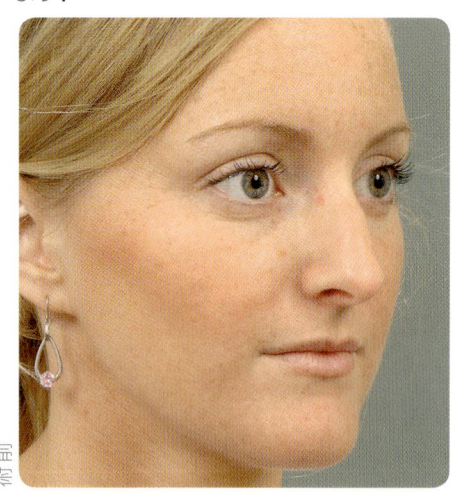

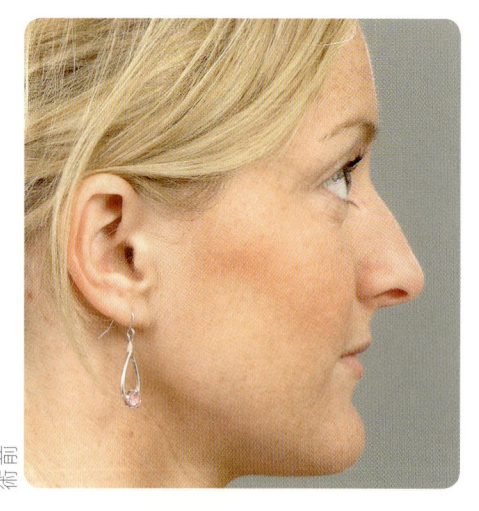

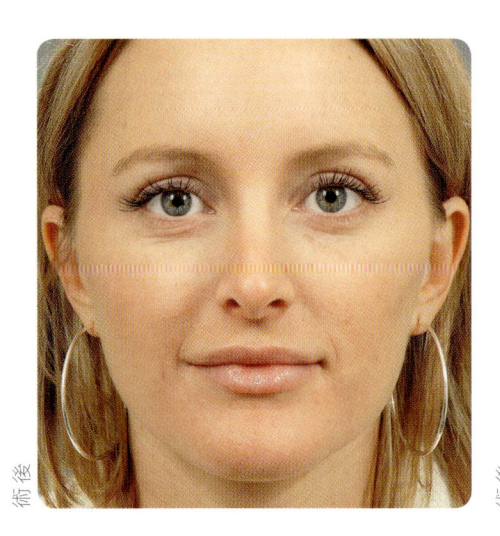

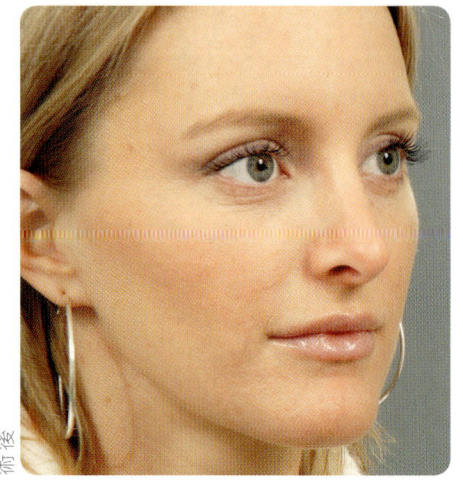

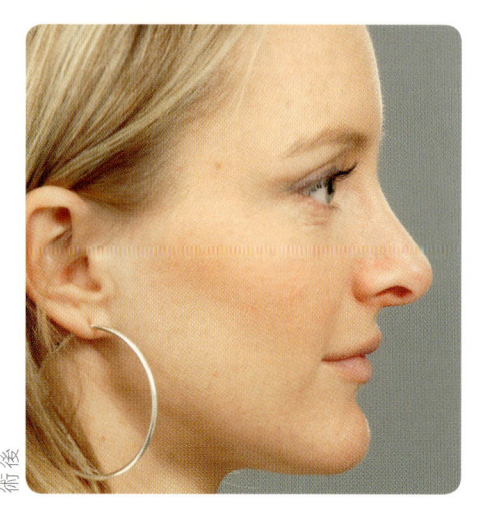

11

186

知っておくべきこと

注射剤：外科手術に代わる方法

　外科手術は外見に大きな変化を与えることができその効果も長続きしますが，これが外見を改善するための唯一の方法というわけではありません．ボトックスやその他の数知れない顔用充填剤のような注射剤は，顔のしわの発生を最小にし，口唇や頬をふっくらさせる優れた選択肢です．注射剤のメリットは，皮膚をほとんど傷つけず（針1本ですべてがなされる），回復時間が極めて短く，外科手術費の一部の費用ですぐに結果がわかることです．しかしながら得られた結果を維持するためには，一定時間が経過した後すべての注射剤を再投与する必要があります．効果が永続するという注射剤には注意をしてください．永続的な製品が時間の経過に伴い顔にどのような作用を及ぼすかを知ることは，極めて難しいです．

充填剤を使いましょう≫ この女性は顔の凹凸と意気消沈した顔つきが嫌いで，皮膚をほとんど傷つけない非外科手術による外見改善法に関心を持っていました．そこで2回の診療でボトックスを額と眉に注射し，口唇と顔の下部に顔用充填剤を注入しました．その結果，全体として顔のバランスが改善され，患者さんの顔つきがとても若返り力強くなったことがおわかりいただけると思います．

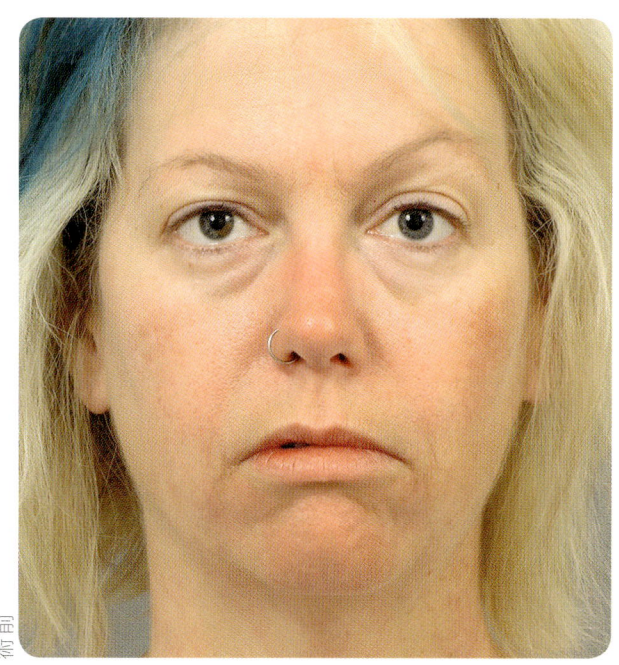

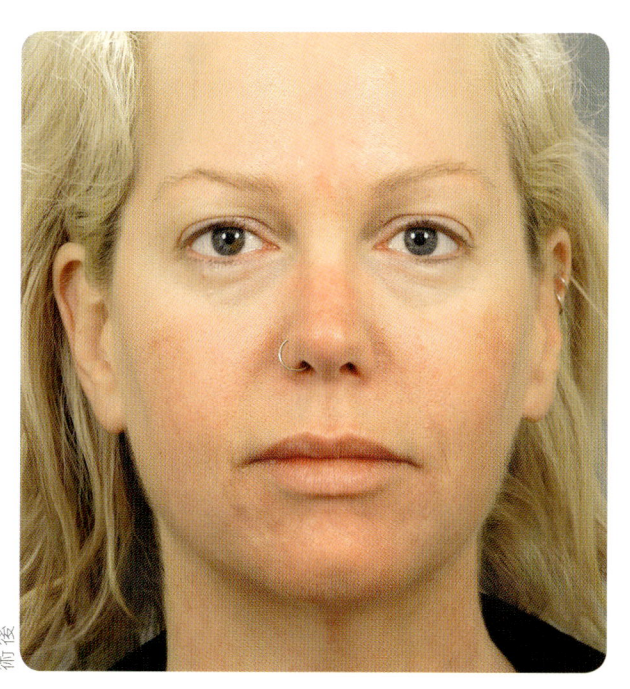

予想されること

外科手術費

顔の形成外科手術に要する費用は，脂肪や充填剤注射のような小さな手術では1,000ドルから，顔全体のしわ取り術では14,000ドル前後になります．これらに加え，麻酔専門医に対する費用，病院やクリニックの手術施設使用料を考慮する必要があります．手術を決断される前に，すべての費用について問い合わせをしておくと安心して手術を受けられるはずです．美容を目的とした手術は保険でカバーされません．外科医の費用は前払いが一般的です．

スマイル 101 あなたは本当に外科手術を必要としているか？

形成外科医は患者さんが良い決断をするのを手助けするアドバイザーです．このことは，場合によっては手術をしないようアドバイスすることも意味します．不安感から多くの患者さんは誤った理由で形成外科手術を切望します．しかし特定の美容形成術を受ける必要はないと伝えられると，懸念は根拠がないと専門医からいわれた患者さんの自尊心を高めることになるかもしれません．

知っておくべきこと

あまりに良すぎて本当とは思えない美容効果は通常は偽り！

市場には真実からかけ離れた途方もない効能表記をしている製品や治療法がたくさん存在しています．消費者にとって紛らわしいのは，これらの製品の多くは合法的であるかのように，幅広くそして巧みに広告宣伝されていることです．多くの場合，用いている手技や製品の効果は証明されておらず，科学的評価もされていません．そうした製品の信頼性を評価する最良の方法は，資格のある医師にその効果を検証してもらうことです．あわせて，ある手技を行っている「最高」または「唯一」の人と謳っている場合，そうした外科医に関連した誇大宣伝にも注意しましょう．

気分を高めましょう≫この女性は自身で思っている年齢よりもさらに老けて厳しく見えることに不満を感じ，顔を若返らせたいと望んでいました．そこで，内視鏡を用いた眉毛挙上術，上眼瞼外科手術（眼瞼形成術），顔面除皺術，頸部除皺術を行いました．その結果，眉毛と眼がリラックスしよりオープンになりました．顔つきも厳しさが減り，ずっと若返って見えます．

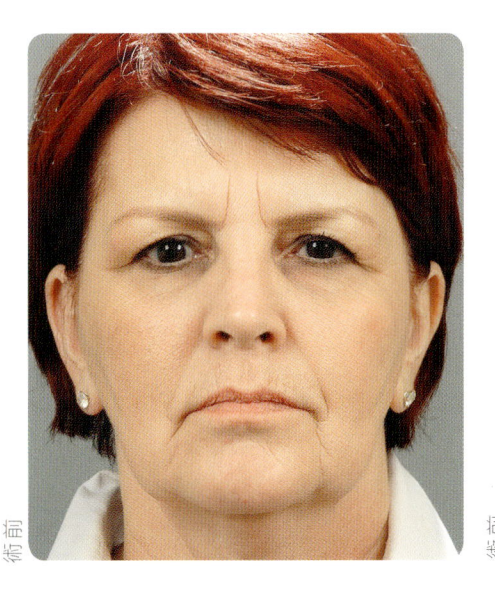

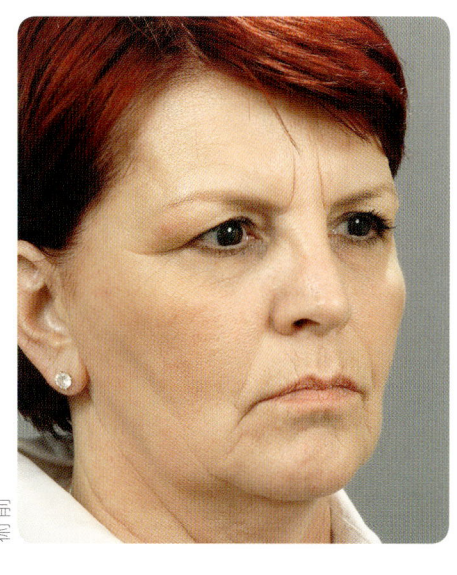

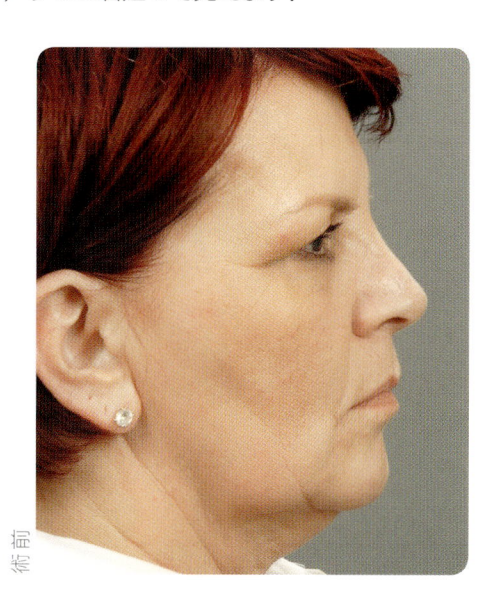

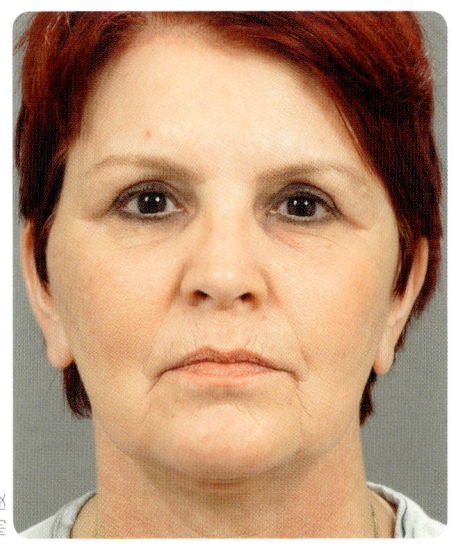

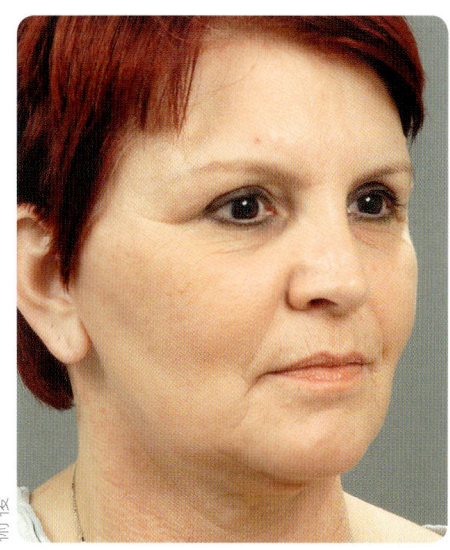

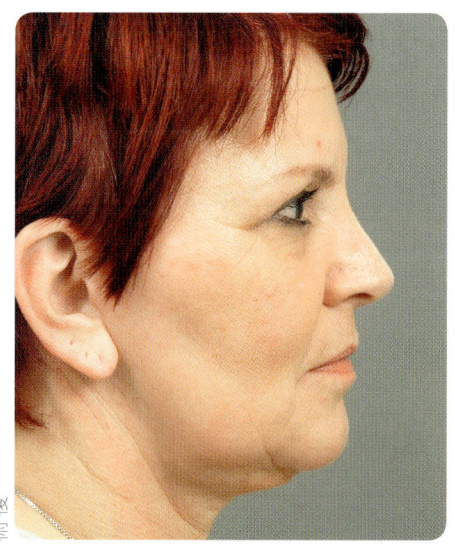

専門家の助言　より健康的で若々しい皮膚にするには外用剤を使いましょう！

- アルファーヒドロキシ酸やレチンAは，できてしまった深いしわを除去することはできませんが，細かいしわを減らし皮膚の外観を改善する効果があります．
- 顔の筋肉の電気刺激は皮膚の外観を一時的に改善する場合もあります．
- 保湿クリームは皮膚を改善し，平滑にし，保護することができます．
- 適切な洗浄と毎日のスキンケアは形成外科手術の結果を高めます．
- 色白の人や屋外に頻繁に出る場合には，サンブロックを毎日塗布すると生涯にわたって皮膚への日光障害を最小に留めることができます．
- しっかり洗浄するにはフェイシャルマスクが役立ちます．

予想されること

同意書をもらう

外科手術の前に，手術に伴う一般的リスクやあなたが受ける手術に関係したリスクについて，明瞭に記載された同意書に署名するよう求められるでしょう．また，そこには手術の成功率，実践的代替法，手術を行わなかった場合の予後についての情報が詳述されていることもあります．自宅での調査を終え資格のある外科医を選択したら，その医師は起こりうる副作用を上手に処理する用意ができていますから，後は安心して任せておけばよいでしょう．

あなたを担当する形成外科医へ尋ねる6つの質問

1. 笑顔のためにどのようなことをするのか？
2. どのようなリスクがあるか？
3. 回復までの時間はどれほどか？
4. 結果はどのくらい持続するか？
5. 費用はいくらか？
6. 手術に代わるものとは何か？

我が目を疑うでしょう！≫この女性は自身の眼が怒っているようで，重く，疲れて見えることを不快に思っていました．そこで，上下眼瞼に手術（眼瞼形成術）を行い，眼をぱっちり開くようにした結果，数年若返って見えるようになりました．これは手術から5か月目の写真です．

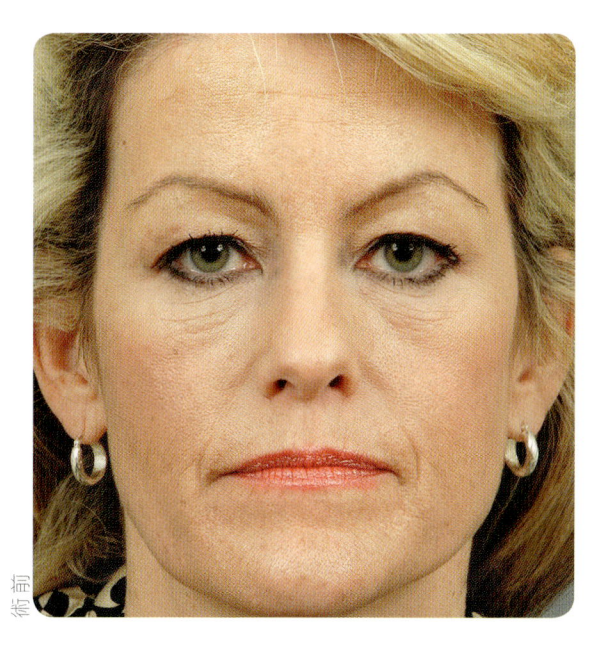

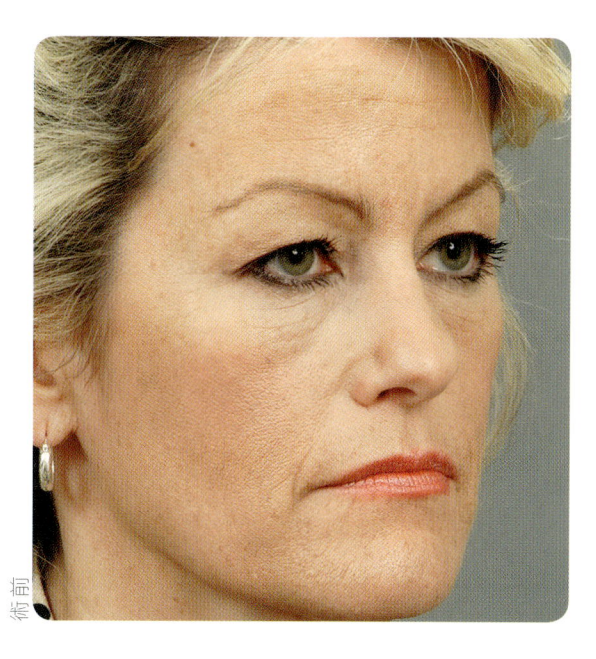

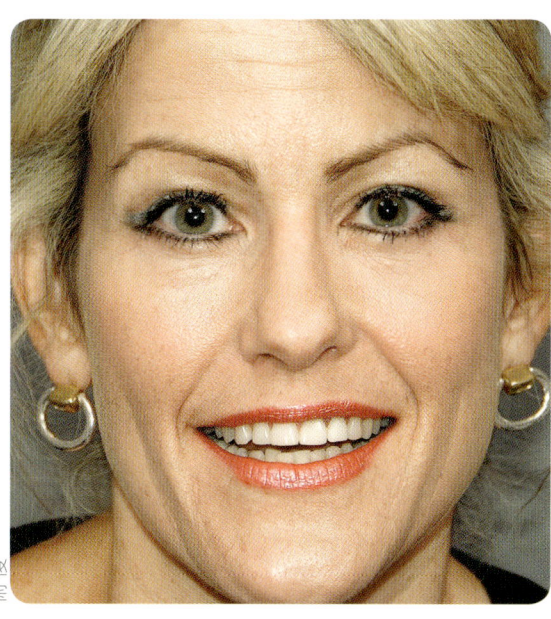

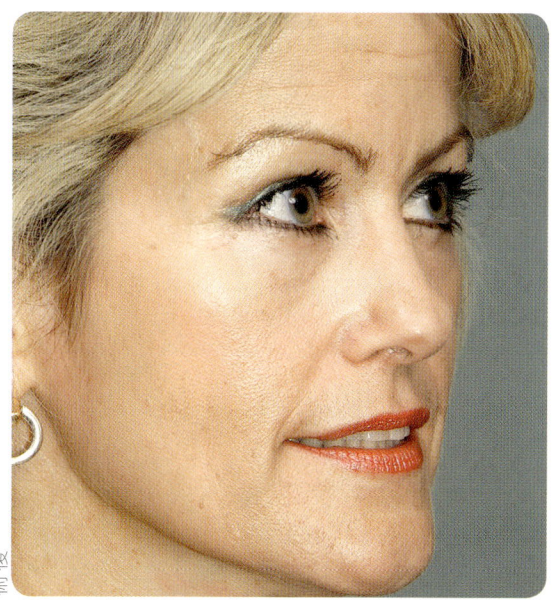

あなたは何を変えたいと思っているのか？

問題	解決策	リスク
薄い唇	充填剤または脂肪移植による口唇増大術	一時的な小さい腫れと内出血
しわのある口唇	ケミカルピーリング，削皮術またはレーザー表面再建術	瘢痕とある程度の色素沈着，軽いピーリングではこれらの変化は極微
強いたるみまたはしわのある頬	除皺術（フェイスリフト），脂肪吸引術，または頬側脂肪パッド切除術	まれで通常は重篤ではない；血腫，顔面神経損傷（永続することはまれ），感染，麻酔剤への反応；喫煙者でリスク増大
大きすぎたり長すぎる鼻	鼻形成術（鼻形を変える手術）	まれで通常は重篤ではない；感染，鼻血，麻酔剤への反応，皮膚表面に小さな赤斑として現れる小血管破裂
突き出た頤（おとがい）	頤（おとがい）縮小術	出血，瘢痕，神経損傷
上下眼瞼の弛緩	眼瞼形成術（アイリフト）	まれで通常は重篤ではない；感染，麻酔剤への反応，複視または霧視，一時的な腫れ，治癒過程でのわずかな非対称，まれに眼が閉じられなくなる
たるんだ首，余分な皮膚または脂肪	頸部除皺術，または脂肪吸引術（フェイスリフトと一緒に行われることが多い）	血腫と容易に平滑にできる重篤でない皮膚の凹凸
額のしわ，たるみ垂れ下がった眉毛	眉毛挙上術	片側または両側の眉毛を上げる機能の変化
ひびわれた顔の皮膚	ケミカルピーリング，削皮術，またはレーザー皮面形成術	副作用は極めてまれ；感染，しびれ，永続的な皮膚色変化，瘢痕

11

このチャートは最も一般的な顔の美容上の問題とその解決法を概説したものです．治療を受けることで何が期待できるかについて，あなたが概要を理解できるように意図されています．リスク，結果，サービス料は患者さんの個々の状況ならびに外科医により異なります．

回復時間	治療期間	費用
注射剤では一晩；脂肪移植では1週間以内	注射剤では4〜6か月；脂肪移植ではより長期	500〜2,000ドル
治療の程度により異なる；2〜3週間	一般的には長期にわたると想定されるが，治療の内容と程度により異なる	ケミカルピーリング，または削皮術：500〜1,500ドル レーザー皮面形成術：1,000〜2,000ドル
段階的回復；通常は10〜14日で職場復帰できる．4週間以内にほとんどすべての腫れや内出血は消失する	顔は老化し続けるが，フェイスリフトの効果は永続する．日光やストレスを避け健康に努めることで効果は長持ちする	顔全体のフェイスリフト：8,000〜14,000ドル 頬側脂肪パッド除去：1,000〜2,000ドル 脂肪吸引のみ：2,000〜3,500ドル
段階的回復；通常は7〜10日で職場復帰できるが，2週間は筋力を要する活動は制限される．2週間以内に内出血や腫れの80％は消失する	結果は永続する	2,000〜5,000ドル
骨が含まれる場合は2〜3週間	結果は永続する	2,000〜5,000ドル
残っている内出血をメイキャップで隠すことができるようになるには7〜10日を要する．2〜4週間は筋力を必要とする活動は避ける	結果は長年持続し永続することもある	上下眼瞼：3,000〜6,000ドル 上または下眼瞼のみ：2,000〜4,000ドル
脂肪吸引は最小；頸部除皺術は数週間	体重と健康が維持されれば結果は永続する	頸部除皺術：3,500〜5,000ドル 首の脂肪吸引：1,200〜2,500ドル
内視鏡を用いた方法で7〜10日	10〜15年	3,500〜5,000ドル
石炭酸ピーリング：2〜3週で職場復帰．完全治癒には3〜6か月を要す．TCAまたはグリコール酸ピーリングと削皮術：回復時間はより早い（約1週間）．レーザー：使用するレーザーの種類により異なる	石炭酸ピーリングと削皮術を使用した方がTCAピーリングとレーザーを用いた場合より結果は長持ちする	削皮術，レーザー，TCA，石炭酸ピーリング：顔全体；1,000〜3,000ドル，部分；500〜1,500ドル グリコール酸および他のアルファーヒドロキシ酸：500〜1,500ドル

12

わかって…

・新たに手に入れた笑顔を
　長続きさせる秘訣は？

・あなたの笑顔を最大に
　活用する方法は？

・あなたをもっとも美しく見せる
　専門家の助言とは？

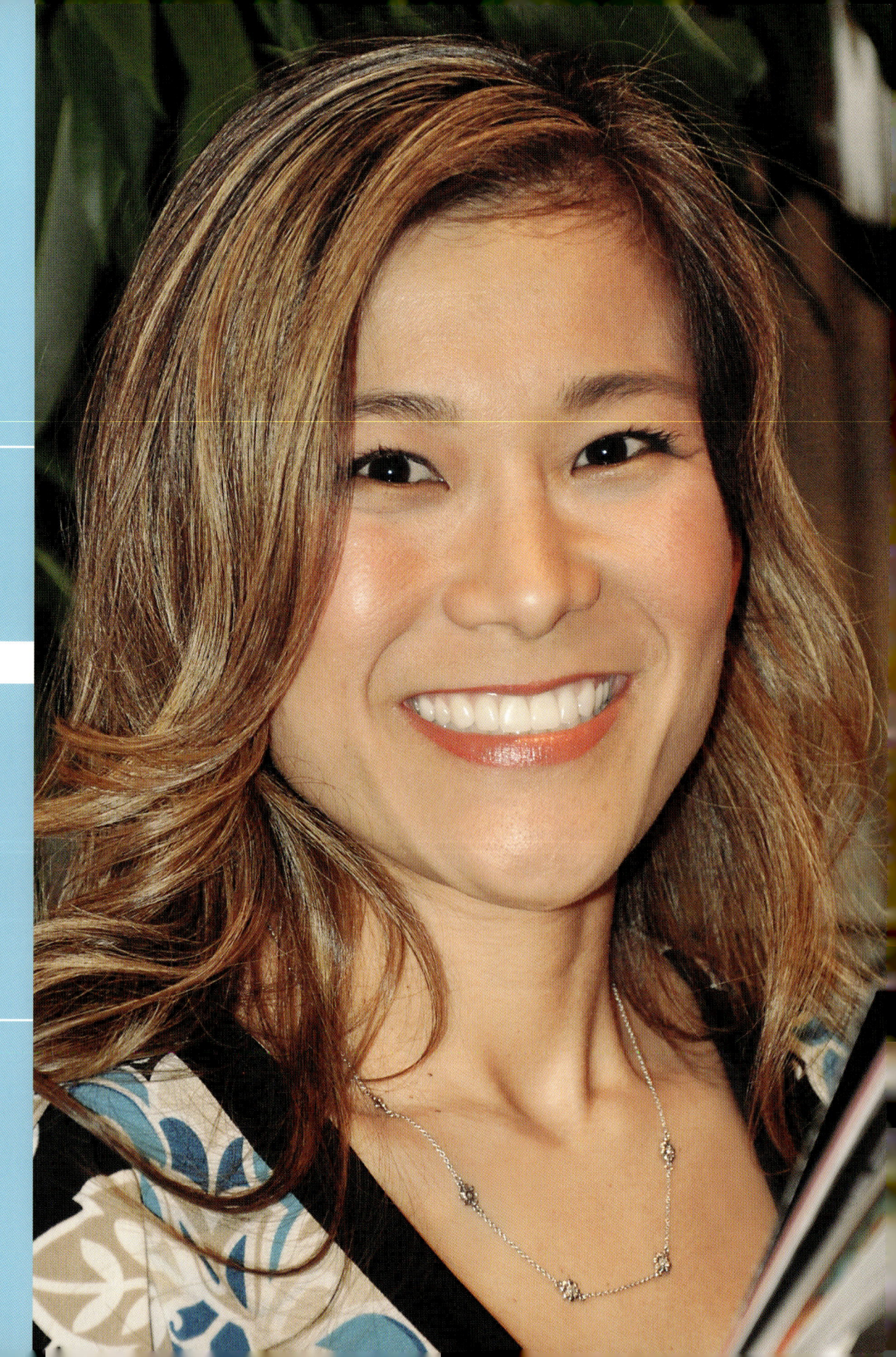

最終仕上げ

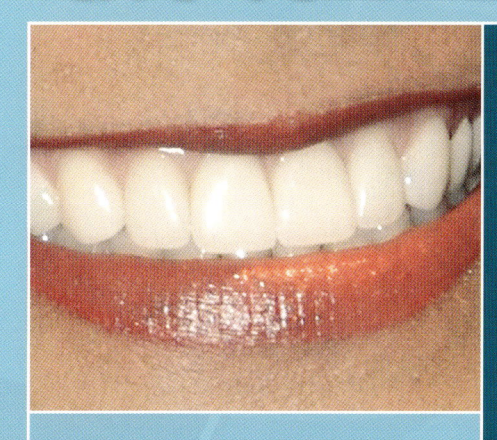

こうしてすばらしい
新しい笑顔を
手に入れたら
次は何？

　常々欲していた笑顔を手に入れたら，その笑顔が健康的で美しくいられるようにケアすることが大切です．ほとんどの審美歯科治療の効果は永遠に続くものではありませんが，この章に記された助言に従うことでより長持ちさせることができます．

　また，すてきな笑顔はまったく新しいあなたへのファーストステップに過ぎないということを覚えておいてください．もしあなたがご自身の笑顔に幸せを感じられなかったのであれば，容貌にかかわる他の側面を改善するために時間を費やすこともしなかったかもしれません．新しい笑顔は自信を与え，笑顔をできるだけ生かしてみたいとの欲望をもたらすことがしばしばです．加えて，笑顔の欠陥が気になりこれまで考えもしなかったその他のことで，変えてみたいところがあることに気づくかもしれません．問題によっては，第11章に示した美容外科手法が最良の方法となる場合もありますが，この章の後半の部分に記載した美容やヘアスタイルの専門家の助言に従うことで，容易に解決される問題もあります．容貌，自信，人生に対する物の見方をほんの少し変えることで，大きな違いがでることに驚かれると思います．

悪い習慣を止めましょう！

まずはじめに，悪い習慣が笑顔をだめにしてきたとしたら，その習慣を止めない限り新しく手に入れた笑顔も台無しになってしまいます．たとえば，喫煙やコーヒーやお茶の飲みすぎはあなたの歯冠修復した歯や新たに漂白したばかりの歯にしみを付けてしまいます．歯冠修復歯をグラインディングしたり，何度も噛んだりあるいは硬いものを挟んだりすると，歯が摩滅し割れ目が生じ欠けてしみが付く原因となります．ですから過去から現在までのすべての習慣についてあなたの担当歯科医と相談してください．そして新しく手に入れた笑顔をできるだけ長続きさせたいと望むなら，これまでの悪い習慣を忘れる必要があります．

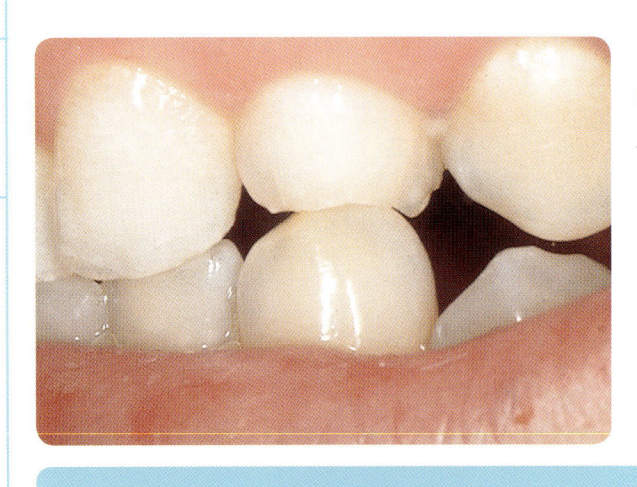

グラインディングはあなたの新しい歯を台無しにします≫この患者さんの美しい犬歯は横方向に擦り合わせる習慣により破壊されてしまいました．

あなたの習慣的行為が新しく手に入れた笑顔を危険にさらしていませんか？

現在あるいは過去にしていましたか？

はい　いいえ

1. 唇や頬を何度も咬んだり，噛みついたり，吸ったりすることがありますか？
2. 指や親指を吸うことがありますか？
3. 氷を何度も噛むことがありますか？
4. 爪を咬むことがありますか？
5. 口にピンや針をくわえることがありますか？
6. 鉛筆やボールペンを何度も咬むことがありますか？
7. メガネを口にくわえることがありますか？
8. 歯でナッツを砕くことがありますか？

はい　いいえ

9. １日３カップ以上のコーヒーやお茶を飲むことがありますか？
10. パイプや葉巻，タバコを吸ったり，刻みタバコを噛むことがありますか？
11. 舌を上歯に押し付けることがありますか？
12. 歯の隙間に舌を入れることがありますか？
13. グラインディングしたりくいしばることがありますか？
14. 体重を減らすために食後吐くことがありますか？
15. メサアンフェサミンやその他の習慣性のある薬物を飲んでいますか？

> **専門家の助言** 将来のために残しておきましょう！

　歯冠修復歯には寿命があります．ですから定期的に交換する必要があります．交換するたびに少しずつ歯の構造が失われていきます．このためとくに若い人の場合には，初期には保存的治療法を受けることを推奨します．交換するかわりに歯冠修復歯をシールして強化することができるか否かについて，あなたのかかりつけの歯科医に相談されることをアドバイスします．

知っておくべきこと

歯冠修復歯を交換する必要のある7つの兆候

1. 変色している．審美的に魅力的でないとあなたが感じている．
2. ひびが入っていたり欠けている．残っている歯の構造が保護されていない．
3. もはやフィットしていないまたは"辺縁漏洩"がある．
4. 磨耗の兆候を示している（磨耗がひどいと，充填物がもはやエナメル質を支えられなくなる）．
5. 歯が過敏と感じている（セメントが流出しているか境界が傷んでいる）．
6. あなたのかかりつけ歯科医より歯冠修復歯が歯肉に適していないといわれている．
7. 歯冠修復歯に隣接したところに微細なひびがある．

あなたの笑顔を美しく保ちましょう！

　担当歯科医の検診を受けるときに，毎回歯冠修復歯に摩耗の兆候が現れていないか尋ねましょう．もし現れていれば，後日ではなくすぐに対策を講じましょう．歯冠修復歯はエナメル質を支えるために作られていますので，摩耗するとエナメル質が割れるかもしれません．摩耗した歯冠修復歯は変色や歯冠の消失を招くこともあります．ほとんどの歯冠修復歯は崩れ始めるまでその場所に長く留まっています．患者さんの多くは結果として起こってしまった問題を必然的としていやいや受け入れていますが，これらは必然的ではないのです．

あなたの状態はあなたが食べているものによる

究極的には，美は良い健康から生まれ，良い健康は適切な栄養で始まります．ですから，あなたの食事に新鮮な野菜，果物，全粒穀物，脂肪を含まないタンパク質を適度に含め，たくさんの水を毎日飲むようにしましょう．あなたが摂取した食物は，皮膚色，爪，頭髪，歯の構造や，全体的な健康感に反映されます．

> **専門家の助言　あなたの笑顔に健康的なフレームを与えましょう**
>
> 過食や貧食はあなたの顔の形を変化させます．このことは次第に，顔に対する歯の大きさの割合を変え，結果としてあなたの笑顔に影響を及ぼします．あなたの笑顔をもっとも美しく見えるようにするには，運動とバランスの良い食事をすることで，健康的な体重を維持することが大切です．

美しい笑顔に2度目のチャンス》この34歳になるインテリアデザイナーは15年ほど過食症の問題を抱えてきました．そのため，歯が過度に侵食され過敏になっていました．摂食障害をコントロールする治療を2年間受けた後，この患者さんは自身の笑顔を直したくなりました．そこで過敏になっている歯を救い笑顔を改善するために，セラミック製の歯冠を装着しました．美しい笑顔は摂食障害を持っていた人のセルフイメージを改善するのに大いに役立ちます．

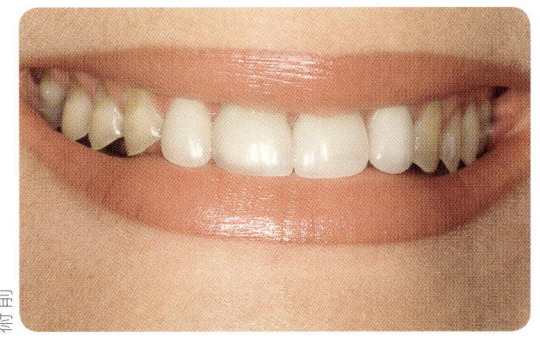

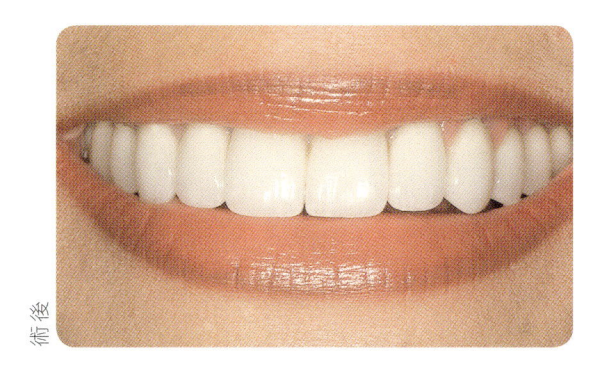

術前　　術後

知っておくべきこと

摂食障害は危険

よく言われていることですが，精神的な問題はわたしたちの食習慣に現れます．精神的ストレスや外傷により，人は食欲不振や過食症のような摂食障害を発症します．こうした状態は精神的，身体的健康を台無しにするばかりか，あなたの笑顔に重大なダメージを与えることもあります．例を挙げると過食症により歯が過度に侵食されると，歯の美しさは失われます．侵食によりエナメル質が失われる結果，象牙質（エナメル質の下にあるより濃い色の層）が露出されます．もしあなたが摂食障害を持っているなら，審美歯科や形成外科手術をどんなに受けても直すことはできません．裏に潜んだ問題を解決するには専門家の助けを求めましょう．決断をしたり自信が持てるようになることはセルフイメージに大きな影響を及ぼします．結果として，あなたは自身の外見にも注意を払うことができ，笑顔をもっとも美しく見せるための努力もするようになります．

専門家の助言　大きな笑顔ほど良い笑顔！

　口を開け，歯を見せて笑う練習をしましょう．口をより開いた状態にすると，四角い顔や丸顔はより長くより長円に見せることができます．上顎の歯の端まで見えていることを確かめましょう．口をほんの少し大きく開くだけで，下唇が上顎の歯の端を覆うのを防ぎ，歯が一列に並んだ粒状のチューインガムのように見えなくなります．この助言があなたに役立つようでしたら，鏡の前で練習してください．自然に笑顔になったとき，どれくらい唇を開けばよいのかが無意識のうちにわかるようになります．この方法は写真撮影をするときとくに効果的です．

歯の端を見せましょう！　≫歯の表面しか見せていない笑顔は，口をより開いた笑顔に比べアピール力に欠けます．この写真の男性の笑顔は，上顎の歯の端が見えているほうがより魅力的ということがおわかりになると思います．このような笑顔ができるようになるには意識して努力する必要があります．ですから自分でも無意識のうちにごく自然にこの笑顔ができるよう練習することがよい方法です．

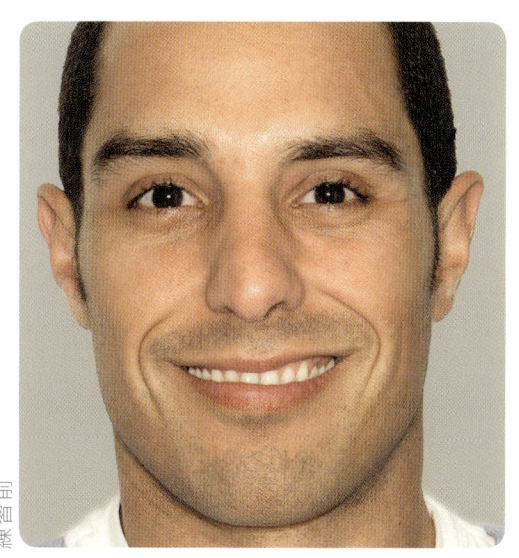

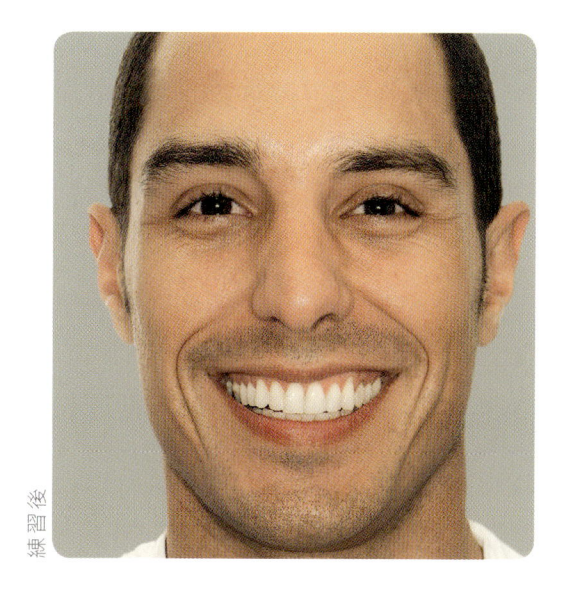

練習前　　　　　　練習後

あなたの新しい笑顔を使いましょう！

　歯科治療を受けた人の多くは笑顔が改善していることを忘れています．たとえば，歯が恥ずかしいからとの理由で，長年にわたって笑ったり微笑んだりするたびに手で口を隠してきたケースでは，そうした習慣を破るには意識して努力する必要があります．あなたの審美歯科治療が終了したら，鏡の前で笑顔の練習をしてください．あなたの歯が現れるように何か面白いことを考えてみてください．笑顔をつくることに慣れるまでこれを繰り返し練習してください．次に，たびたび笑顔を見せることを忘れないでください─そうすることであなたの顔の価値が高まります！

あなたの皮膚のために時間を作りましょう！

笑顔は皮膚が滑らかで色つやの良いときにもっとも美しく見えます．朝晩の身支度に適切なスキンケアを取り入れるともっとも効果があります．朝の良いスキンケアは気持を元気にし，晩には気持を和らげるすばらしい機会を与えてくれます．このことは単に老化過程を遅らせ，魅力を保ち自信を持たせるだけでなく，身体的，精神的，心の健康とフィットネスにもすばらしい働きをします．あなたのスケジュールの中であなたの健康や美の必要性にそって自身を十分にケアすることは，傷を癒し心を整理し，気分を新たにし，リラックスし，ふたたび活力を与える機会をあなたに与えてくれます．

色つやの良い健康な皮膚を持つための15の秘密

環境やホルモン因子は吹き出物や皮膚の過敏症状の発生に関係しますが，次のことを実践するとすばらしい皮膚を持てる可能性が高まります：

1. 適当なスキンケア方法を選び，1日2回それを実践しましょう（朝と就寝前に各1回）．
2. 適当なフェイシャルマスクを用い，少なくとも週に1回はピーリングをしましょう．
3. 入浴時にはシャワーを浴びましょう．
4. シャンプーやリンスをした後には洗顔しましょう．
5. すべてのスキンケア製品は衛生用品やヘアケア製品を使用する前に使いましょう．
6. スキンケア製品を入れている容器をきれいにし，ゴミが入らないように保ちましょう．そうすることで容器外から刺激物が入るのを防げます．
7. 洗顔前に歯磨きや歯のフロスしてきれいにしましょう．歯間のバクテリアに満ちた歯垢は，顔や首に付くと吹き出物や刺激の原因となります．
8. エアゾール製品は背中や肩，顔に付いたまま残さないようにしましょう．
9. 日中は手で顔を触れないようにしましょう．そして受話器を使う前に忘れず汚れを拭きましょう．
10. 顔に触れる必要のあるときは，はじめに手を洗いましょう．
11. 吹き出物はつまんだり押しつぶさないようにしましょう—そうすると問題を悪化させます．代わりに適当な治療薬を塗布して放置しましょう．
12. 吹き出物や過敏症が治まるまできれいな枕を毎晩使用しましょう．ヘアケア製品や髪に使用した天然オイルが問題の原因かもしれません．
13. 日光，風，塩素，タバコの煙，スモッグへの曝露は吹き出物や過敏症の原因となったり，増悪させることを知っておきましょう．
14. 敏感肌用サンスクリーンは日中のみ使用するようにしましょう—そうした製品は皮膚を乾燥させがちです．
15. 良いセルフタンニング製品を使用すると，年間を通して安全で自然に見える肌を持つことができます．顔には顔用に処方された製品を使用しましょう．

健康な輝きを手に入れましょう！ ≫健康で色つやの良い肌はあなたの全体的なイメージを劇的に改善し，あなたの新しい笑顔が輝く美しいキャンバスとなります．

| 専門家の助言 | **がさがさに荒れた唇にはこの即効療法を試してください！** |

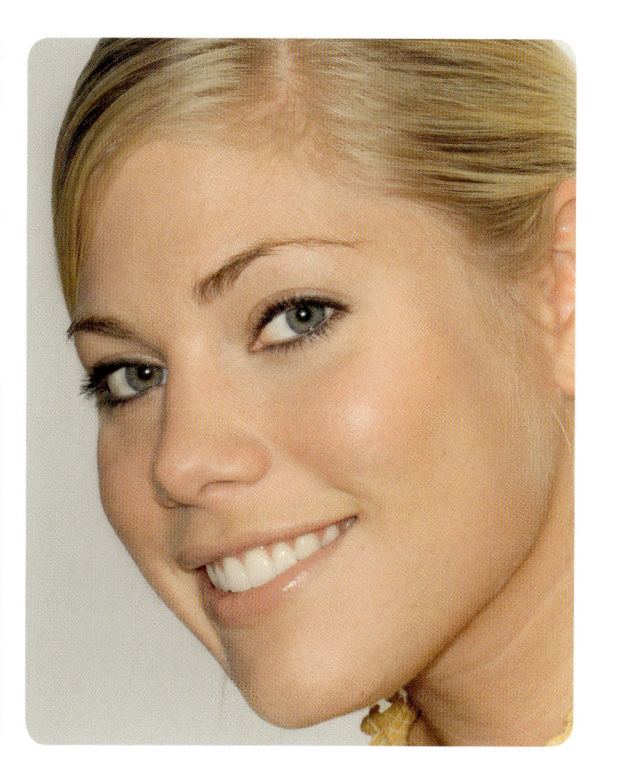

　口唇の輪郭を越えるほど厚くリップクリームを塗布した後，そのまま1〜2分放置します．次に湿らせた柔らかい布を用いてはがれつつある皮膚が容易に取れるまで，左右に優しくかつしっかり動かしながらリップクリームを擦り取ります．将来，ふたたび唇が荒れるのを防ぐためリップクリームをときどき塗布してください．

スマイル101　唇の問題！

　唇の皮膚は容易に乾燥し，がさがさに荒れます．加齢に伴い唇はコラーゲン，脂質，水分を急速に失います．結果として唇はしぼみ，周囲の皮膚を支えられなくなり，笑い線や笑いじわの形成を促進します．しかしいくつか簡単なことをするだけで，魅力的で若々しい唇を維持することができます．

- リップクリームを毎日塗布しましょう．SPF45以上のものを選ぶのがベストです．唇は日光にとても敏感で，時間の経過とともに褐色斑やそばかすを生じます．

- 必要なビタミンや栄養素を含むリップクリームを使って，唇を保湿し健康に保ちましょう．リップクリームの中にはフリーラジカル障害による老化作用を防ぐ抗酸化剤を含むものもあります．

- 唇が薄くなり老化し始めたら，週に1回または2回リップマスクをするようにしましょう．こうして十分な水分を与えることで唇は回復し滑らかになります．

- 唇が乾燥しごわごわに荒れているときは，酸味のある食物やスパイシーな食物は控えましょう．それらが治癒するまでは，唇を実際に冷やし保湿するメロンやキューリのような，水分保持作用のある食物を選ぶのが良いでしょう．

顔の毛と あなたの 新しい笑顔

あなたが男性であるか女性であるかにかかわらず，顔の毛はあなたの笑顔の見え方に大きな影響を及ぼします．女性の場合は，当然のことながら望まれない顔の毛はすてきな笑顔を損ねるものにほかなりません―問題はこういう状況を悪化させずに除毛する方法です．しかしながら男性の場合には状況はもう少し複雑です．顔のヘアスタイル（きれいにひげを剃った状態，あごひげ，口ひげ，もみあげ，やぎひげ）をどれにするかは，あなたの顔立ちとパーソナリティに大きく依存する極めて個人的な選択です．

スマイル101　あごひげを生やすべきか否か？

- 一般的には，新しい笑顔を手に入れる前に顔にひげを生やしていた場合，少なくともひげを剃った状態を試してみることは良い考えです．顔にひげを生やしている人の多くは，笑顔に注意が向けられるのを避けるかまたは向かないようにしていますが，今やあなたはすばらしい笑顔を手に入れたのですから――見せびらかしてください！
- 頤（おとがい）が後退していたり，顔の下の部分が非対称な場合は，そうしたふぞろいをバランス良く見せるためあごひげを生やすことを考えましょう．
- 顔の上の部分と比較し頤が過度に目立つ場合には，顔の釣り合いを良くするために口ひげを生やすことを検討しましょう．
- 歯を修復したり，明るい色に漂白したのに依然として暗く見える場合には，ひげを剃るか少なくとも口ひげを刈り込むことを検討したいと思うかもしれません．口ひげは歯の上に影を作りますので歯が暗くなって見えます．
- もしあなたが現在の顔のヘアスタイルに満足していない，あるいは変えることを考えている場合，ちゅうちょせずに違ったことを試しましょう．顔の毛に関する最良（かつ最悪）なことは，すぐにまた生えてくることです．
- あなたの顔のヘアスタイルがどのようなものであっても，いつもきれいに見えるようによく手入れしておきましょう．

専門家の助言　眉毛の処理は専門家に助けを求めましょう！

眉毛の形をはじめて整えるときや，以前失敗した眉毛の形を修正する場合には，専門家に相談することを強く勧めます．あなたが眉毛の処理を自身で続けたいと欲するなら，専門家に眉毛の整え方と維持の仕方を指導してもらうことが大事です．誤った場所から眉毛を多く抜きすぎると，毛が部分的にしか生え戻ってこなかったり，まったく生えてこなくなるリスクがあります．

ひげを剃るだけで大きな違い

顔の毛があるかないかにかかわらず，顔だちが良く見える男性がいます．したがってこれらの男性は，自分が築きたいイメージに基づいて最良と思われる決断をすることになります．このハンサムな若い男性は顔のひげを生やすことにし，旅行中ずっとひげをのばし続けた結果，いかつい表情になりました．ひげを剃り頭髪をより短くカットした後は，彼の表情はより現代的で近づきやすくなりました（メイクアップ：Rhonda Barrymore；ヘアスタイル：Richard Davis）．

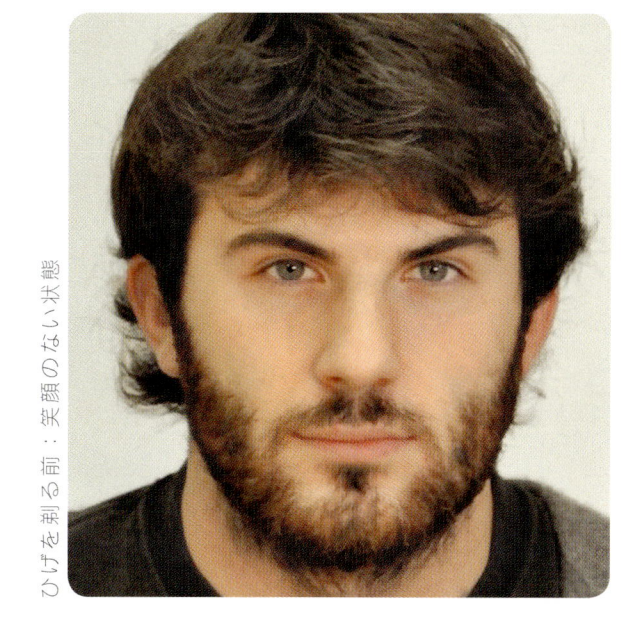

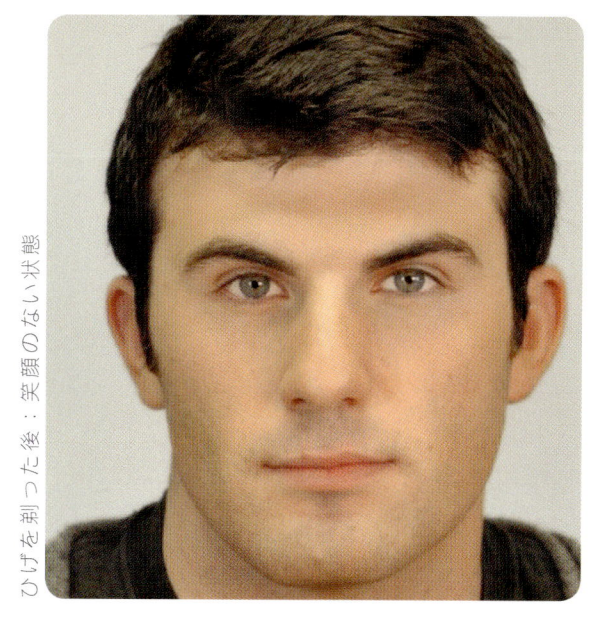

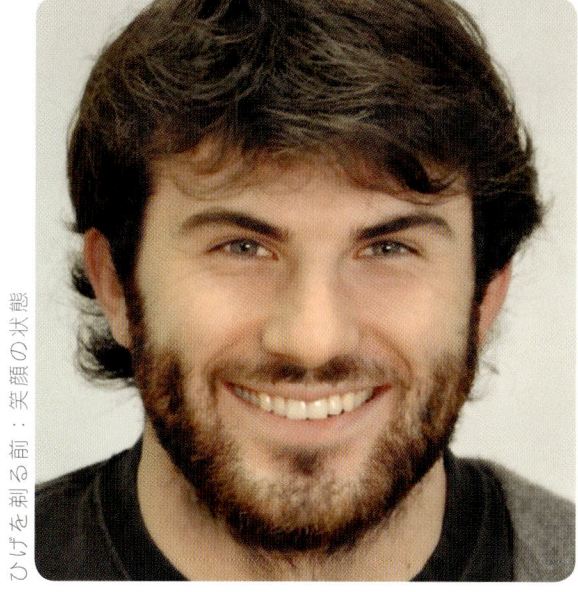

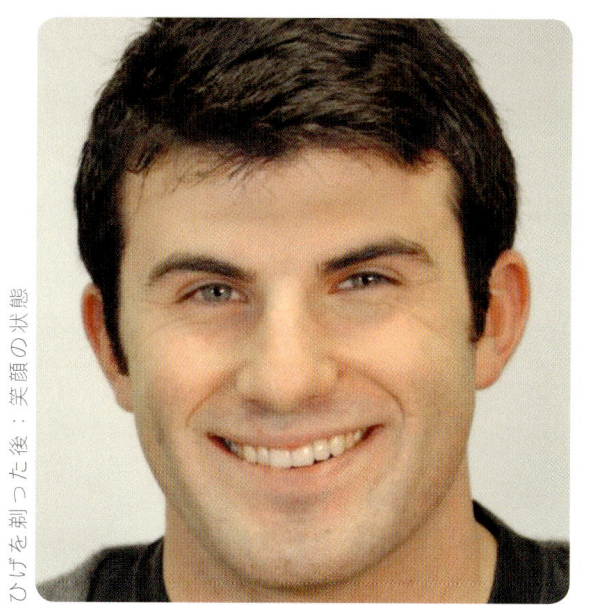

ひげを剃る前：笑顔のない状態

ひげを剃った後：笑顔のない状態

ひげを剃る前：笑顔の状態

ひげを剃った後：笑顔の状態

知っておくべきこと

顔の脱毛技術

専門家の行う方法：

▶ワックス
- 熱したまたは冷たいワックスを処置部に延ばし，布端をその上にのせます．経験を積んだ技術者はその布端を素早く皮膚から剥がし，ワックスと一緒に毛を除去します．この手法の脱毛効果は約4週間続きます．
- 施術部は赤くなり赤みが数時間続くこともあります．ワックス処置部は日光障害，早期老化，そばかすから保護するため常にサンスクリーンを塗布して保護します．
- 眉毛や唇のワックス処置を長年続けると皮膚が垂れ下がります．

▶レーザー脱毛
- この方法は光を利用して皮膚色の明るい皮膚に生えた濃く硬い毛を除去します．色調の明るい毛や極めて細かい毛はレーザーでは除去できません．
- レーザーは一瞬つねられたような感覚を与え，ニキビが再燃したり，色素沈着が永久に消えない可能性もあります．
- 通常この技術では少なくとも2週間の間隔をあけて6回から8回のセッションが必要です．効果は長続きしますが永続的ではありません．

▶電気分解
- 経験を積んだ技術者は電流の流れる小さな電極と時として化合物を用いて，毛包の毛母細胞を破壊します．
- これは米国FDAにより承認された永久脱毛のできる唯一のシステムです．
- 電気分解法は痛みを伴い，施術時間が長く費用がかかります．

▶糸
- これは古典的な脱毛法です．経験を積んだ技術者は指に綿糸を縦横に巻きつけ，はさみを動かす動作をしながら素早く顔を横断し，移動方向に毛を引き抜き刈り込みます．
- 定期的に美容院へ通うことで毛のない状態に皮膚を保てます．経験を積んだ技術者でも誤って皮膚をカットすることもありますので注意してください．

自分で行う方法：

▶カミソリ
- カミソリで剃ると毛がより太くなって生えてくるというのは迷信です．複数のワイヤーで包まれた刃のついたカミソリ，悌毛用のジェルまたはオイル，ならびに悌毛後用の製品を使って剃ります．無駄毛を安価に素早く取り除くことができます．
- 頤（おとがい）に常に密集した毛が生えてくる場合，柔らかくて細い先端部の毛をはじめに剃り，一晩置いて表面に生え出た毛を引き抜きます．
- 剃毛した部位にマイルドなピーリングをときどき行うと，陥入毛の形成を防止することができます．
- ワイヤーで包まれた刃を持つ眉専用のカミソリを用いて眉を剃る場合には，誤って剃り落とさないよう人差指で眉毛のもっとも高い位置を押さえながら剃ります．

▶電気シェーバー
- 電気シェーバーを用いて剃毛すると上と同様の結果が得られますが，ジェルやオイルの代わりにシェービングパウダーを使用することもできます．

▶毛抜き
- 精密に作られた毛抜きを正しい角度で使用すると，少し練習するだけで顔の固くて太い毛を1回に1本ずつ瞬時にしかも容易に除去することができます．
- この方法は男性のあごひげには推奨しませんが，男性は眉毛を軽く整えるのに使用しています．
- 毛抜きを使用すると毛根から毛を除去できますので効果は長続きします．専門家による脱毛予約の合間に行うには優れた方法です．
- 毛抜きした部位にマイルドなピーリングをときどき行うと，陥入毛の形成を防止することができます．

▶電気脱毛
- バッテリーで駆動する手のひらサイズのこのシステムは，顔の毛を素早くそして容易に脱毛することのできる，ランダムに開閉する複数の小さな毛抜きを持つ回転筒からできています．この効果は数日から数週間持続します．
- はじめて使用するときはワックスを使用したときと同様に痛みを感じることがあるかもしれませんが，繰り返し使用するうちに痛みは鎮まります．
- この装置は表皮上層から細胞を除去することはありませんので，脱毛法としてはもっとも安全な脱毛法の一つです．

▶化学脱毛
- 顔の脱毛法としては安価で素早く行える方法ですが，化合物を皮膚に過度に長く放置すると，刺激ややけどの原因となりますので注意する必要があります．

ありのままの美しさを高めましょう

スキンケアのように毎日しなければならないことと混同してはいけませんが，メイクアップはすばらしいファッションアクセサリーで，気分を高揚してくれます．カラー化粧品はあなたのもっとも良い顔の特徴を引き立たせ，不完全な部分を隠し，新たに手に入れた華やかな笑顔を目立たせるために使用します．

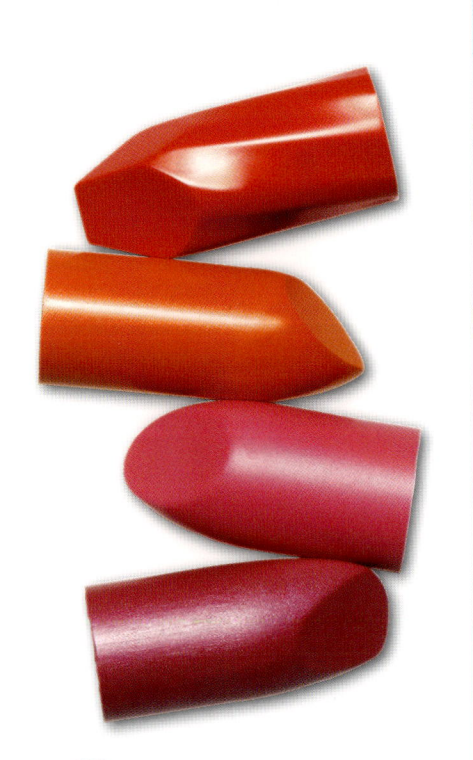

日々の身だしなみに使用するニュートラルな化粧品の使い方

1. メイクアップをする前に，皮膚がきれいで保湿されていることを確かめます．
2. 保湿剤または保湿力のあるコンシーラーを瞼に塗布します．
3. 幅の広いアイシャドウブラシを用いて，あなたの皮膚色に合った色調のマットなアイシャドウをまつげの上から瞼の重なりあった部分にかけて隅から隅まで塗布します．
4. 先の丸いシャドウブラシを使って，中間色のマットなアイシャドウを瞼の重なっている部分に塗布後，くぼみに向かって少し広げ色をよくブレンドします．
5. 瞼の重なりあった部分の真下の外側隅に，少し濃い色のマットなアイシャドウをベースカラーの上と重なり合った部分のさらに少し上に塗布し，きれいなブラシで隅を合わせるようにブレンドします．
6. あなたの皮膚色より少し明るい色の柔らかで光沢のあるアイシャドウを，眉骨の外側隅から眉毛線まで塗布しブレンドします．
7. 適当な色の眉毛用パウダーをほんの少し使用して眉毛の形を整えます．
8. 水落ちしない濃い色のクリームライナーまたはソフトペンシルライナーを使って上瞼のアイラインを描きます．
9. アイシャドウブラシを使って下瞼の線にソフトアイシャドウカラーを塗布します．
10. 睫毛をカールした後に水落ちしないマスカラを塗り乾燥させます．その後もう一度塗ります．
11. 指先を使って少量のクリームブラッシュ（頬紅）を両頬につけ，こめかみ上部へ向かって広げます．
12. あなたの素肌の色に合ったプレストミネラルパウダーを，クリームブラッシュを塗布した上につけ，小さなフェースブラシで顔全体に均一に広げ，首の部分でブレンドします．
13. 両頬の中心部に少量のプレストパウダーマットブラッシュをつけ，ソフトブラシを用いてクリームブラッシュの境界部と全体に少しブレンドします．
14. 顔のてかりを防ぐためプレストインビジブルブロッティングパウダーを使用して終了します．
15. 適切な色の口紅をつけた後，色落ちを防ぎ長持ちさせる透明感のあるリップラッカーをつけたり，光沢のある口紅をつけてもよいでしょう．

| 専門家の助言 | 新しく手に入れた笑顔を美しい唇で強調しましょう！ |

- 口紅を選ぶときは，あなたの歯肉の色にぴったり合った色を試しましょう．そうすると歯をより白く見せることができるばかりか，将来何度も使用するようなお気に入りの口紅になります．
- リップライナーも唇の色に合った色を選びましょう．ライナーや口紅は唇の輪郭線からがはみ出さないように塗りましょう．
- 濃いマットな色は唇をより薄く年老いて見せますが，輝きのある色は唇をよりふっくらと若々しく見せます．

違いを埋め合わせる

　この女性はハート型の顔つきをしています．そこでメイクオーバーの最終目標は，狭い頤（おとがい）と顔の上部の幅をバランス良くさせることにしました．メイクアップアーティストは頤の尖った感じを減らすため，彼女の素肌の色より明るいクリームファンデーションをハイライトとして頤に適用しました．次により濃い目のパウダーとブラシを用いて，彼女の額と頬をソフトに見えるようにしました．ヘアデザイナーは頤の輪郭線にふくらみを加えよりバランスのとれた顔つきとするため，髪をロングレイヤーにし前髪をひと握り垂らしました．顔の中心で分割された写真から，メイクアップをしただけで，劇的にポジティブな効果が現れることがおわかりいただけると思います（メイクアップ：Rhonda Barrymore，ヘアデザイン：Richard Davis）．

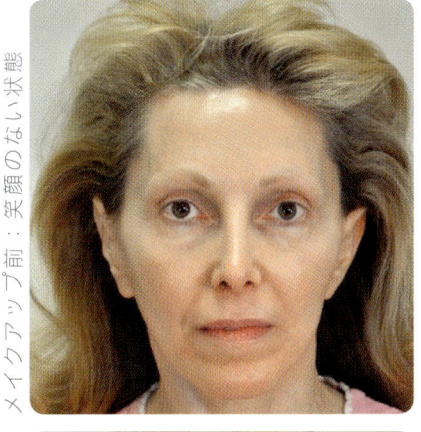

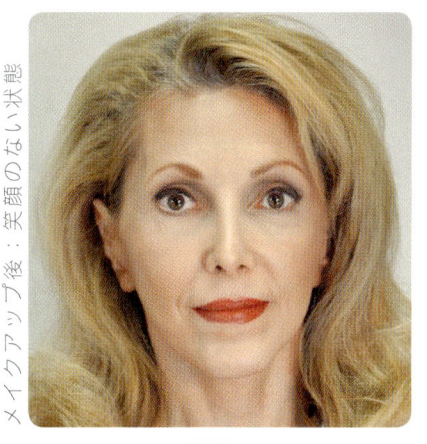

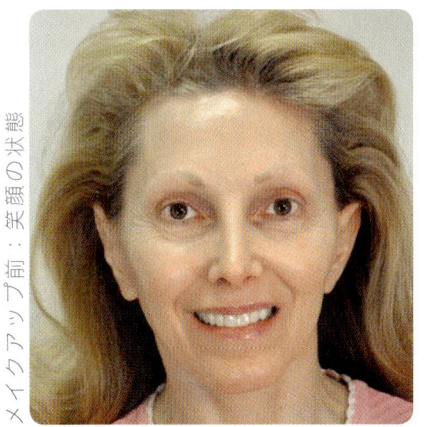

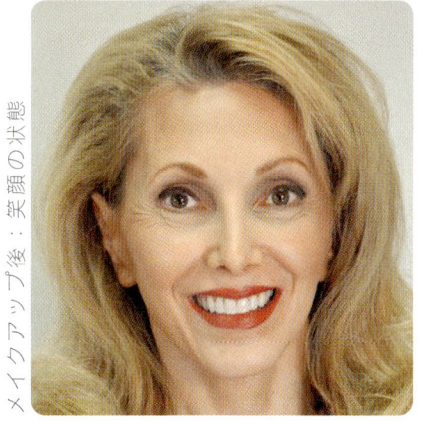

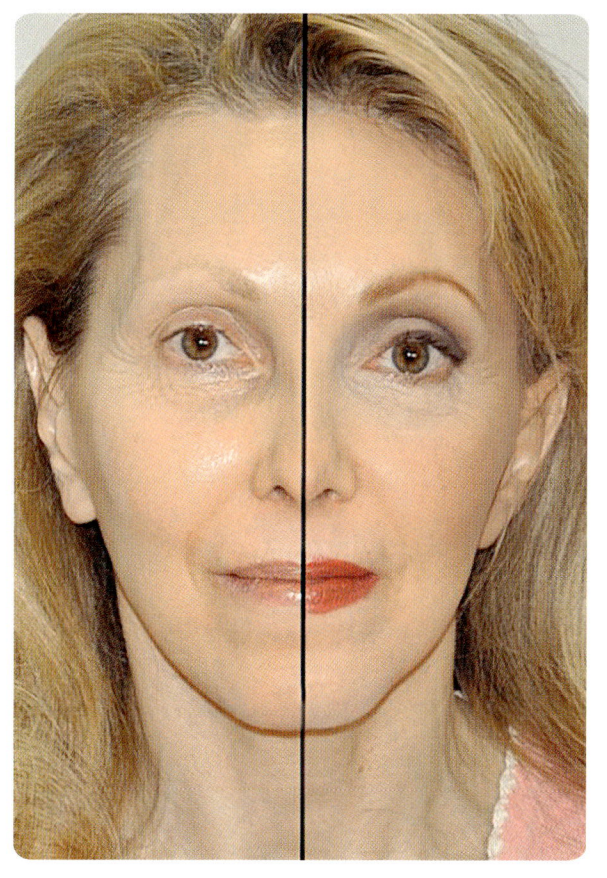

メイクアップ前：笑顔のない状態
メイクアップ後：笑顔のない状態
メイクアップ前：笑顔の状態
メイクアップ後：笑顔の状態

207

自分に合ったヘアスタイルを選びましょう！

完璧な顔を持つ人は一人もいません．すでに笑顔を改善し，他にも美容形成術を受けているとしても，あなたにはあなただけが持っている良い顔の特徴があるはずです．したがって，あなたの良い特徴を補足し完全にする一方，マイナスな部分を最小にするヘアスタイルを選ぶことが大事です．これを実践する最良の方法は，あなたの顔の形をバランスしてくれるヘアデザイナーを見つけることです．人からもっとも好かれる顔形は卵形です．したがって，最終目標はヘアスタイルを使ってあなたの顔形をできるだけ理想形に近づけることです．顔が短い場合には顔を長く見せるヘアスタイルを選び，顔が長い場合は，少し短く見せるヘアスタイルを選ぶとうまくいきます．

専門家の助言　リスクフリーの新ヘアスタイルを試しましょう

　最新のヘアスタイルを試すことにちゅうちょしたり，自分にもっとも似合うヘアスタイルがどれか確信が持てなければ，自分の異なったヘアスタイルがどのように見えるかを確認できるオンラインサイトにアクセスしてみてください．このページ以降に示したデジタルプレビュー画像と専門家のアドバイスは TheHearStyler.com から提供を受けたものです．この双方向通信サイトにあなたの写真をアップロードすると，異なったバーチャルヘアスタイルを試して見ることができます．さらにこのサイトでは，無料のヘアコンサルテーション，ヘアスタイルの流行やアドバイスに関する記事，著名人のヘアスタイル写真などが提供されていますので，インスピレーションが得られます．自身が希望するヘアスタイルについてヘアデザイナーに情報を与えれば与えるほど，あなたの気に入るヘアスタイルが得られる可能性があります．

必ずしも髪は必要ではない！ ≫後退しつつあるヘアラインと格闘するより，むしろ頭髪を剃る道を選ぶ男性も少なくありません．もしあなたが骨格の良い顔とそれを支えるすばらしい笑顔を手に入れているのでしたら，この姿も悪くないはずです．輝やく新しい笑顔がいかに違いを見せるか，この世界的に知られるテコンドーのチャンピオンの例でおわかりいただけると思います．

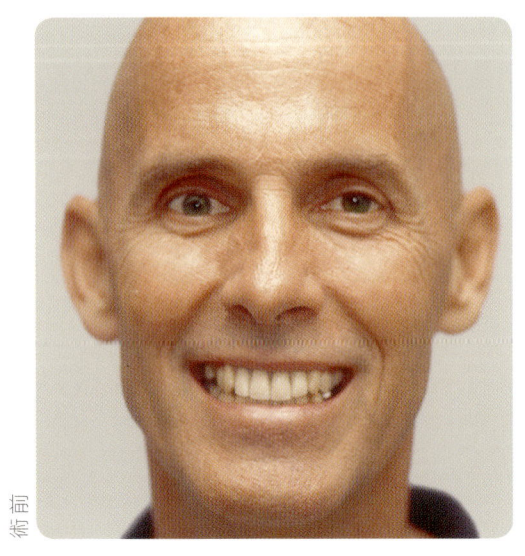

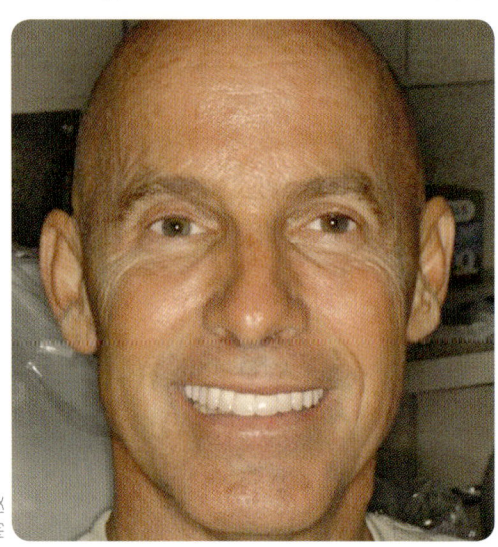

術前　　　術後

12

208

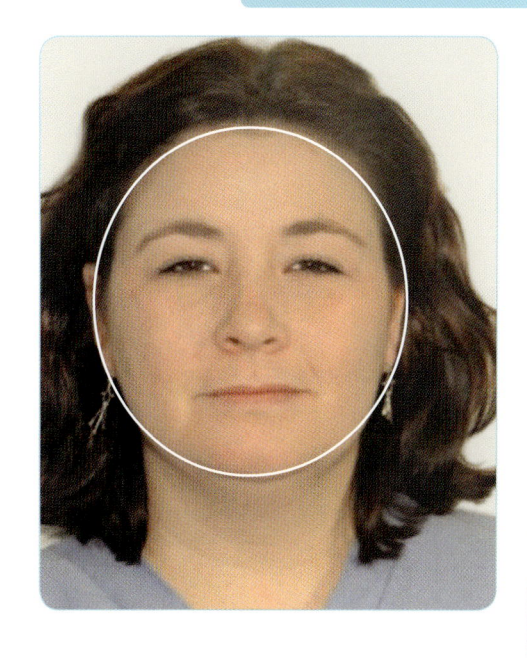

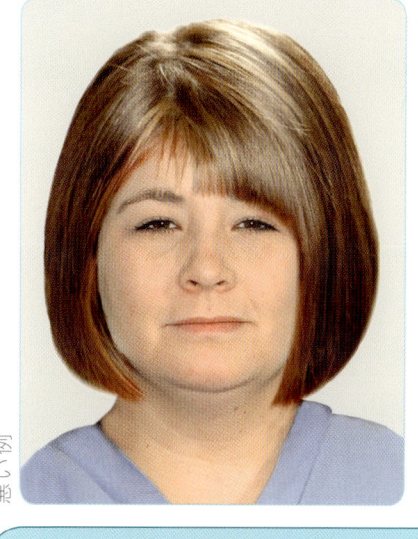

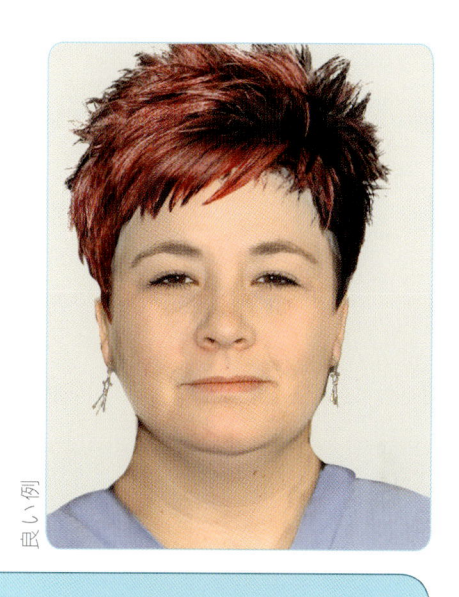

丸 型の顔　顔の縦と横の長さがほぼ同じ．

顔が丸型の場合・・・

あなたはたぶん顔の幅は増さずに，縦を長くするヘアスタイルを選びたくなるでしょう．ショートヘアを選ぶとうまく行くことが多いようです．もしあなたがミディアムヘアかロングヘアのヘアスタイルを好むなら，両サイドにはボリュームをつけず，中央で髪を分けるヘアスタイルを選ぶようにしましょう．横分けや，横に直線にカットされた長くて厚い前髪スタイルは，顔をより短く見せるので避けましょう（ヘアスタイル：TheHairStyler.com. の厚意による）．

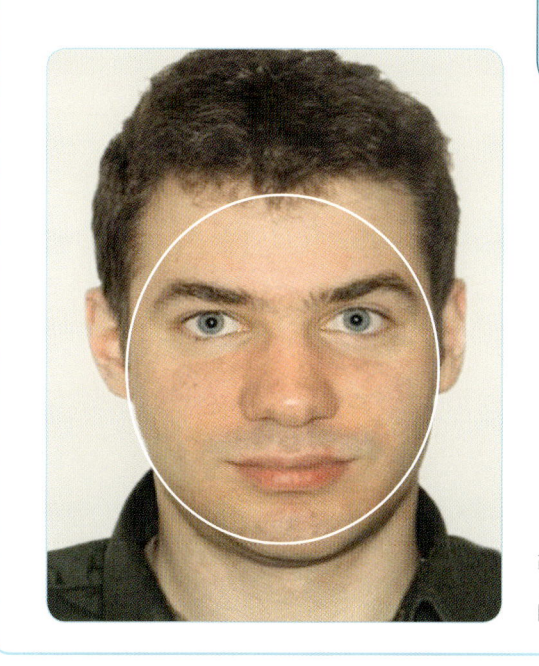

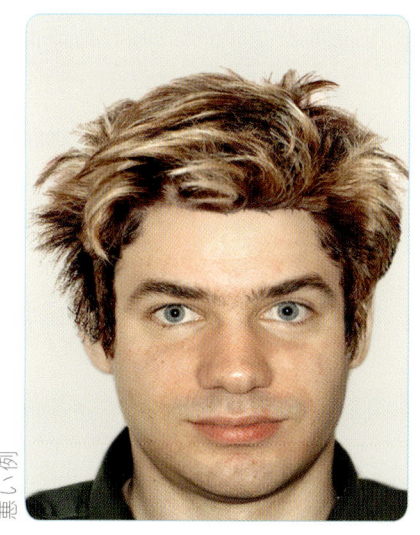

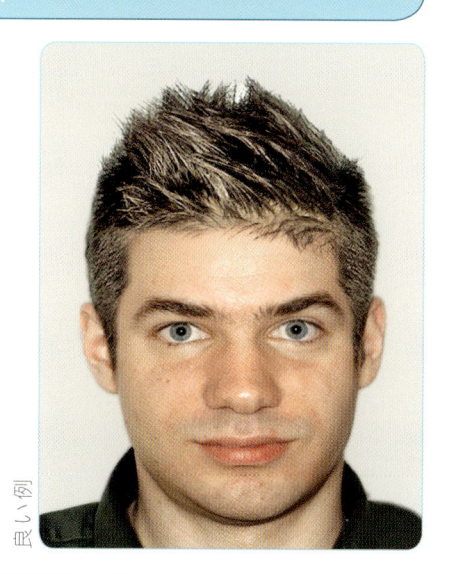

楕円形の顔

頬のラインが直線で，顔が縦に引き伸ばされている．

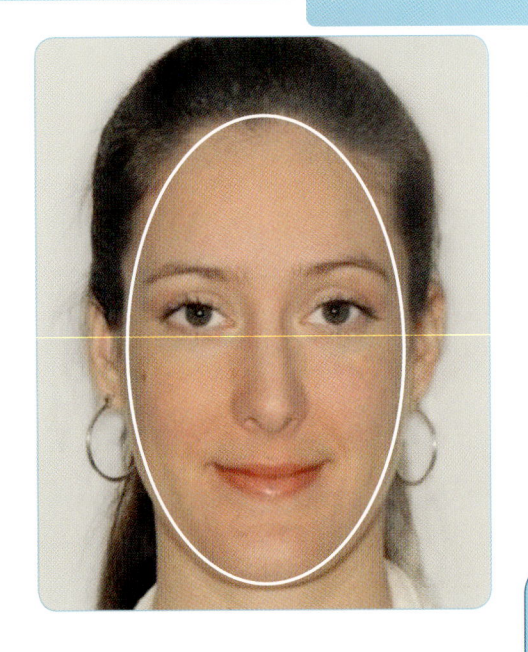

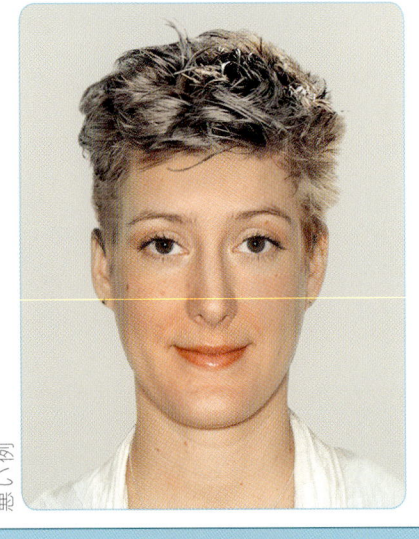

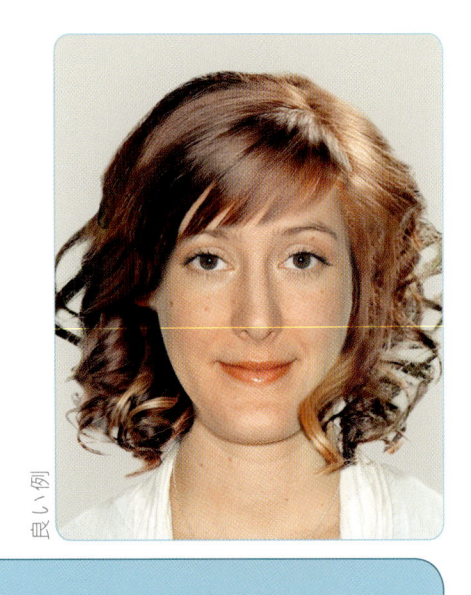

顔が楕円形の場合・・・

　顔の縦の長さを短く見せることを主目的とします．これは顔の横幅を増すようにするとうまくいきます．横分けで，横に直線にカットした長い前髪を持つヘアスタイルを選ぶとうまく行きます．髪全体にウエーブやカールをかけると楕円型の顔を柔らかく短く見せることに役立ちます．髪を中央で分け頭頂を厚くしたヘアスタイル，またはボディや前髪を作らないヘアスタイルは避けましょう（ヘアスタイル：TheHairStyler.com. の厚意による）．

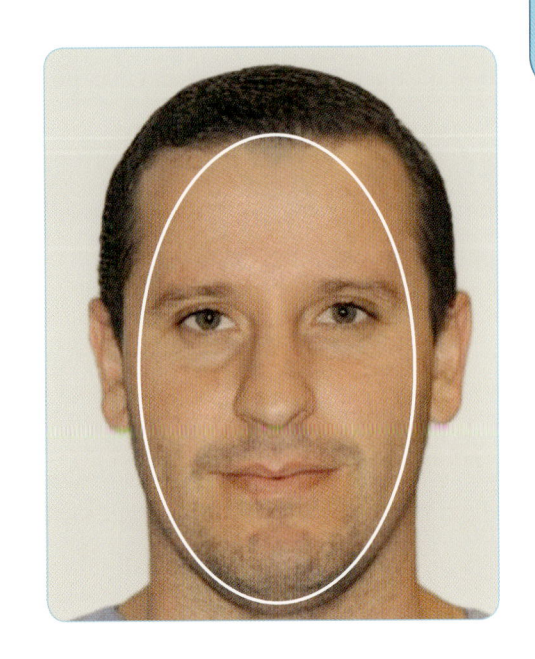

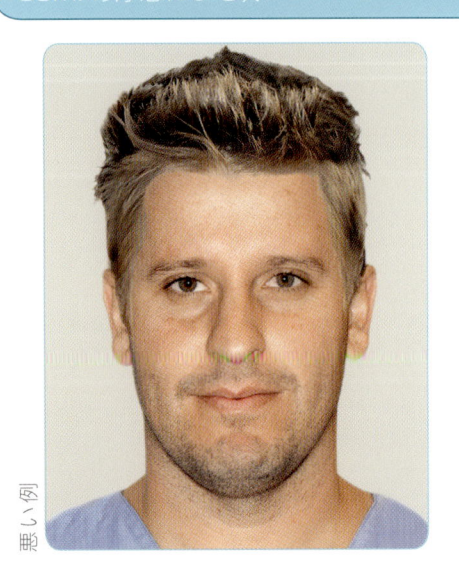

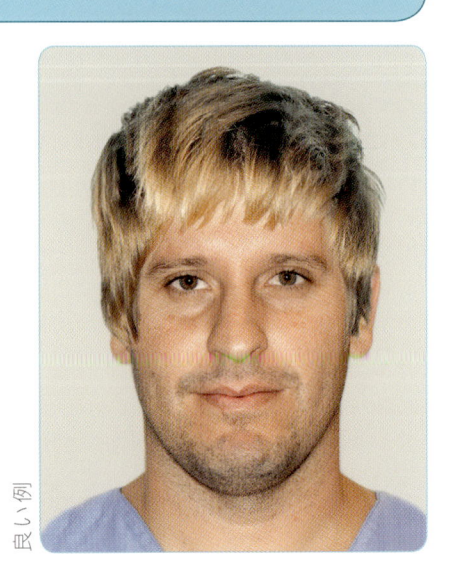

四角 い顔

額と顎の両方が幅広くがっちりしている．

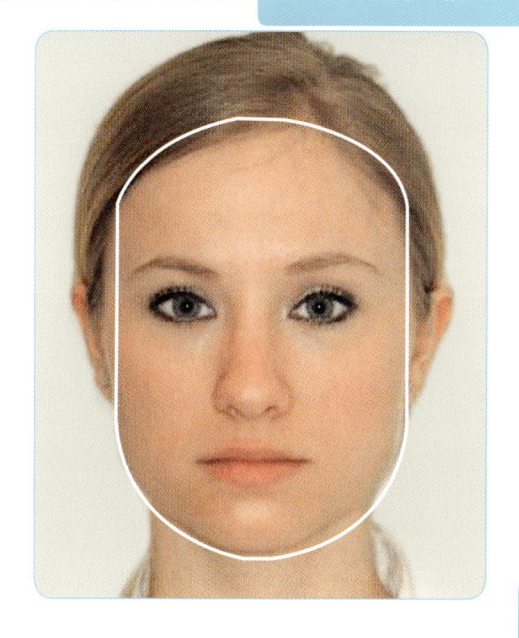

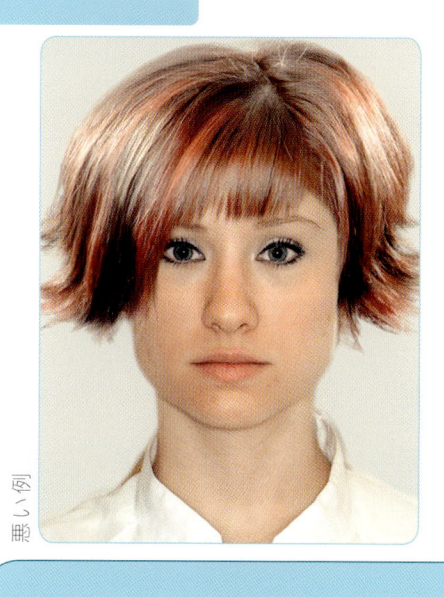

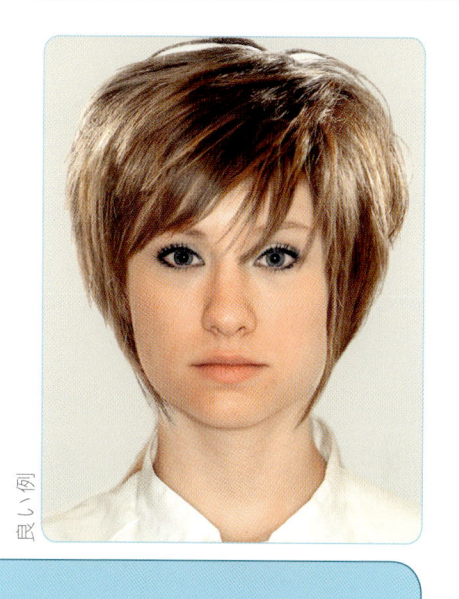

悪い例　良い例

顔が四角い場合・・・
　髪を丸くカットしたり，小さく束ねてカットし，前髪を片側に流すような四角い顎の線が強調されないヘアスタイルを見つけてください．とくに顎先の位置まで髪を伸ばしたり，ソリッドな前髪で真ん中分けをするというような，直線を作るカットは避けてください（ヘアスタイル：TheHairStyler.com．の厚意による）．

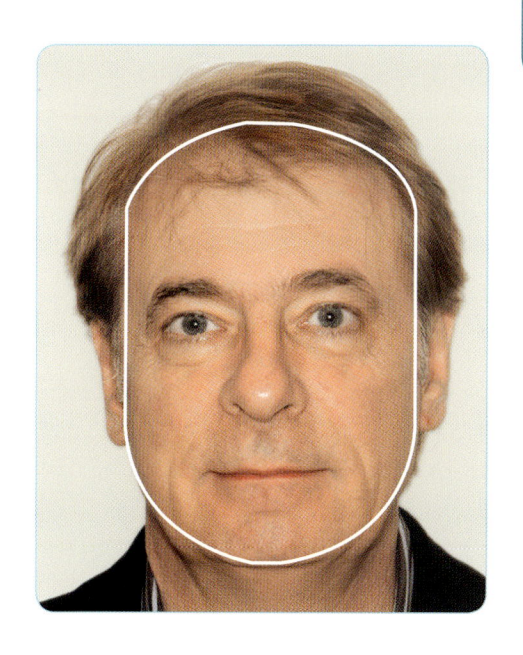

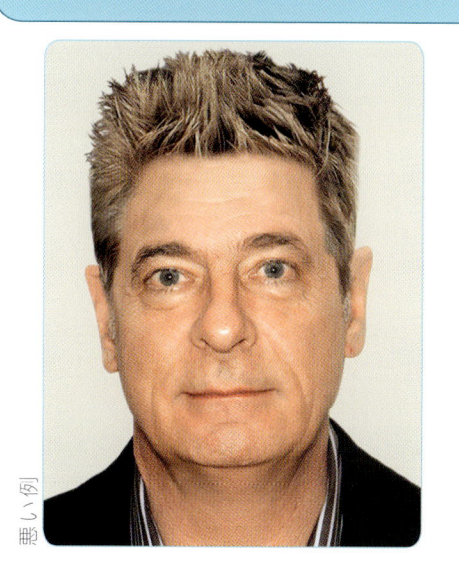

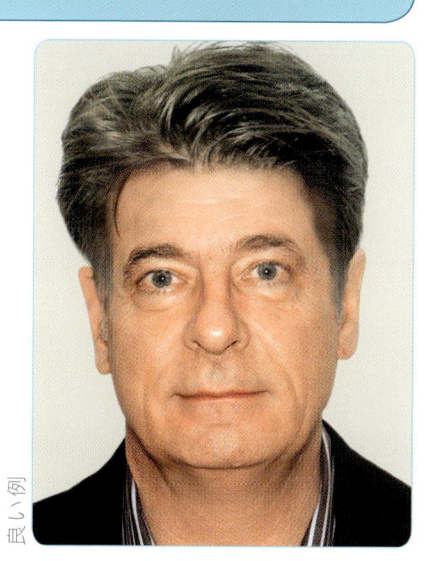

悪い例　良い例

ハート型の顔

額と頬の部分が広く,頤(おとがい)に向かって狭まっている.

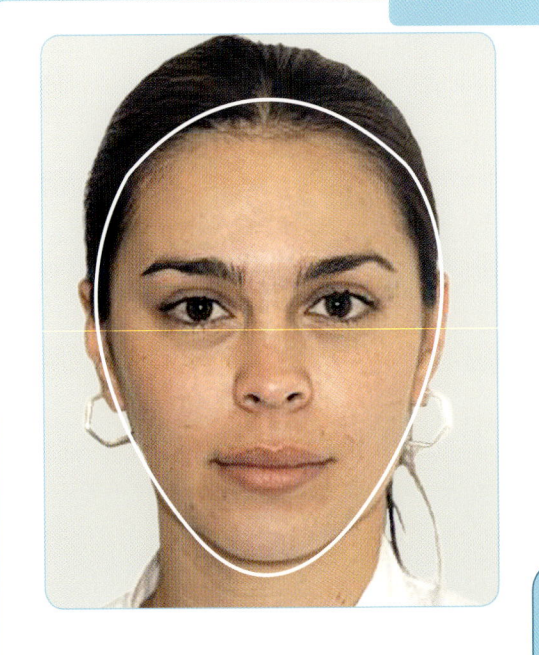

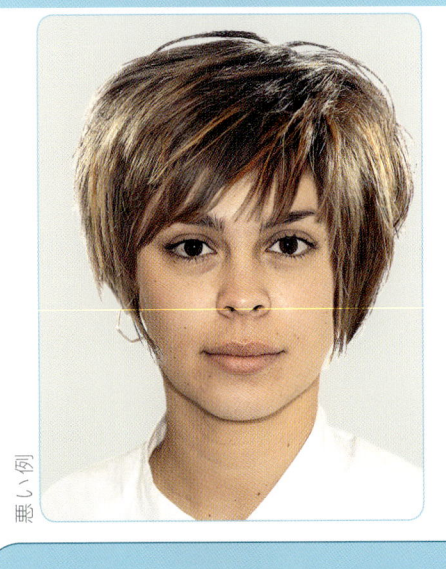

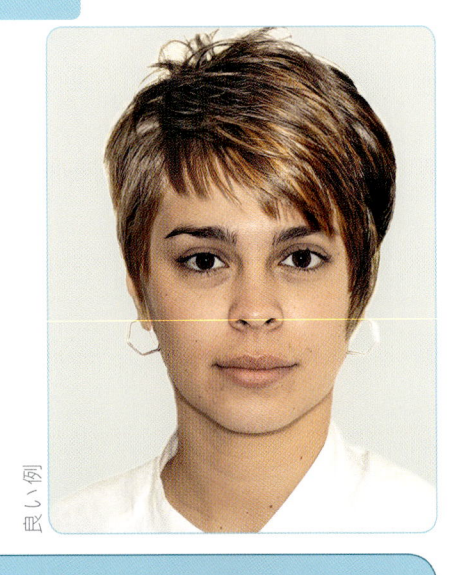

悪い例 / 良い例

顔がハート型をしている場合・・・

額の幅を狭くし,狭い頤(おとがい)から人々の視線をそらすため,頭部を高くするカットを選ぶのが最適です.とくに,髪を頤位置でカットしている場合には,テクスチャーとレイヤーのあるヘアスタイルがもっともふさわしいです.顔の上部の幅を増す次のようなヘアスタイルはどれも避けるべきです:ショートヘア,長髪でフルカット,真横にカットされた厚い前髪(ヘアスタイル:TheHairStyler.com.の厚意による).

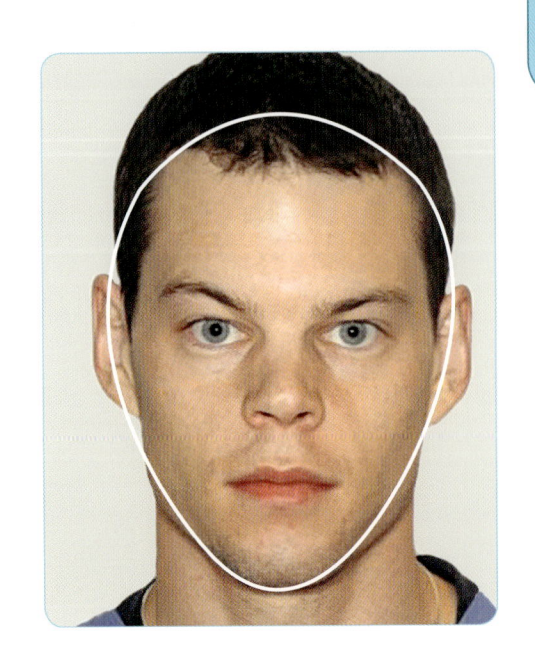

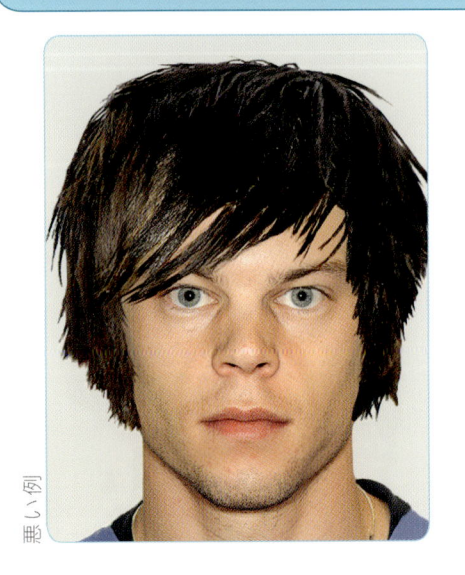

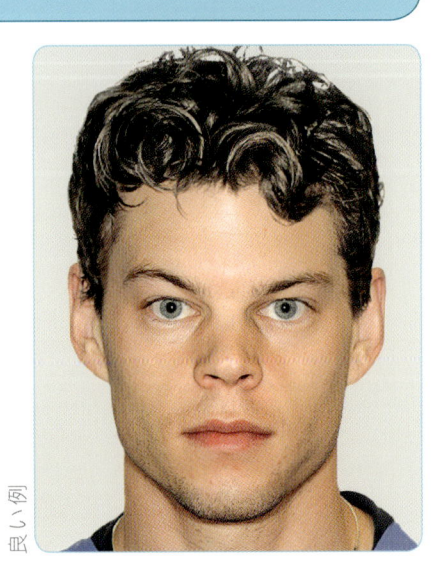

悪い例 / 良い例

12

212

卵型の顔

顔の縦の長さが横の長さのおよそ1.5倍．額と顎の幅が同じ．

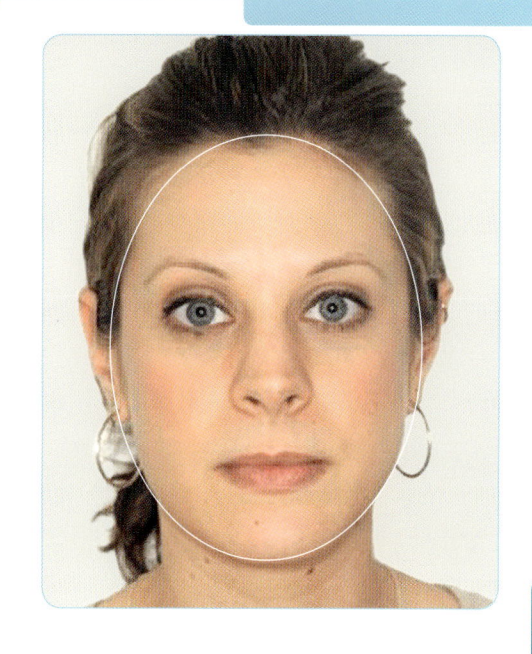

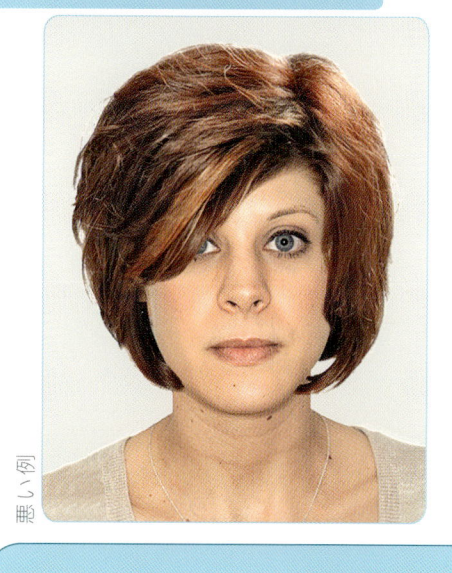

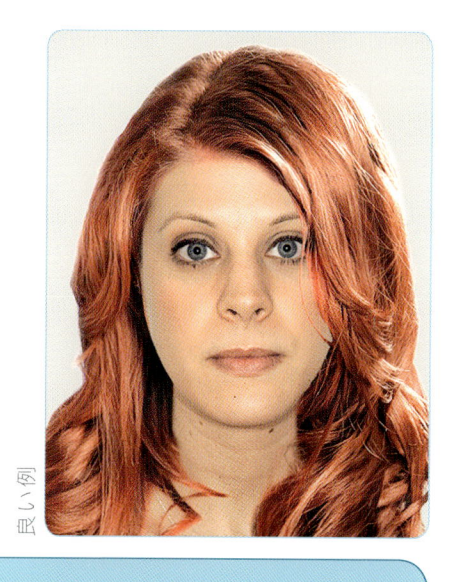

顔が卵型をしている場合・・・

あなたは理想的な顔型をしています．このことは選択オプションが広いことを意味します．ガイドラインとしては，あなたのもっとも良い顔の特徴を目立たせ，顔を必要以上に被い隠すヘアスタイルは選択しないことです．顔の幅を必要以上に増すヘアスタイルは避けてください．卵型の完全な顔が必要以上に丸みを帯びて見えたり，角張って見えたりするからです（ヘアスタイル：TheHairStyler.com. の厚意による）．

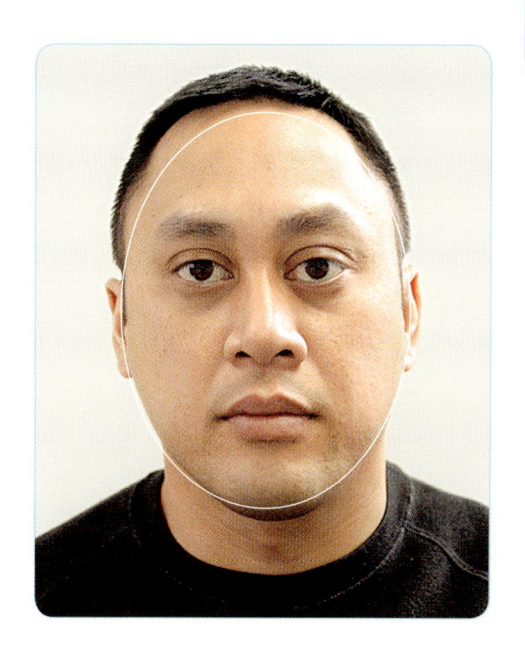

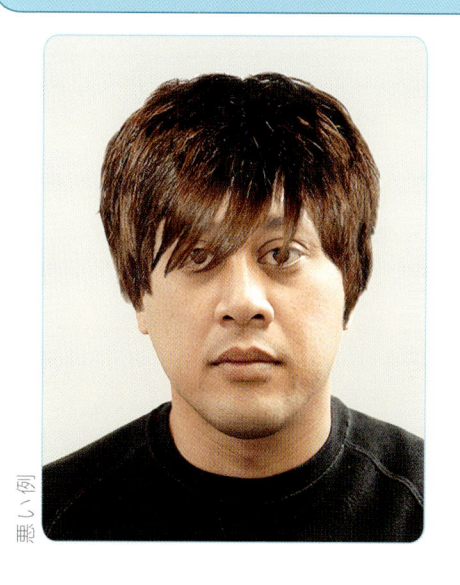

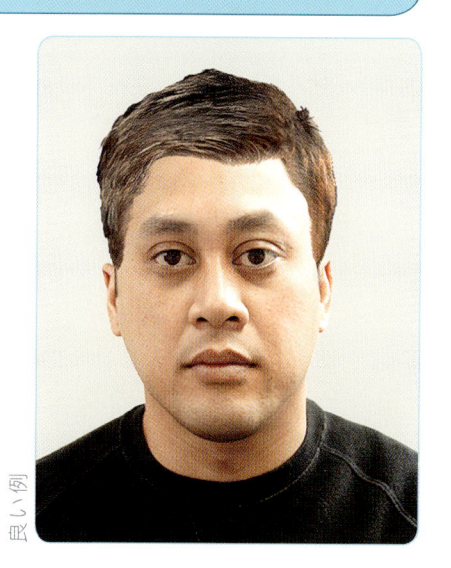

柔らかい側面を見せる

　この女性は四角い顔をしています．そこでメイクアップとヘアスタイル使って，彼女の顔の角張りを柔らかく見せることをメイクオーバーの最終目標としました．メイクアップアーティストは，彼女の顎の角張った箇所とこめかみの上部に，皮膚色よりも濃い色のパウダーを縦方向に適用し，望ましい卵型に見えるようにしました．ヘアデザイナーは顔に直角になるように髪をカットし，一部を前髪とし横分けにしました．髪を顔に近づけ，ブラシで流した前髪で顔を部分的に覆うことで顔の角張りを目立たなくし，彼女の美しい笑顔に人々の視線が向かうようにしました（メイクアップ：Rhonda Barrymore，ヘアデザイン：Richard Davis）．

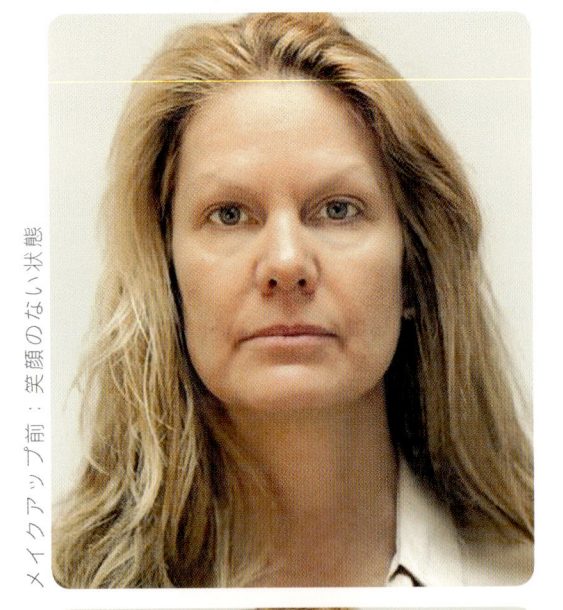

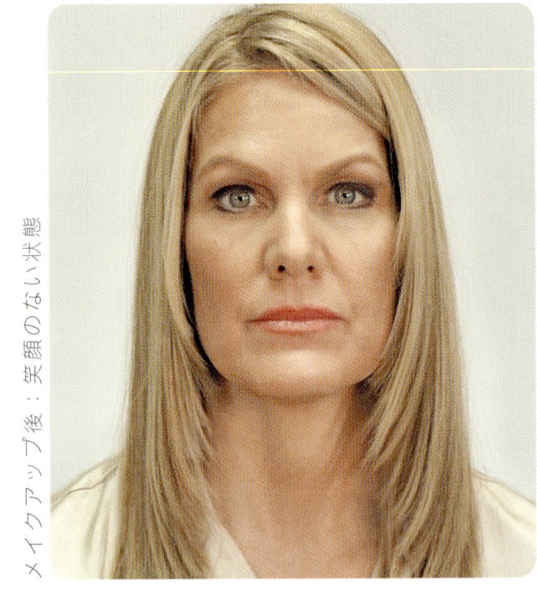

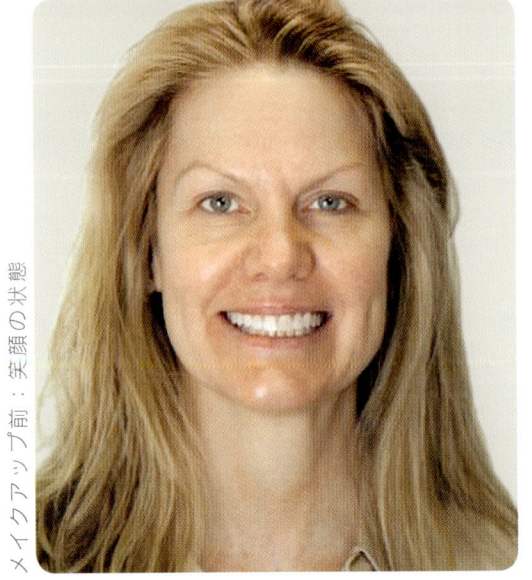

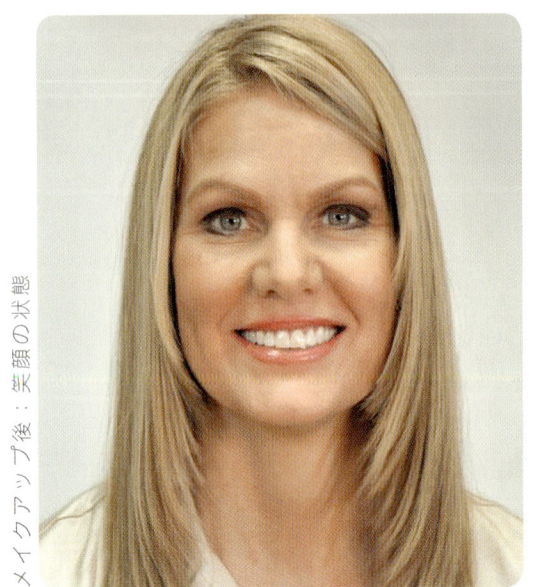

メイクアップ前：笑顔のない状態

メイクアップ後：笑顔のない状態

メイクアップ前：笑顔の状態

メイクアップ後：笑顔の状態

美しい生活をするための3つのヒント

1．人生を楽しみましょう

　人生が与えてくれるすばらしさに感謝し，笑顔を返しましょう——口を結んだ微笑ではなく，開いた口が両耳に達するような歯を見せた大きな笑顔で．（人生には）感謝することはたくさんあります．焦点を当てるのはそうした場面です．辛い経験をしたり，困難な決断を迫られたとき，自分は一人ではないということを思いだしてください．そのことを誰かに話し，日記に書きましょう．何かに心からうれしく感じたとき，そのときが絶好の機会だということを心に留めておいてください．

2．自身に関心を持つとともに他の者へも関心を持ちましょう

　退屈は，あなたの人生—あなた自身！—に何かが欠けていることを示す大きなヒントです．適度な運動と休息養生；水分補給，食事，栄養；パーソナルケアとその維持；教育による向上や精神啓発を通して自身に関心を戻すようにしましょう．次に，友情，指導，寄付，ボランティア活動を通して他の人の健康にも関心を持つように努めましょう．自分の生活や繁栄に一生懸命な人は，自分や他人の問題にうんざりし，無関心な人と比べ，より幸福そうで健康的です．

3．ありのままの自分を愛しましょう

　笑顔を改善した後でも依然として容貌に不満を感じるケースもあると思います．そうした場合には，かかりつけの歯科医と率直に話し合ってください．歯科医はあなたの笑顔を改善するために他にできることがあるか否かを伝え，容貌に不満を感じさせる真の原因が他にあるか否かについてあなたが気づく手助けをしてくれるでしょう．第11章には笑顔の改造では治せない問題を修正し，容貌の改善に役立つ主要な顔の変化のための方法が記されています．しかしながら世の中には完璧な人などいないということを心に留めておいてください．人をそれぞれユニークで美しくしているのは，小さな不完全さ（欠陥）であることがしばしばです．美しいと見なされている人の多くが，理想的とはいえないまたは普通とは異なった身体の特徴を持っていますが，その特徴を自身のために生かす方法を見つけました．この章に書かれているヘアスタイルやメイクアップのヒントを参考にして，あなたが手に入れたものを最大に生かしてください．そして自身の外見を受け入れることは自信をもたらす——そしてそれ以上に美しいものはない——ということを忘れないようにしましょう．

心を平和に保つと外見は美しくなります

　ストレス，怒り，疲労はいずれもあなたの内外の美しさ，とりわけ笑顔にダメージを与えます．ですから，早期老化を引き起こす原因となる緊張を和らげる方法を見つけ，自然で活気に満ちた微笑みを与えてくれる真の幸せを発見することが大切です．

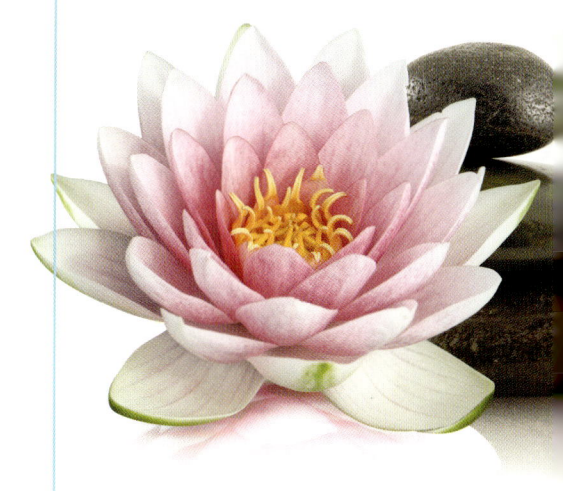

付録

どのように治療するか？

　この付録は，この本で示されている代表的な審美歯科治療のテクニックの短時間習得を提供するものです．あなたの特定の問題について提案された解決策が記載されています．それを読むことで，歯科医師が勧めるであろう処置についてよりよく理解することができるでしょう．相談をする前により多くの知識をつけることで，より明確な質問をすることが可能になり，あなたの笑顔のための最良の決定が下せるでしょう．

ボンディング(レジン充填)

コンポジットレジンによるボンディングは，およそ50年前に紹介されました．着色歯や，欠けたり，短かったり，う蝕だったり，破折した歯の上に歯冠色のレジン化合物を適応する前に，その歯のエナメル質にエッチング処理をすることで，接着の度合いを強化します．特殊なライトはその充填物の下の歯質と硬化・接着させるのに用いられます．そして，そのコンポジットレジンを形態修正し，天然歯のエナメル質に見えるように研磨します．

どのようにボンディングする？

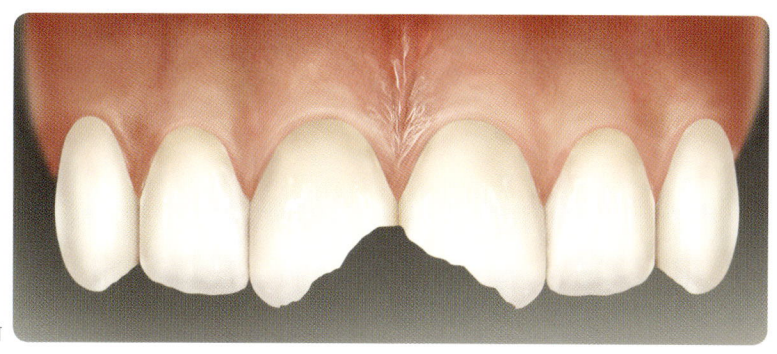

- ボンディング前の破折歯

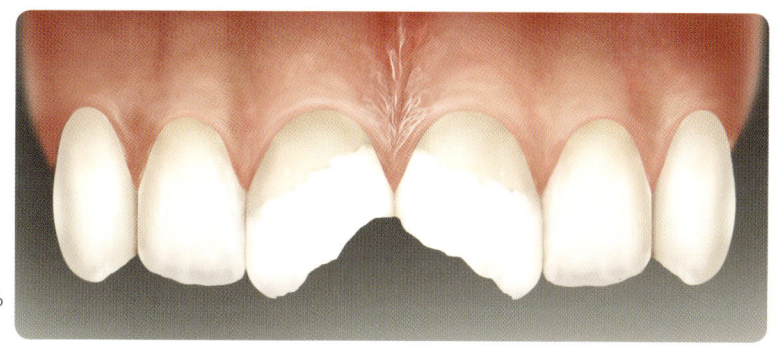

- エナメル質は，コンポジットレジンを付けるための準備としてエッチング処理されます．

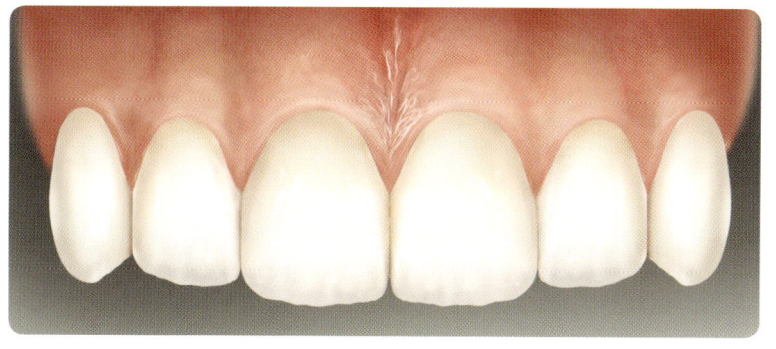

- コンポジットレジンが充填されました．ボンディングは痛みを伴わず，一度の来院で仕上がります．

217

ポーセレンベニア

　自然な外観で，強く，着色しにくく，ウェハースのように薄いラミネートベニアは，破折したり，変色したり，摩耗したり，欠けたりした歯に，たった1歯から，複数歯にわたって用いることができます．完璧な適合と接着を得るためには，それ相応の歯の厚みを削る必要があり，ベニアを装着する前にエナメル質を化学的にエッチングします．ポーセレンの美しさは，着色しにくいことですが，正しく接着されることにより，歯の強度さえ強くなります．

ポーセレンベニアはどのように装着される？

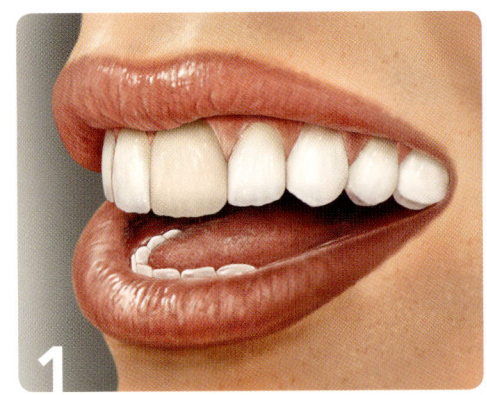

1 着色のある，左側中切歯にポーセレンベニアが装着されます．

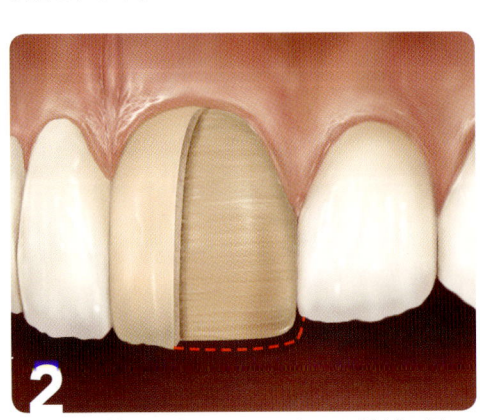

2 ベニアを付けるために，エナメル質が一層削られます．切削作業が終わると歯の印象がとられます．そしてそれを用いて技工所でポーセレンベニアが作られます．

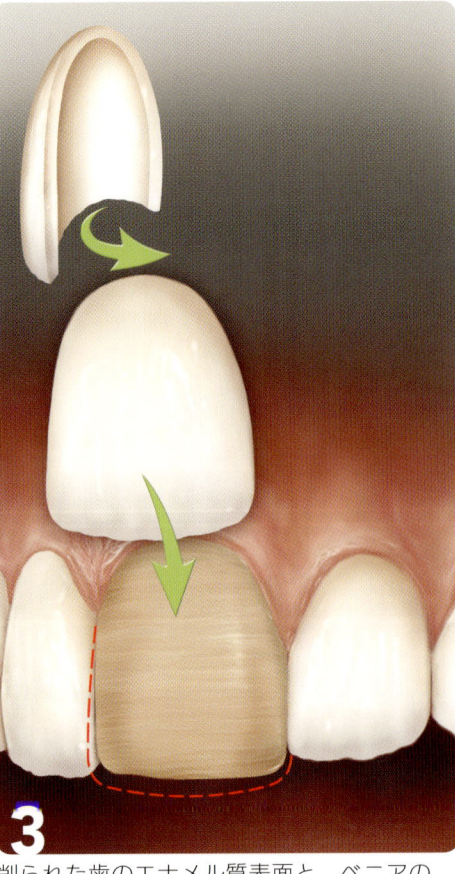

3 削られた歯のエナメル質表面と，ベニアの内側にエッチング処理をし，レジンセメントをコートし，そのベニアを歯に装着します．

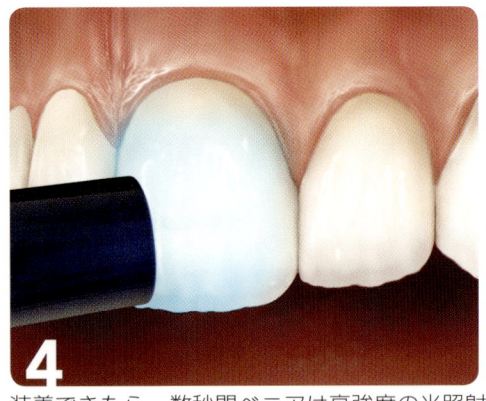

4 装着できたら，数秒間ベニアは高強度の光照射をされます．

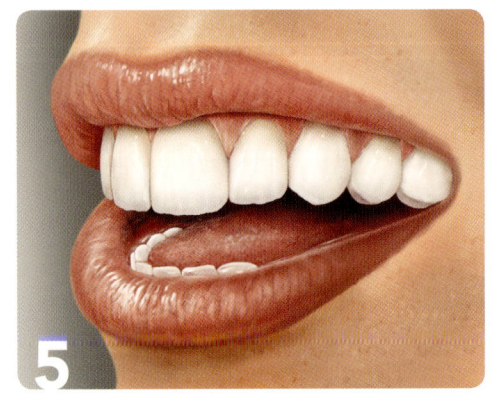

5 ベニアは天然歯のように見え，周囲の組織は健康なままです．

ベニアとエナメル質切削

　もし，ポーセレンベニアを治療法として選択するのなら，歯科医師は歯の表層のエナメル質を切削するか否か，もしするのならばどの程度するのかを決めなければなりません．エナメル質を切削するのは，ベニアを付けるスペースを作るためです．

長所
1. 歯が分厚くなりすぎる可能性が低くなる．
2. よりよい歯の形態は，よりよい歯肉の健康を保てるという意味である．
3. 審美的結果はより優れる．

短所
1. 処置後に元に戻すことはできない．
2. より多くのエナメル質を切削することで，エナメル質の下の象牙質は歯質色が暗いため，歯が暗い色になる可能性がある．
3. より多くのエナメル質を切削することで，歯髄に問題が起こる見込みがある．

ポーセレンベニアで数年前に戻る≫このかつての美容コンテスト女王は，自分の笑顔に満足していませんでした．彼女は，自分が若いころに持っていた外観を取り戻したいと思っていました．彼女は初診時に，自分自身の若いころの写真を複数枚持参しました．そして，コンピュータイメージによって，彼女が求めていた結果のアイデアを与えました．彼女はもう一度，かつて受賞したときの笑顔を取り戻しました．

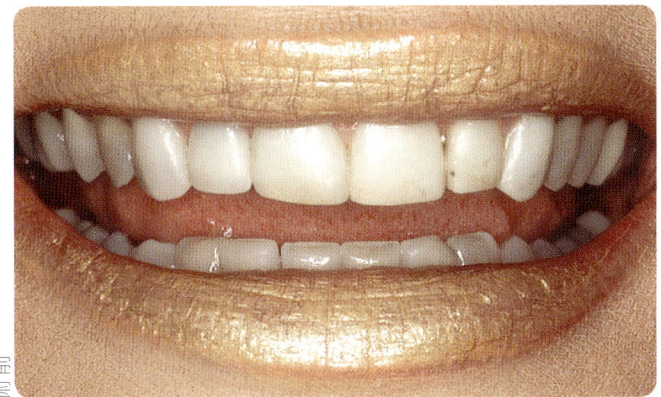

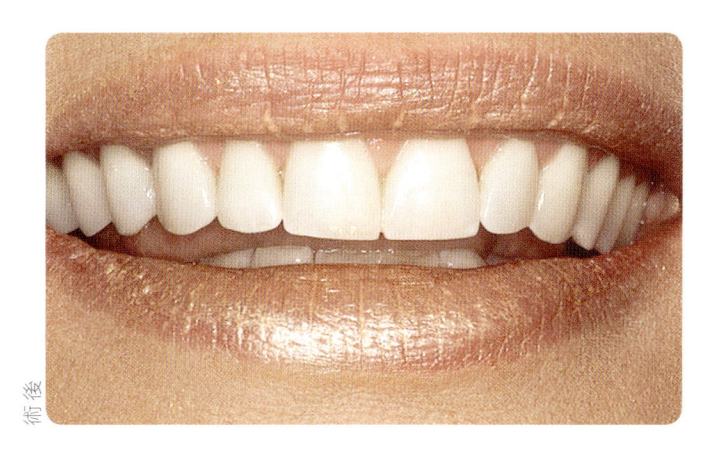

術前　　　　　　　　　　　　　術後

クラウン

　フルクラウンは，エナメル質と多少の象牙質に代わり，360度被覆して装着されるものです．"キャップ"とも呼ばれ，不正な歯列をまっすぐにしたり，破折歯やダメージを受けた歯を修復するのに用いられます．クラウンは，さらに欠如歯に埴立されたインプラントの上部構造としても用いられます．クラウンは，多くの場合全顎的な修復治療時にベニアと併用して使われます．

クラウンはどのように装着される？

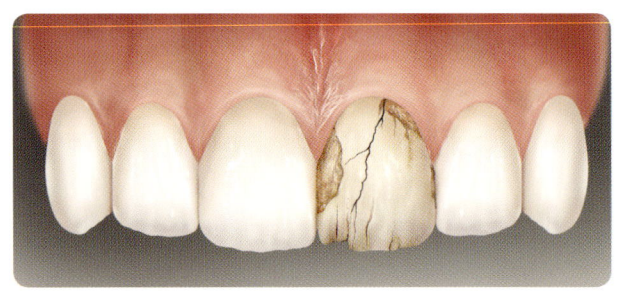

- この歯は著しく破折し，欠けています．クラウンで修復するのがいくつかの治療選択肢の中で最良策となります．

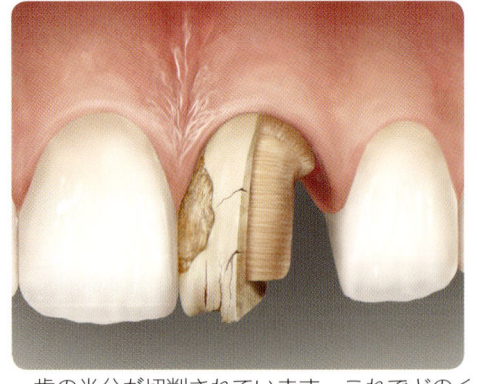

- 歯の半分が切削されています，これでどのくらいの歯質が切削されたのかを見て取ることができます．

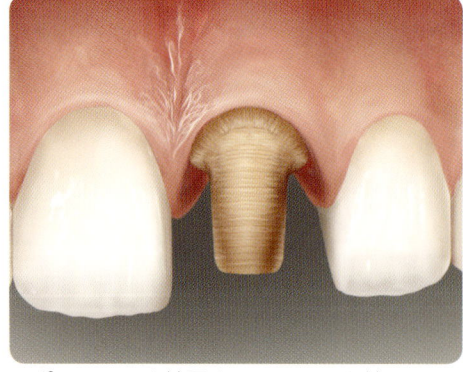

- ポーセレンを被覆するスペースを持てるくらい切削された歯です（多くの場合，支持としてメタルを一層ポーセレンの内側に用います）．

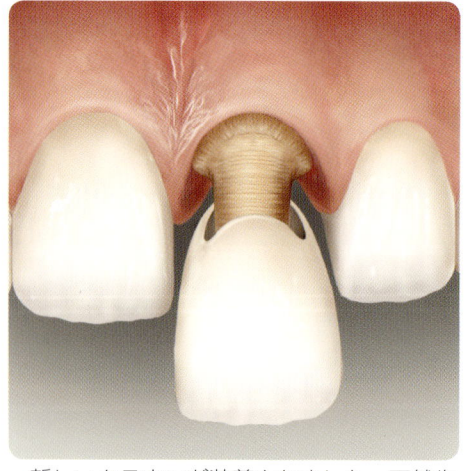

- 新しいクラウンが装着されました．天然歯とクラウンの間のマージン（接合部）を隠すのに，歯肉下にどれだけ適合しているか注目して下さい．

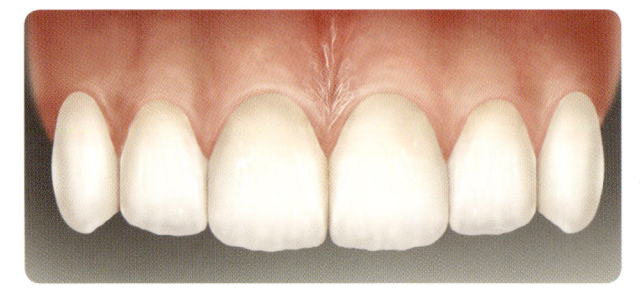

- 最終クラウンは，より自然に見えたり，感じられるように形態修正され，特殊な歯科用セメントで接着されます．審美治療のゴールは，そのクラウンがいかに軟組織から自然に萌出しているように作れるかなのです．

ピン対ポスト

　破折は多くの場合歯の強度をなくし，支持を必要とします．そのような場合，ピンかポストを歯にセットされることで付加の強度を与え，修復物を作る周囲のコアを作ります．

ピン

- 時には充填物の保持として奥歯に用いられます．
- 一般的にはコンポジットレジンとともには使用されません．
- 抜髄が不必要なときは，セメント接着，打ち込み，ねじで締めるなどをして付加サポートとして設置します．
- およそ100から350ドルします．

ポスト

- 抜髄された場合，歯内に設置されることがほとんどです．
- 顕著な咬合力がある場合や，残存歯質に限りがあるときに用いられます．
- 一般的に250から650ドルします．

クラウンのタイプ

　審美的クラウンにはいくつかのタイプがあります．すべてが高強度ポーセレンまたは鋳造ガラスで作られたものや，他には金属とポーセレンの混合で作られたものです．あなたと担当医が選ぶクラウンのタイプは，その歯の位置，クラウンの被覆してある歯であるか，または重症度や周囲歯肉の全体の健康状態などを含めた，多くの因子によります．あなたの担当医に，どのクラウンのタイプがあなたの状況にとって最良であるかを助言してもらいましょう．

メタルボンドクラウン（メタルマージン）

長所
- もっとも強度が高い
- もっとも安価

短所
- 周囲歯肉の退縮，もしくは元から歯肉が薄い場合，メタルが見えてしまう可能性あり
- メタルがセラミックの色に影響を与える場合がある

メタルボンドクラウン（ポーセレンバットジョイント）

長所
- 審美的
- 正面からメタルの露出なし
- 強度が高い

短所
- 口が大きく開けられると，メタルが露出する
- いくつかのケースでは，メタルがポーセレンの色に影響を与える
- マージンでのチップ（砕ける）がより起こり得る
- 製作するのがより高価

オールセラミック

長所
- クラウンの中では一番審美的
- メタルの露出なし

短所
- メタルボンドクラウンのようには強度が強くない
- マージンでのチップがより起こり得る
- 製作費がより高価

試適をどのように審美に利用するか

- できれば麻酔を使用せずに行うことで，普段の状態のリップラインを見ることが可能です．
- 顔全体が見えるような大きな鏡を出してもらいましょう．腕を伸ばした距離で鏡を持つことで，他人に見られるときの状態がわかります．
- 自然な表情で，さまざまなライトのもとで，多様な方向から修復物を見てみましょう．
- 一瞬で決定を下さずに，その修復物に慣れるまで時間をかけて観察しましょう．
- 自分自身と同じように，担当医の意見を聞いてみましょう．
- もし他に意見を聞き入れたいと思っている人がいるならば，その人を試適のときに同行させましょう．
- 上記すべてを含め，正直になりましょう．もし自分でその出来上がりに満足がいっていないのならば，そのときこそが変えるチャンスです．

コミュニケーションは絶対不可欠

　もしかしたら，その試適の来院時で出来上がりの外観に満足がいったときに，同意書に署名を求められるかもしれません．治療はあなたと歯科医師，またそれにかかわったすべての人物が，その修復物の出来栄えに満足することなしに進められるべきではありません．しかしながら，一度試適の段階まで進んでしまった歯の治療方針を根本的に変えるには，もう遅すぎるということを覚えておいてください．もしあなたがどうしても手に入れたい"容貌"があるのならば，はじめの段階で話し合うことを忘れないようにしましょう．

テンポラリークラウンはあなたの決定の手助けになります

　通常，最終的な修復物が作られている間，歯科医師はアクリリックレジンかまたはコンポジットレジンで作られたテンポラリークラウンを用意してくれます．これらの"テンポラリー"は，歯冠長を変えた場合や新しい咬み合わせを作った場合に，口の中でその新しい色や形を持つのに慣れる手助けをします．また，それらは"前もって"それが満足いくものか，もしくはどこかを変えてほしいかを決める手助けにもなります．テンポラリーを一定期間付けていることになるのならば，よりよいテンポラリーを得るためにその分を支払うことを視野に入れてください．また，審美的に満足のいくテンポラリーを作るには，より多くの時間とお金を費やすことになりますが，たいていの場合，その価値はあります．

そのクラウンに慣れていかなければなりません

　あなたの修復物は，一晩で慣れることができるものではありません．舌，頬，唇，そして脳もそれに慣れるために時間が必要です．だいたい1～2週間はかかるものです．大幅な修正がなされたのならばなおさらです．落ち着いて，あまり口のことに気をとられすぎないようにしましょう．少しの時間で，どんなに新しいものでも慣れていくことができます．しかし，もしあなたの咬み合わせが合っていないと感じるならば，担当医にただちに申し出ましょう．そのまま放っておくと，不正な咬み合わせは顎関節に痛みやダメージを与える可能性があります．

新しいクラウンのための審美チェックリスト

はい　いいえ

☐　☐　1. 他の歯に，クラウンの色は調和していますか？

　　　　　目的は，そのクラウンを可能な限り自然に見せることです．

☐　☐　2. 長すぎる，または短すぎる？

　　　　　理想としては，"Forty-five"と発音するときに上顎歯の切端が下唇に触れるくらいにあることです．もしあなたが若々しいスマイルラインを求めているならば，両中切歯は両側切歯よりもわずかに長くあるべきです．

☐　☐　3. 歯周組織は健康的？

　　　　　歯と歯周組織の外形は，半月状であるべきです．赤く，腫脹し出血している歯肉は健康的ではありません．健康的な歯肉は，オレンジの皮のような質感をしています．

☐　☐　4. 歯列の正中と，顔面の正中はそろっていますか？

　　　　　理想的には，上顎両中切歯の間で架空線を垂直に引いたものが，顔面の正中であるべきです．完全に一致した線でない場合でも，平行であるべきです．

☐　☐　5. クラウンの形態は，天然歯を複製した形ですか？

　　　　　もしあなたが，担当医がより良い歯の形態を与えられる手助けになるような自分の古い写真があるのならば，それを携帯していきましょう．歯は分厚すぎず，また歯肉が押し出されているように見えるべきではありません．クラウンは歯肉の縁では移行的であり，歯頸部に適合した赤みであるべきです．

☐　☐　6. クラウンの表面特性は隣在歯に調和していますか？

　　　　　もしあなたの前歯の隣在歯に突起やふぞろいな凹凸があるのならば，クラウンも同じ詳細を持ったものになるべきです．それによりクラウンも同じように光を反射し，天然歯のように見せることができます．

☐　☐　7. 隣在歯は審美的歯冠形態修正または新しい充填物で改良できますか？

　　　　　多くの場合，隣在歯や対合歯の形態を改良するだけですばらしく良い結果が得られることが可能です．

☐　☐　8. 歯の位置は自然ですか？

　　　　　時には，ポーセレンを少々追加したり，わずかに形態修正することで歯が少しふぞろいになり，より自然に見せることもできます．

もし歯肉退縮したらどうなるか？

クラウンの種類 / **歯肉退縮** / **補修**

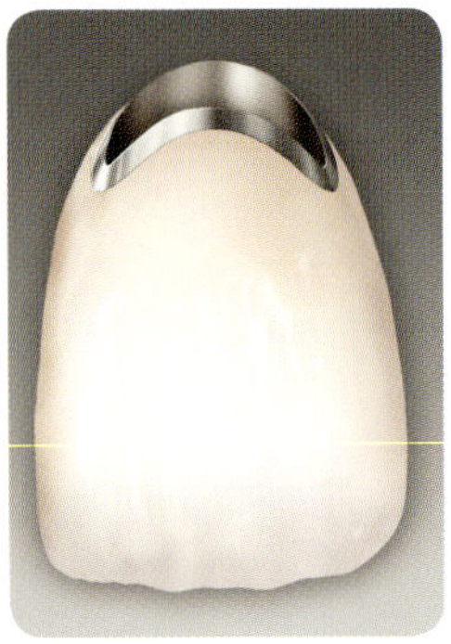

- メタルボンドクラウン（メタルマージン）.
- メタルマージンの露出.
- コンポジットレジンにより修復されても若干メタルが透けて見えている.

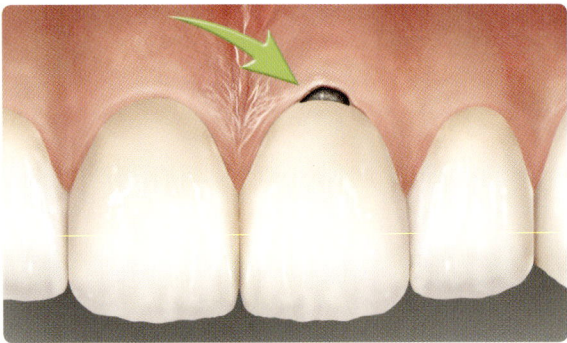

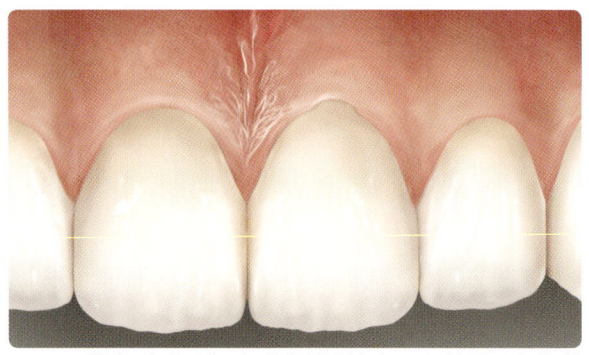

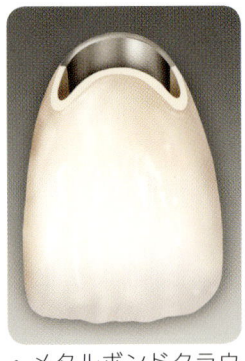

- メタルボンドクラウン（ポーセレンバットジョイント）.
- 根面露出.
- コンポジットレジンにより審美的に根面をカバーし，ポーセレンバットジョイントとも調和して被覆されました.

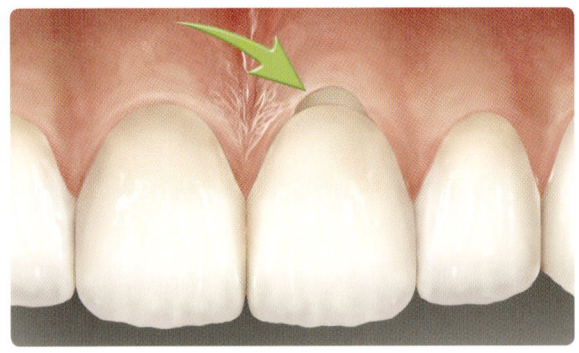

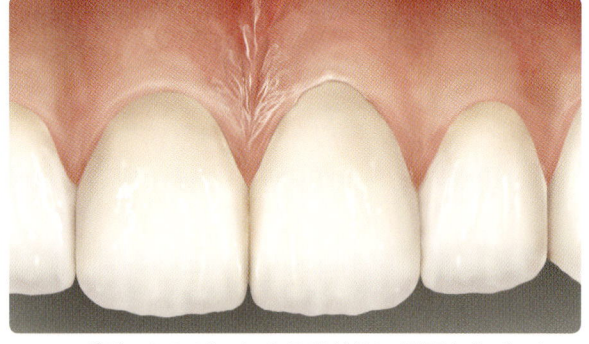

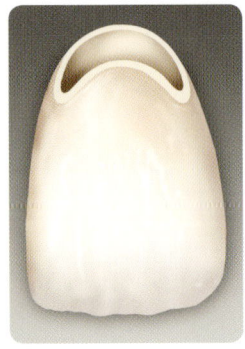

- オールセラミッククラウン.
- 根面露出.
- コンポジットレジンにより審美的に根面をカバーし，ポーセレンバットジョイントとも調和して被覆されました.

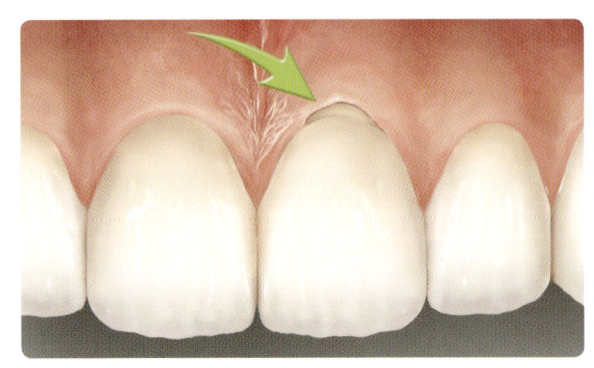

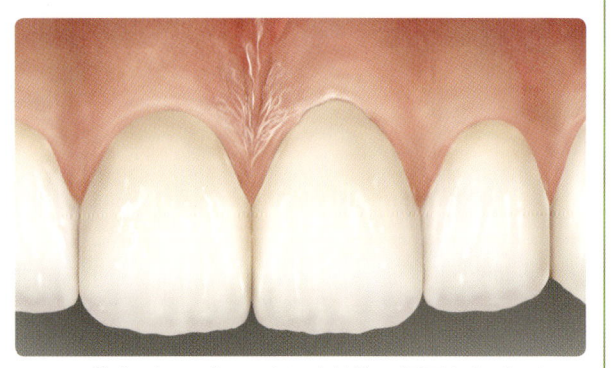

予備を作るのは悪い投資ではないかもしれない

　なぜなら，クラウンは常に旅行中や週末に壊れます．そして，その場で歯科医師を探すのは困難になります．そのため，予備を持つのは良い考えであるといえます．

　もしあなたがポーセレンクラウンを作るのならば，予備はそれと同時に，たいていもとよりも低価格で製作することができます．もし，あなたの予算に制限があり，予備を作るまでの余裕がないのならば，応急処置で一時的に使用するためにテンポラリーを携帯することを考えましょう．少なくとも，そのクラウンを作ったときの鋳型を保管しておいてもらうか，自分で保管すると歯科医師に告げてください．多くの場合，この鋳型は再利用できますし，新しい印象をとる料金の節約になります．

長所

1．はじめからやり直すよりも安価．
2．破損してしまったときに即時に代用できる．
3．テンポラリーの費用や，再来院の回数を節約できる．
4．物価の暴騰を打破できる（後になると，物価が上がり同じものでもより高価になる可能性がある）．

短所

1．治療費は予備を作らないときより高価になる．
2．予備は必要なく過ごせることもある．
3．あなたの歯が時が経つにつれ変化する場合があり，予備クラウンが正しく適合しなくなる．
4．年数の経過により，歯肉ラインの変化が起こり，予備のクラウンは使えない場合がある．

クラウンが壊れてしまったらすること

- 主治医になるべく早くみてもらいましょう．とくに，知覚過敏があるのならなおさらです．その歯の内側部分が露出している場合，その歯にダメージを受けている場合は即時の治療が必要になります．
- すぐに歯科医師に見せることができない場合は，過敏な部分は避け，普段どおりに歯磨きをして下さい．さもないと，細菌が繁殖し，問題を悪化させる可能性があります．それから，歯科医師にできるだけ早くみてもらいましょう．先延ばしにすることは，さらなるダメージを引き起こしかねません．
- 予備のクラウンや，テンポラリークラウンを持っているのならば，壊れたものの代わりに付けてください．ただし，その壊れたクラウンの代わりになる予備のものを作らずに放置することはしないでください！
- 予備のクラウンを持っていないのならば，ポーセレンの破折片を取っておいてください．運が良ければ，新しいクラウンを作るまでの間，その破折を接着して付けておくことができるかもしれません．
- 自分で壊れたクラウンを治そうとすることはやめてください．市販の接着剤の中には口の中で溶解するものがあります．さらには，シアノアクリレートベースの接着剤を使うと，歯科医師がより精密に破折片を戻すために歯から取り外すことが不可能になる可能性もあります．

ブリッジ

　ブリッジとは，欠如歯の代用品です．可撤式ブリッジが清掃のために取り外される一方，固定式ブリッジはそこに接着固定されます．ブリッジは，隣在歯やインプラント（次のセクション参照）によって保持されます．ほとんどの固定式ブリッジはメタルがベースに用いられていますが，オールセラミックブリッジが，ありがたいことにセラミックの進化により現在可能になりました．一度ブリッジが出来上がったら，歯科医師はそれを試適し，あなたはその適合，色，サイズ，そして咬み合わせが正しいか確かめることができます．それと同時に，必要な修正を行うことができ，再光沢処理あるいは再研磨がなされます．そして，ブリッジはセメントで接着されます．

従来型固定式ブリッジはどうなっているのか

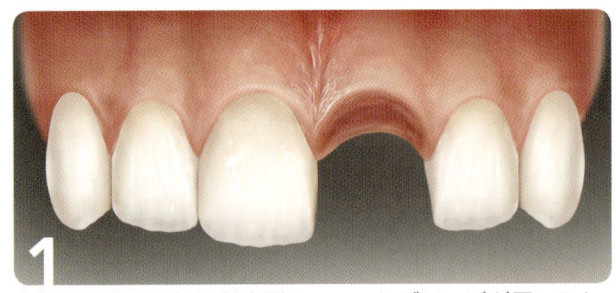

1 上顎正中歯の欠如に従来型3ユニットブリッジが用いられます．

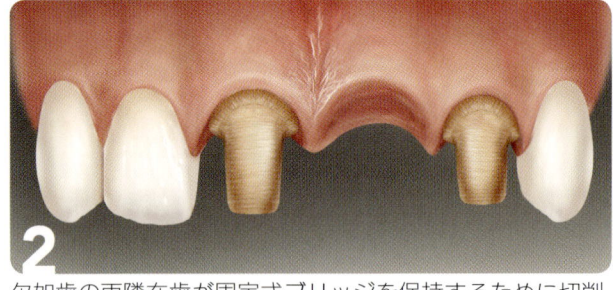

2 欠如歯の両隣在歯が固定式ブリッジを保持するために切削されます．

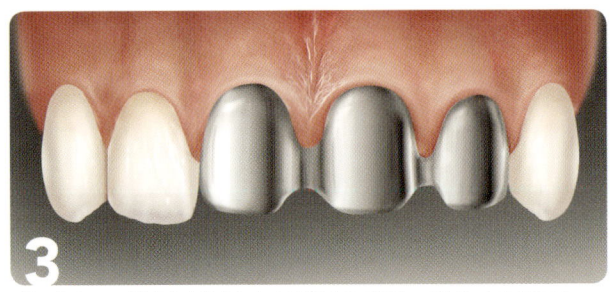

3 ポーセレンが焼き付けられる手前のブリッジのメタルフレームワークが口の中で試適されます．オールセラミックフレームワークも同様にできます．

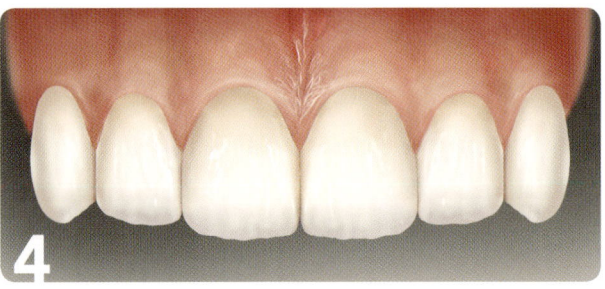

4 最終的なメタルボンドクラウンが，歯とポーセレン，メタルの合わせ目を隠すために歯肉の直下に装着されました．

どのように接着ブリッジは装着されるか

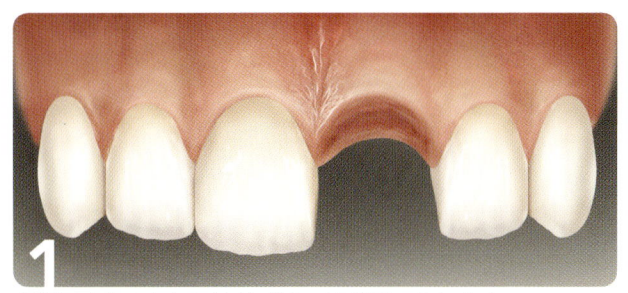

1 上顎正中歯の欠如に接着ブリッジが用いられます．

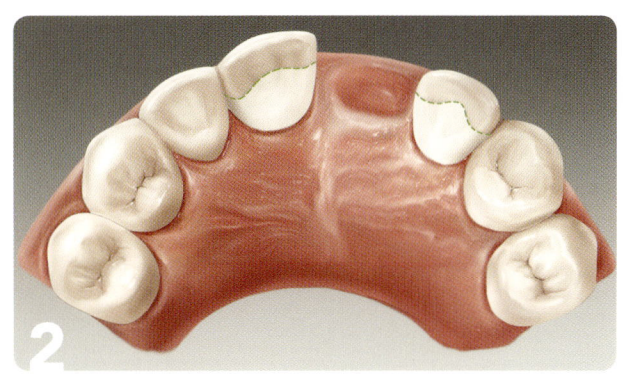

2 口を口蓋から見た絵です．両隣在歯の裏側のエナメル質が一層削られます．

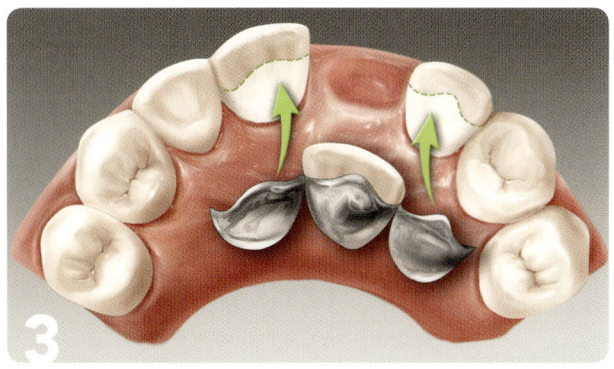

3 歯の裏側と，メタル"ウィング（翼）"の内側にエッチング処理を行います．強化コンポジットレジンセメントを用いてメタルを歯に接着します．

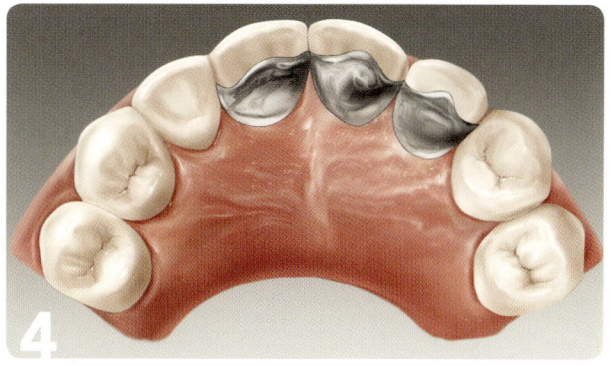

4 この内面観は，どれだけ強度があり，薄いメタルウィングで隣在歯に接着されているかを示しています．

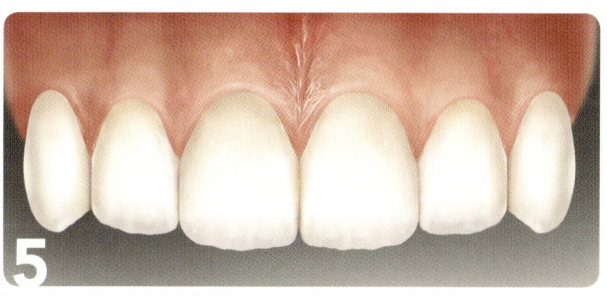

5 正面からはメタルが露出していないことに注目してください．

インプラント

　歯科界でもっとも輝かしい進歩の一つに口腔インプラントが挙げられます．インプラントは何年もの間，噛むことのできなかった何万人もの人に，若いころの咀嚼能力を再度手に入れることのできる，自然観があり，ほとんど永久的で，安全な欠如歯修復法です．多くの場合，インプラントはチタン製のポストを顎骨内に埋め込み，フルクラウンやブリッジで被せます．

インプラントはどのように埋め込まれるか

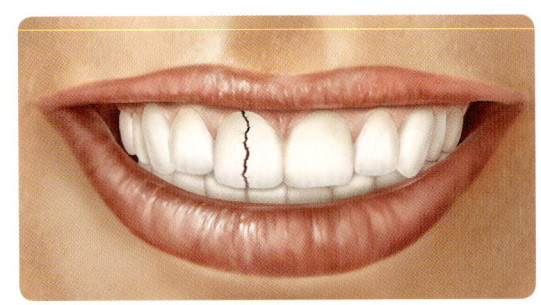

- この破折歯は抜歯する必要があります．
- 抜歯後の歯肉形態の外観です．
- 次のページで，インプラントの外科的手技と連結されたクラウンに続き，インプラントと骨，歯肉の関係について記載してあります．
- 重複した絵で，最終的な外観のどこにインプラントが位置しているかを表しています．
- インプラント埋入とクラウン装着後の最終的結果はともに機能的で審美的です．

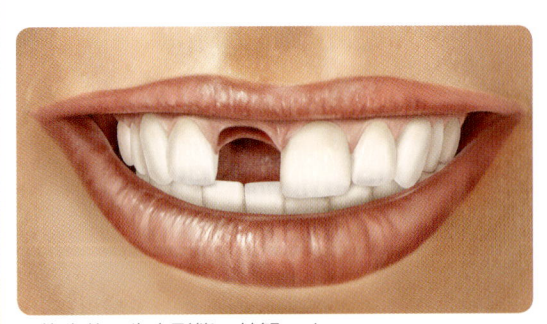

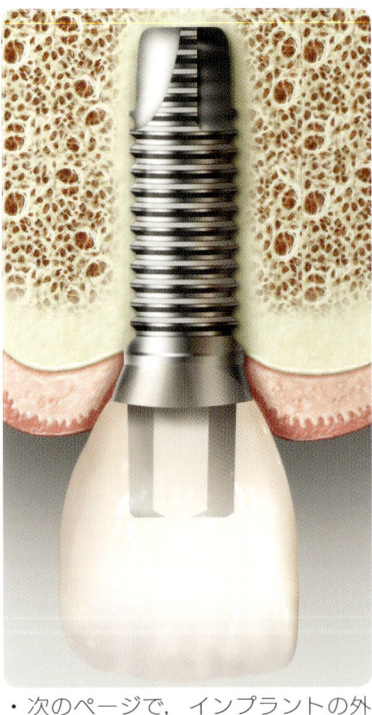

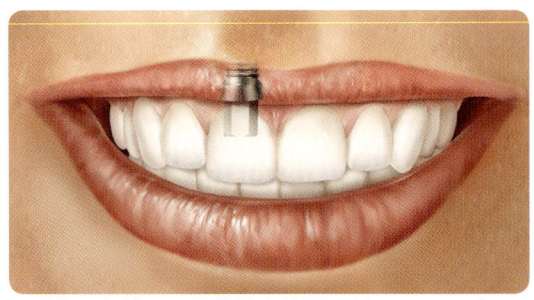

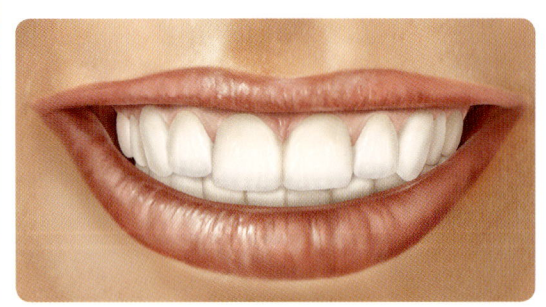

誰がインプラントを埋入できるか

　インプラント治療はたいていの場合，外科医（歯周病医または口腔外科医）を含むチームによってインプラント埋入が施され，歯科技工士によってクラウンが製作され，補綴修復歯科医師によってクラウンが装着されます．しかしながら，なかには一般歯科医師もインプラント治療を習得し，治療の外科的分野と修復分野を両方行う場合もあります．インプラント歯科治療は形式的な歯科専門分野ではありませんが，多くの歯科医師が幅広いインプラントトレーニングを受けており，そのなかにはインプラント治療のみ施す歯科医師もいます．

インプラント治療のステップ・バイ・ステップ

　インプラントはその状況により，即時的に行われるものから，数か月に及ぶものまであります．これから説明するのは，基礎的なことと，治療のステップです．もちろん，歯科医師はあなたの必要に応じて埋入します．外科的手技は一般的には2回法で行われますが，1度でできることもあります．

術前段階
- あなたの口腔を全体的に検査し，頭，顎，歯のエックス線写真が撮影されるでしょう．今日，多くの歯科医師が，インプラントを埋入するところを3DでみるためにCTスキャンを用います．これにより，歯科医師はどこにインプラントを埋入するかとても精密に計画することができます．
- 歯や顎堤の印象をとることで，歯科医師はどこにインプラントが埋入されるべきかを決定することができます．
- あなたの全身的な健康状態を確定するため，また治療に成功率を把握するために，インプラント治療を行う前に医療検査のような血液検査が必要になる場合もあります．

手術段階（2回法）
- 歯肉を切開してインプラントが埋入され，歯肉はもとの場所に戻され縫い合わせられます．これは歯科医院で局所麻酔において行われるか，病院またはクリニックで鎮静法や全身麻酔によって行われます．患者さんによっては，切開の必要なしに直接顎骨にインプラントを埋入することもできます．
- 手術後，歯肉の腫れや変色，また不快感が症状として現れる可能性がありますが，これらは投薬により抑えることができます．数日間のうちに，歯肉は回復するでしょう．適切にインプラントが治癒されるために，4～6週間はやわらかい食事をとることを勧めます．
- 第2ステージの手術はたいてい2～6か月後に外来診療で行われます．局所麻酔によりそのエリアを麻痺させ，歯肉を切開してインプラントを露出させ，支台をインプラントと連結します．
- 歯肉をもとに縫い合わせ，テンポラリー修復物を支台上に装着します．同時に追加の歯周組織手術が審美目的で必要があれば施されます．もしあなたがすべての歯を失ったならば，歯周包帯や古い義歯（柔らかい裏層材でリライン）を支台上に装着することで，治癒を促し，不快感を軽減します．
- 新しい歯を入れる位置を知るのに印象がとられます．
- 歯科医師は支台をどのように清掃するのか指導すべきです．

術後段階
- 約1か月後，新しい歯が適合されます．いくつかのケースでは，メタルフレームワークに連結されます．また他のケースでは，人工歯が天然歯に連結されるか，あるいは単独植立にします．
- 数回のチェックアップがその後にも予定され，歯科医師はあなたのインプラントが適切に機能しているかを確認します．そのあとは，普段どおりのメインテナンスが必要になります．フォローアップのエックス線検査は通常どおり行われます．

どのようにインプラントにブリッジが装着されるか

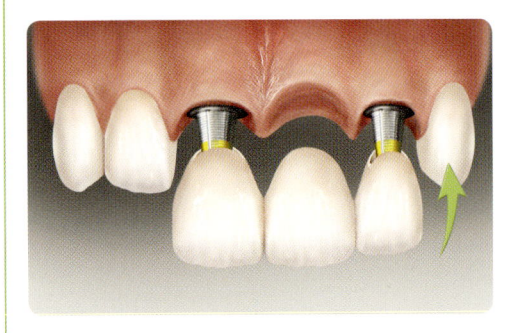

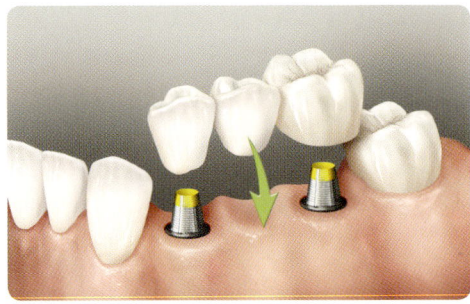

これは，上顎と下顎の2本ずつのインプラントに装着された3ユニットのオールセラミックブリッジです．前述のブリッジについての説明を参照してください．

1日で新しい歯を

即時荷重は，インプラント埋入とクラウン装着が同時に施されたインプラント手術法のひとつです．この方法は2次手術を省き，インプラント治療の治療期間をとても短くします．抜かなければならない歯があるのならば，歯科医師またはインプラント専門医にあなたが即時荷重の適応症であるか尋ねてみましょう．

十分な骨がなかったら？

インプラントを埋入するのに十分な骨がないと以前いわれたことのある患者さんに，朗報があります．エックス線写真撮影やCT撮影で，骨の量と質が不十分だと執刀医に診断され，インプラントを埋入するのに十分な骨がないと信じるのなら，ボーングラフトを勧められるかもしれません．ボーングラフトとは，合成骨または自分自身の身体の他の部分から採取された骨（顎骨や腰骨）を骨の足りない他の場所へ置き換えることをさします．治癒後には，インプラント埋入可能な十分な骨が存在します．

インプラントはすべての人に適応するとは限らない

歯科用インプラントがすべての患者さんへの正しい修復法とはいえません．下記のような患者さんはインプラントに適応するかどうか吟味が必要です．

1. インプラントを支えるのに十分健康な顎骨がなく，ボーングラフトの予知性も低い．
2. 歯周病に罹患している．
3. 治癒や自己修復能を脅かすような身体状態（糖尿病や癌など）にある．
4. 手や腕を使う能力に影響を与えているような状態．
5. ホームケアや専門的なメインテナンスを行う責任を持たない．
6. ビスフォスフォネート薬を用いて治療中の骨粗鬆症．
7. 喫煙習慣．

歯科矯正治療

　歯科矯正治療によって行う歯列矯正に勝る審美的治療法はありません．もしあなたが18か月間，またはそれ以上の期間矯正器具を付けていたくないのならば，主治医や矯正歯科医にその他の方法を尋ねましょう．ほとんどの場合，妥協案やその他の代案があります．たとえば，従来型矯正器具はメタルかポーセレンブラケットですが，たいていの大人がポーセレンまたは歯冠色矯正器具を審美的理由から選択します．この伝統的な方法がほとんどの場合，もっとも歯列矯正する効率的方法ですが，下記に詳細を記したような他の代案もあります．

インビザライン

　インビザラインは，いまもっとも人気の高い矯正方法のひとつです．この技術は，連続して透明な材質のものを1日約20時間，だいたい6〜24か月間歯に装着することで行うものです．それぞれの装置が計算された位置に歯を移動し，2週間後にはまた新しい装置に変えられます．この過程は，最後の装置が願いどおりの位置に動くまで続けられます．この治療法の長所は，誰もあなたが歯列矯正をしているとは気づかないところです．

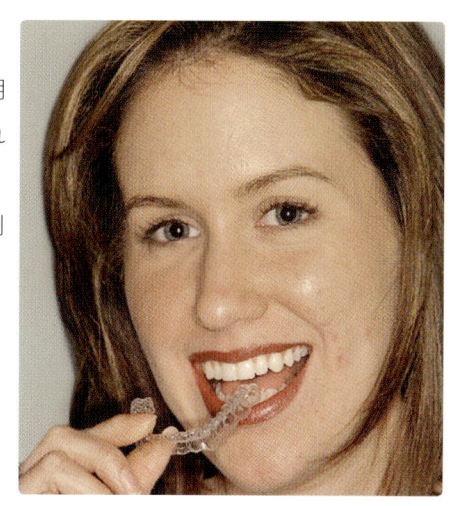

舌側矯正

　その他の歯の移動を行う技術のひとつに，歯の裏に装着され，思い切り口をあけたり，頭を後ろや前に曲げたりしない限り見られることがない，舌側矯正があります．しかし，この舌側矯正を使えるのは限られた症例になります．この治療法は価格も普通より高価ですし，その他の方法よりも治療期間が長くなり，また装置を付けている間は発音に影響を与えたり，舌を刺激する可能性があります．しかし，歯科矯正治療を受けたくないであろう多く大人たちも，これらの"隠れた"装置の存在により矯正を行います．

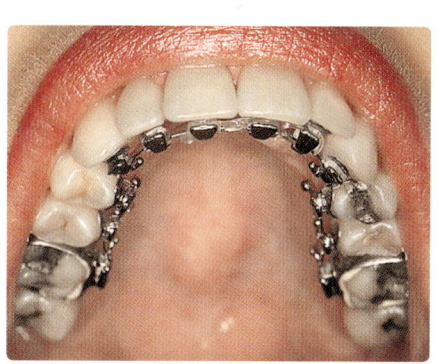

スプリングアライナ

　スプリングアライナは，下顎前歯の小規模な歯列矯正をしたくても，矯正器具は付けたくない人にうってつけの可撤式リテーナーです．アライナは少なくとも1日12時間装着し，常に付けていられるのであれば，約4か月で良い結果に達することができます．スプリングアライナは，インビザラインや舌側矯正に比べて顕著に安価ですが，それほど大きな矯正は提供しません．

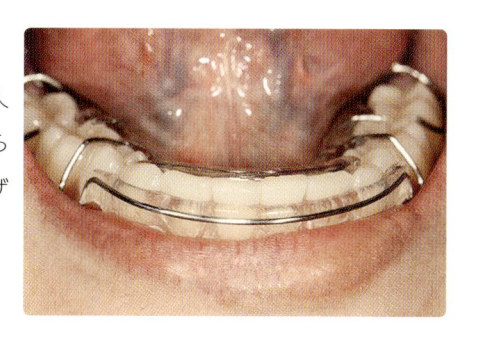

参考文献

　どんな本でも，それだけでは完璧ではありません．他の作品に影響を受けたり，それにより考えがひらめいたりすることで，他の形へとつながることがあります．追加の情報が必要であれば，この本の主な参考となっている下記の文献を調べてください．

Bates B, Cleese J. The Human Face. New York: Dorling Kindersley, 2001.

Berns JM. Why Replace a Missing Back Tooth? Chicago: Quintessence, 1994.

Berscheid E, Walster E, Bohrnstedt G. The happy American body: A survey report. Psych Today 1973;7:119.

Caccamo R. The Right Hairstyle for Your Face Shape. TheHairStyler.com website. http://www.thehairstyler.com/the_right_hairstyle_for_your_face_shape.asp. Accessed February 20, 2009.

Christensen GJ. A Consumer's Guide to Dentistry. St Louis: Mosby, 1994.

Denholtz M, Denholtz E. The Dental Facelift. New York: Van Nostrand Reinhold, 1981.

Garfield S. Teeth, Teeth, Teeth. Beverly Hills, CA: Valient Books, 1969.

Goldstein C, Goldstein RE, Garber D. Imaging in Esthetic Dentistry. Chicago: Quintessence, 1998.

Goldstein RE. Esthetics in Dentistry, ed 2. Ontario: BC Decker, 1998.

Goldstein RE, Garber DA. Complete Dental Bleaching. Chicago: Quintessence, 1995.

Greenwall L. Bleaching Techniques in Restorative Dentistry. London: Martin Dunitz, 2001.

Haywood V. Tooth Whitening: Indications and Outcomes of Nightguard Vital Bleaching. Chicago: Quintessence, 2007.

Jablonski S. Illustrated Dictionary of Dentistry. Philadelphia: Saunders, 1982.

Kwon S, Ko S, Greenwall LH. Tooth Whitening in Esthetic Dentistry. London: Quintessence, 2009.

Liggett J. The Human Face. New York: Stein & Day, 1974.

Mechanic E. Esthetic Dentistry: A Patient's Guide. Montreal: EC Dental Solutions, 2005.

Moss SJ. Growing up Cavity Free: A Patient's Guide to Prevention. Chicago: Quintessence, 1993.

Nahai F. The Art of Aesthetic Surgery. Principles & Techniques. St. Louis: Quality Medical, 2005.

New Beauty Magazine [various issues]. 2009;5.

Patzer G. Looks: Why They Matter More Than You Ever Imagined. New York: Amacom, 2008.

Shelby DS. Anterior Restoration, Fixed Bridgework, and Esthetics. Springfield, IL: Charles C. Thomas, 1976.

Smigel I. Dental Health, Dental Beauty. New York: M Evans, 1979.

Taylor TD, Laney WR. Dental Implants: Are They for Me? Chicago: Quintessence, 1993.

チェンジ ユア スマイル　第4版
新たな笑顔は人生を変える
_____

2010年9月10日　第1版第1刷発行

著　　者　Ronald E. Goldstein
　　　　　　ロナルド　　　　ゴールドシュタイン

監　　訳　佐藤　亨
　　　　　さとう　とおる

発 行 人　佐々木　一高

発 行 所　クインテッセンス出版株式会社
　　　　　東京都文京区本郷3丁目2番6号　〒113-0033
　　　　　クイントハウスビル　電話 (03)5842-2270(代表)
　　　　　　　　　　　　　　　　　 (03)5842-2272(営業部)
　　　　　　　　　　　　　　　　　 (03)5842-2279(書籍編集部)
　　　　　web page address　http://www.quint-j.co.jp/

印刷・製本　サン美術印刷株式会社

©2010　クインテッセンス出版株式会社　　禁無断転載・複写
Printed in Japan
　　　　　　　　　　　　　　　落丁本・乱丁本はお取り替えします
　　　　　　　　　　　　　　　ISBN978-4-7812-0150-4　C3047

定価は表紙に表示してあります

クインテッセンス出版の書籍・雑誌は，歯学書専用通販サイト『歯学書.COM』にてご購入いただけます。

PC からのアクセスは…
歯学書　検索

携帯電話からのアクセスは…
QRコードからモバイルサイトへ